就 医 宝 典

——大医生问答

主　　编：胡三元

副 主 编：王兴步　张光永　仲明惟　徐从芬

山东大学出版社

SHANDONG UNIVERSITY PRESS

·济南·

图书在版编目(CIP)数据

就医宝典:大医生问答 / 胡三元主编.—济南：
山东大学出版社,2022.11(2023.8重印)
ISBN 978-7-5607-7650-7

Ⅰ.①就…　Ⅱ.①胡…　Ⅲ.①疾病－诊疗－普及读物
Ⅳ.①R4-49

中国版本图书馆 CIP 数据核字(2022)第 188770 号

策划编辑　徐　翔
责任编辑　蔡梦阳
封面设计　张　荔

就医宝典
JIUYI BAODIAN
——大医生问答

出版发行　山东大学出版社
社　　址　山东省济南市山大南路 20 号
邮政编码　250100
发行热线　(0531)88363008
经　　销　新华书店
印　　刷　山东蓝海文化科技有限公司
规　　格　720 毫米×1000 毫米　1/16
　　　　　23.5 印张　450 千字
版　　次　2022 年 11 月第 1 版
印　　次　2023 年 8 月第 2 次印刷
定　　价　98.00 元

编委会

百余篇医学科普串联起中华医学明珠

　　医学是一场行走，也是人类对普世健康的不断追寻。

　　中华医学历史悠久、博大精深，从古至今，源远流长的医学书籍卷帙浩繁，治疗方式代代相衔。在建设研究型医院成为大时代趋势的今天，医学对老百姓的意义又有不同的变化。习近平总书记曾在全国科技创新大会、两院院士大会、中国科协第九次全国代表大会上的讲话中指出，科技创新、科学普及是实现创新发展的两翼，要把科学普及放在与科技创新同等重要的位置。医学科普是与每个人都悉心相关的事情，但我们在这方面所做的工作却远远不够。在新时代做这样的项目，我们感到责任之重，但山东省研究型医院协会作为全省研究型医院的护卫舰，更应该担负起这项历史责任。

　　大医治未病，医学的任务不应限于救死扶伤，医学的终极目标应是促进人们的健康。以医生问答的形式出一部医学科普文集的念想由来已久，我们的初衷是贯彻执行《"健康中国2030"规划纲要》(简称《纲要》)。《纲要》明确指出要把医疗卫生工作的重点从治疗疾病转向促进人民的健康。普及疾病诊疗知识是疾病诊疗的一部分，具有必要性，并能真正造福广大民众。尤其是新型冠状病毒肺炎(简称"新冠肺炎")疫情带给我们的警示：防病永远比治疗重要。如今国家也非常重视疾病的预防工作，对于临床医生来说，不仅要为患者治好病，还有一个重要任务就是做好科普宣教，普及医学知识，为健康中国做出贡献。互联网时代涌现出海量信息，其中的科普知识鱼龙混杂，不仅缺乏权威性，甚至还有错误的信息，这会对广大人民群众造成误

1

导,从而引发一系列社会问题。山东省研究型医院协会作为专业的社会学术组织,以"医、教、研"三驾马车并驾齐驱为宗旨,向来重视科研,并加大了对科研的投入。我们有责任、有义务,并能发挥专家团队的力量和各分支机构的专业优势,为广大人民群众提供最权威、最实用的医学科普知识。为此,我们倡议各分会和专委会结合本专业特点,组织编写群众普遍关心的健康科普问题。

本书的出书思路萌发于2021年冬日,文章收集历经2022年整个春夏秋,最后在冬季结果。这一浩大的工程共邀请和组织了100余名作者参与,他们都是协会所属二级机构的主委、副主委,也是山东各大医院的中坚力量。编者们的本职工作繁重,但是出书的建议下发后,意外得到了一呼百应的效果。他们都抱着严谨的治学态度和团结合作的精神,不计功利得失,付出辛勤劳动,最终高标准地完成,让人感动不已。

可以说,此书是由名教授、名专家组成的强大专业阵容,奉献的心血力作。他们结合自己多年的临床经验,针对当前民众关心的科普健康问题进行答疑解惑,对于普及医学知识、指导患者就医,都有一定的帮助作用。本书内容丰富,既有常规医学知识(如胸疼原因知多少、谈谈老年高血压的防治、眼里长"黄斑"了怎么办等问题),又有最新的医疗技术科普(如肺癌精准治疗新技术有哪些,放射科≠辐射科等问题),是一本很实用的科普宝典,在总体格局上弥补医学研究的偏颇和缺憾。本书中个别外文单词或字母缩写暂无中文译名,为避免讹误,未翻译为中文。

因时间匆忙,本书可能也有不全面之处,不过其作为开风气之先,抛砖引玉之作,希望海内外积学有道之士多提建议,为研究、推广医学科普,大力发展山东医学奠定坚实基础,提供有力支撑,进而不断开疆拓土,让更多的医学科普如"繁花盛开"。以点点星火,渐成燎原之势,思百姓之忧,解百姓之难,让更多的人足不出户即可防未病、保健康,进而共同助力健康山东和健康中国建设。

胡三元

山东省研究型医院协会会长、山东第一医科大学第一附属医院院长

2022年11月

目录

1

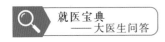

心脑篇

胸疼原因知多少

【专家简介】

崔连群,山东第一医科大学附属省立医院(山东省立医院)心血管中心主任,博士研究生导师,美国克利夫兰国际心血管病中心客座教授,卫计委(现为卫健委)首批心血管病介入培训导师。

兼任山东省研究型医院协会心血管介入分会主任委员、山东省医学会介入心脏病分会主任委员、黄河国际心血管病学会主席。

从事心血管疾病防治40年,积累了丰富的经验,尤其擅长诊治冠心病、心肌梗死、高血压、心衰、心律失常等疾病。

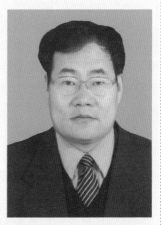

作为山东省心脏介入的领军人物,在复杂性和疑难性心脏疾病诊治方面具有独到之处。30多年来,开展心脏介入手术10万例,其中2万例为复杂和疑难患者。

在国内外发表学术论文182篇,主编专著6部,获省部级奖6项,申请国家级专利12项,带硕士26人、博士36人。

【出诊信息】

周一上午、周二下午。

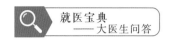
说起胸疼,我们首先想到的是冠心病,因为冠心病是中老年人的常见病和多发病,并且冠心病发病急、变化快、后果严重。所以,一旦胸疼,我们首先想到冠心病是正确的,但胸疼不一定都是冠心病引起的。事实上,有许多因素可以引起胸疼。

冠心病

由于供应心脏的冠状动脉狭窄,当发生心肌缺血、坏死时,就会导致胸痛和心肌梗死。

冠心病患者常伴有糖尿病、高血压和高脂血症等其他疾病,主要表现为体力活动、情绪激动、受寒、饱餐、性生活或用力排便等时胸骨后产生压榨感,感觉闷胀,伴随明显的焦虑。有时患者在精神紧张、恐惧、看惊险影片或做噩梦时也会出现上述症状,常放射到左侧手臂、头顶、牙、肩、下颌、咽喉、胸腹等部位,一般持续 3～5 分钟,休息或含化硝酸甘油可以缓解。如果患者伴有心电图缺血样改变,应当高度怀疑为心绞痛。

根据发作的频率和严重程度分为稳定型和不稳定型心绞痛。稳定型心绞痛的发作部位、频率、严重程度、持续时间、诱发劳力强度、缓解疼痛的硝酸甘油用量基本稳定。不稳定型心绞痛表现为心绞痛症状进行性增加,新发作的心绞痛持续时间增加,或静息时发作心绞痛,不稳定性心绞痛有可能发展为心肌梗死。

心肌梗死型心绞痛常表现为持续性、剧烈胸疼,有压迫感、窒息感和濒死感。患者疼痛部位与之前心绞痛部位一致,但持续时间更久、疼痛程度更严重,休息和含化硝酸甘油不能缓解,伴有烦躁不安、多汗、恶心、呕吐、呼吸困难等症状,持续 30 分钟以上,有时达数小时。患者若出现这种情况应立即就诊。

如何区别心肌梗死型心绞痛和稳定型心绞痛?心肌梗死型心绞痛的疼痛强度更剧烈,常伴有窒息和濒死感,往往没有先兆和易发因素,停下休息、舌下含服硝酸甘油不能迅速缓解。心肌梗死持续时间较长,一般超过 30 分钟不能缓解。

目前诊断心肌梗死的主要依据是出现心肌梗死的心电图动态变化和血液心肌标记物升高,进一步精确检查包括心肌核素显像、冠脉 CT 血管成像(CTA)及冠状动脉造影等。

冠状动脉造影是目前诊断冠心病的"金标准"。它的主要治疗措施有抗栓治疗(阿司匹林、波立维),抗凝治疗(肝素、替罗非班),针对性治疗包括溶栓治疗、支架、药物球囊、金属药物支架和生物降解支架,必要时行冠脉搭桥手术。

夹层动脉瘤

血管局部膨扩成囊状结构形成血管瘤。动脉瘤血管壁内膜和中膜分离就形成了夹层，血液进入以后会进一步破坏中膜层，甚至破坏外膜层，导致动脉瘤破裂、出血和血栓形成。夹层动脉瘤不但能造成动脉瘤的出血破裂，还能引发血管内的栓塞。

夹层动脉瘤主要表现为剧烈的、撕裂样右胸疼，从胸部一直放射到腹部、腰部、会阴部、两下肢等部位，伴有血压升高。夹层动脉瘤撕裂以后有可能把管腔堵塞，导致患者肢体或者脏器出现缺血表现，如脑缺血、下肢缺血、肾脏缺血和肠道缺血，破裂时也可引起大出血。

夹层动脉瘤患者不但会引起脑出血的风险，还会导致脑梗死。因此，治疗起来很棘手，此时需要稳定患者的血压，必要时做支架、带膜支架或者进行外科手术治疗。

急性肺栓塞

急性肺栓塞的患者常表现为剧烈胸部疼痛，严重的呼吸困难、咯血、心动过速、呼吸急促等症状。大面积肺栓塞可出现低血压、皮肤冰凉、发绀、头晕目眩、意识丧失、心搏骤停，甚至猝死。

肺栓塞是较为严重的一类疾病，早发现、早诊断、早治疗，对于改善患者症状、预防并发症极其重要，尤其是当患者出现呼吸困难、心衰等症状时，需及时就诊。

———— 【专家提醒】 ————

对于出现胸部疼痛的情况，患者不能掉以轻心，应尽早就诊，明确诊断，以防贻误病情。

（作者：崔连群）

心脏"泵"功能出现了问题怎么办？

【专家简介】

高梅，医学博士，硕士研究生导师，山东第一医科大学第一附属医院（山东省千佛山医院）心内科主任、主任医师，美国哈佛大学医学院国际临床专家攀登计划项目学者，美国俄克拉荷马大学健康研究中心及医学中心访问学者，美国心脏协会基础生命支持（BLS）课程导师（基地主任），山东省优秀预防医学科技工作者，山东省千佛山医院首批优秀中青年人才，兼任山东省研究型医院协会肺栓塞及深静脉血栓防控管理分会主任委员。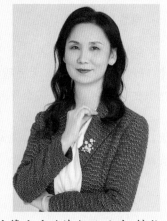

擅长各种心血管内科常见病如冠心病、高血压、高脂血症、心力衰竭、心律失常、心肌炎、心肌病等疾病的诊断及治疗，擅长冠脉介入治疗术前、围术期及术后管理，尤其在心血管疾病预防和心脏康复及重症心衰的治疗方面造诣颇深，对疑难、危重患者的诊治有较为丰富的临床经验。

主持及参与科研课题18项，其中参与国家自然科学基金3项，主持山东省自然科学基金2项，厅局级项目2项。发表SCI收录论文及中文核心期刊论文30余篇，SCI论文17篇，主编及参编著作12部，获省部级、厅局级奖7项。

【出诊信息】

周二全天。

什么是心力衰竭?

心力衰竭(简称"心衰")是多种原因引起的心脏结构或功能出现异常,使心脏的"泵"功能发生障碍,心脏向全身"射血"或者外周向心脏"回血"的能力受损,从而引起的一组复杂临床综合征。

心力衰竭是多种疾病进展到一定阶段的结果,心肌梗死、心脏瓣膜病、血压过高、心跳过快或过慢都有可能引起心力衰竭。

心衰有哪些表现呢?

呼吸困难是左心衰竭最早出现的症状。

什么样的呼吸困难可以提示心衰呢?一是劳力性呼吸困难,患者在体力活动后出现呼吸费力或喘不过气的现象。二是夜间阵发性呼吸困难,患者表现为入睡后因呼吸困难而突然憋醒,坐起以后症状逐渐缓解。三是端坐呼吸,是指患者因为呼吸困难不能平卧,被迫采取端坐位或半卧位的状态。严重时还会出现憋喘、咳嗽、咳粉红色泡沫痰,称为急性肺水肿。

心衰患者还会出现疲倦、乏力、头晕、心悸等症状,这是因为心脏泵血量减少,脑部及其他器官血液灌注不足导致的。如果患者双下肢出现凹陷性水肿也是心力衰竭的表现。

如何预防心衰呢?

最有效的办法是控制好心衰的危险因素。平时说的"三高",即高血压、高血脂、高血糖都是心衰最常见、最重要的危险因素,如果"三高"管理不好,供应心脏的血管就会发生阻塞,引起心肌缺血坏死,导致心衰的发生。所以要坚持健康查体,早筛查、早诊断、早治疗,切不可不查不治,或只查不治。

另外,保持健康的生活方式也是预防心衰发生的基础策略,适当运动、控制体重、戒烟限酒均有助于预防心衰发生。

得了心衰怎么办?

心衰一旦出现以后,要及时就医,在医生指导下,及时查明病因,以便规范治疗,改善预后,减少患者因心衰住院和再住院的概率。

目前的药物治疗分两方面:一是以减轻症状为主的药物,包括利尿药、扩血管药等;二是改善射血分数的"四驾马车",即肾素-血管紧张素-醛固酮系统拮抗或血管紧张素受体脑啡肽酶抑制剂(ARNI)、β受体阻滞剂、醛固酮拮抗剂、钠-葡萄糖协同转运蛋白2(SGLT2)抑制剂。这些药物需要在心内科专科医师

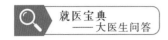
指导下规范使用,个体化用药,才能安全有效地发挥最大作用。

心衰患者需要注意什么?

(1)积极治疗原发病,包括控制血压、血糖、血脂,避免吸烟、饮酒,避免各种诱发因素,如感染、过度劳累、情绪紧张等。

(2)宜进食低盐、低脂、易消化饮食,控制钠盐的摄入,每日控制在2~4 g。

(3)记录并控制液体出入量,严重心衰的患者液体限制在1.5~2.0 L/d,以减轻心脏负担,有利于缓解症状。

(4)按时服药,不要随意增减药物。患者服用利尿药时,注意补充含钾丰富的食物,比如鲜橙汁、蘑菇、香蕉、无花果、马铃薯等。

(5)适当进行功能锻炼。建议患者在专业医师指导下,根据心肺运动试验制定个体运动方案,做好心脏康复,有助于延缓心衰进程。

———————————— 【专家提醒】 ————————————

心衰患者需做好自我管理,定期门诊复查,建议出院后1个月、3个月、半年复查,这也便于及早发现自我管理中存在的问题,调整抗心衰药物的使用,有效改善生活质量,延长生存期。

(作者:高梅)

心跳慢了怎么办？起搏器来帮忙！

【专家简介】

侯应龙，山东第一医科大学第一附属医院（山东省千佛山医院）心内科主任医师，医学博士，二级教授，留美学者，博士研究生导师，"泰山学者"，山东省有突出贡献的中青年专家，国家卫建委冠心病介入培训基地负责人，国家心血管病专科医师培训基地负责人，全国医德标兵。

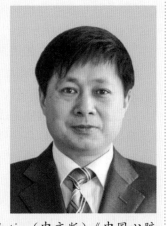

兼任中国医师协会心内科分会委员，中国保健医学研究会心脏学会副主任委员，山东省研究型医院协会心脏起搏与心电生理分会主任委员，担任《中华心血管病杂志（网络版）》、*Circulation*（中文版）、《中国心脏起搏与心电生理杂志》等期刊编委，也是 *Circulation* 等多家杂志审稿人；担任国家自然科学基金面上项目及重点项目评审专家，教育部博士论文评审专家；发表论文100余篇，其中发表SCI论文60余篇，单篇最高影响因子为24.094。

【出诊信息】

周二上午、周三全天。

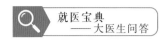

一天晚上,刚吃过晚饭,电话突然响起:"张大夫您好,我是咱小区的邻居,我姓薛,在朋友那打听的您的电话……"

"您好薛老师,不要着急,有什么可以帮到你吗?"

"我母亲今年72岁,突然晕倒了,现在在急诊,大夫说她心跳慢,需要放起搏器,现在人已经醒了,用上药后心跳已经有50多了。"

"好的,不要着急,我过去看看。"

来到急诊,我看了心电图,是三度房室传导阻滞,跟他解释说:"您母亲的情况,类似心脏线路老化,造成心房的正常心跳传不到心室,使心跳变得非常慢,导致脑缺血,造成晕倒,如果再慢一点,会有生命危险,所以确实需要装起搏器了。您母亲之前晕过吗?有类似心跳慢的症状,如头晕、眼前发黑、乏力、心慌、憋气等吗?之前有没有感冒发烧?有没有吃减慢心跳的药?"

"她平时身体很好,很少感冒,没吃过药,不过确实感到没力气,走路有些喘,半年多了,我们也没当回事,以为年纪大了……"

"那估计也没有其他病因了,可以使用起搏器。起搏器就是帮着她心跳的,是这个病最好的治疗方法。"

"起搏器很大吗?能用多久?手术好不好做?"

"起搏器不大,直径4厘米左右,通过两根电线连着心脏,手术好做,局部麻醉,在锁骨下方切口,把电线通过血管送到心脏,之后将起搏器埋进皮下,缝合切口,大约1个小时就能完成手术,手术风险不大。一般8~15年电池耗竭,需要更换,跟其他电子设备一样,起搏器工作越多,电池耗竭越快。"

"好的,做吧,听您的,不做太危险了。"

一天后,我们给老人做了手术,很顺利。术后隔日换药,一周拆线,之后就可以出院了,薛大哥问:"张大夫,我母亲出院后有什么注意的吗?"

"开始几天刀口有些疼是正常的,慢慢会好,最近几周避免用力,术后三个月、半年、一年复查,但如果发现心跳低于每分钟60次,或者发现刀口发红、发热,需要及时复诊。"

"可以使用微波炉吗?"

"可以,大多数电器不会影响起搏器,但应该远离磁场至少30厘米,尤其是变压器或某些发电机,一定要注意。"

"那磁共振还能不能做啊?"

"老款起搏器不兼容磁共振,但很多新机器兼容,您母亲这款是可以的,不过做磁共振之前要通知我们调一下参数。"

"我母亲还可以出远门吗?"

"可以,也可以坐飞机,过段时间会给您一张起搏器植入卡,列出起搏器信息,旅行时随身携带,必要时出示一下。"

"好的,谢谢!"

三个月后,老人来复查,刀口和参数都很好,薛大哥说:"张大夫,多亏了您,我母亲现在也不困了,也不憋气了,也没再晕倒过,谢谢!"

"薛老师不要客气,这是我们应该做的。"

【专家提醒】

(1)如果心跳低于60次/分即为心动过缓,但并非所有的心动过缓都需要植入心脏起搏器,需要心内科专科医师进行综合评估。

(2)心动过缓患者,如出现乏力、胸闷、心慌、头晕、眼前发黑、晕倒、意识丧失等症状,要及时来医院就诊。

(3)对于绝大多数严重心动过缓,或具有严重心动过缓潜在风险的患者,药物治疗的效果非常有限,植入永久性心脏起搏器为最佳的治疗手段。

(4)起搏器术后需要定期复查,测试电极参数与电池电量,优化起搏模式与参数设置。

(5)起搏器术后如发现心跳低于设置的低限值(一般55~60次/分),或再次出现起搏器术前的心动过缓症状,或出现起搏器植入部位的红肿、疼痛、破溃、发热等感染症状,要及时来医院就诊。

(作者:张勇,侯应龙)

心脏康复时如何进行呼吸训练？

【专家简介】

鹿庆华，医学博士，博士研究生导师，主任医师，现任山东大学第二医院心血管内科科室主任。兼任山东省研究型医院协会心内科分会主任委员，美国冠脉影像与介入学会（Fellow of the Society for Coronary Angiography and Interventions，FSCAI）会员，《山东大学学报（医学版）》及 *Journal of Cardiovascular Disease* 等多家国内外杂志审稿人等。

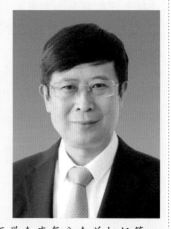

从事心血管疾病临床工作及研究 30 余年，首先提出"急性心肌梗死介入术后心脏康复系统构建与应用"理念，率先成立全国第一家省级医学会康复分会并担任第一届主任委员，专长于慢性闭塞性病变（CTO）、分叉病变、左主干病变等疑难复杂冠脉病变的诊断与介入治疗，先后指导博士生、硕士生近 30 名；主持省部级等科研项目 8 项；2019 年首位获山东省教育厅三等奖 1 项，2021 年首位获山东省科学技术进步奖二等奖 1 项；以第一作者（含并列一作者）、通讯作者（含并列通讯）发表 SCI 论文 13 篇。

【出诊信息】

周一上午。

心、肺从解剖学角度分别属于循环和呼吸系统,因而最早的心、肺功能康复是分割开来的。

后世医学家发现,心脏和肺的功能其实联系紧密,从而又提出了心肺单元的概念,把心肺康复作为一个整体进行。呼吸功能训练,往往与呼吸肌有氧训练和整体运动康复训练密切相关。因为血液循环不但跟心脏和肺功能密切相关,也和运动密切相关,这样把三者联系在一起,即"心—肺—运动肌群(加上循环)"合为整体,若想给任何一个环节增加负荷而不影响其他环节都是不可能的。

因此,心肺康复要从全局出发,提高患者的整体功能,这里着重介绍呼吸肌训练与心脏康复。

呼吸肌是呼吸泵的关键组成部分,其在呼吸循环的部分时期收缩,从而改变胸廓形态,并移动其组成部分(如膈下降、胸廓外扩),使空气进出。隔膜结构的改变,包括慢肌纤维和肌球蛋白轻链、原肌球蛋白和肌钙蛋白的异构体的数量增加,使患者更能耐受疲劳。

心脏病患者肺功能低下的表现

(1)呼吸短促。

(2)呼吸浅快。

(3)说话气息不够。

(4)运动易出现疲劳。

(5)咳痰力度不够。

肺功能低下的简单判断

肺功能减退分级:

(1)0级:日常生活能力与正常人一样。

(2)1级:进行一般劳动时较正常人容易出现气促。

(3)2级:爬楼、上坡时出现气促。

(4)3级:慢走 100 米以内即感气促。

(5)4级:进行讲话、穿衣等轻微动作时感到气短。

(6)5级:安静时就有气短的症状,不能平卧。

肺功能低下的后果

肺功能低下会造成缺氧,易诱发多种疾病:

(1)对心血管的影响:易加重高血压,诱发心肌梗死、脑血栓等一系列疾病。

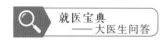
（2）对神经系统的影响：缺氧会直接影响人的神经系统，甚至损伤脑组织。

（3）对组织和细胞的损伤：使组织细胞能量代谢障碍，免疫力下降，出现细胞变性、肾功能不全、糖尿病等慢性病。

康复治疗原则

心脏病患者的康复治疗应以改善心肺功能为主导，加强呼吸肌锻炼，进行针对性治疗。

常用呼吸肌被动治疗术

1.腹式呼吸训练

患者坐位或仰卧位，双手置于上腹部，用鼻缓慢深吸气，腹部缓缓隆起，肩部及胸廓保持平静；用口呼气，将空气缓慢地排出体外；重复 3～4 次，一天进行多次，反复练习可增加膈肌活动。

2.局部呼吸训练

患者坐位或屈膝仰卧位，治疗师双手置于患者下肋骨侧方；让患者呼气，可感到肋骨向下向内移动，治疗师的手掌向下施压，恰好在吸气前，快速地向下向内牵张胸廓从而诱发肋间外肌的收缩。

3.有效咳嗽

患者坐位，深吸气，以达到必要的吸气容量；吸气后，关闭声门，进行短暂的闭气，以使气体在肺内得到最大的分布；腹肌收缩，身体前倾用力咳嗽；用力咳嗽可形成由肺内冲出的高速气流，使呼吸道分泌物移动，促进痰液排出体外。

以上康复治疗方法适用于症状较重的肺功能低下患者，而对于症状相对较轻的患者，一般推荐通过自我训练来改善心肺功能。

常用呼吸肌主动训练方法

1.腹式呼吸

腹式呼吸主要锻炼膈肌。患者吸气时，最大限度地向外扩张腹部，胸部保持不动；呼气时，最大限度向内收缩腹部，胸部保持不动；吸气和呼气的比例为1：2或1：3。

2.缩唇呼吸

缩唇呼吸可以防止呼气时小气道狭窄，有利于肺内气体排出。患者吸气时，用鼻吸气；呼气时，缩唇轻闭，缓慢呼出气体。

3.呼吸体操

呼吸体操利于胸廓扩张，增加肺活量。患者双手自然下垂；吸气时，双手向前抬高过头；呼气时，再慢慢放下双手。

（1）放松并调整呼吸：选择舒适有支撑的姿势，身体向前倾，双手均匀支撑在双膝上，眼睛看向脚尖放松肩部和上胸部，平静呼吸；一手置于胸前，一手置于剑突下，感受呼吸时胸廓和腹部均匀的起伏。

（2）放松肩部：耸肩动作，肩部环转放松。

（3）上肢运动配合呼吸：吸气时上肢上举，呼气时上肢放下，通过上肢运动增加胸廓的活动度和进气量。

（4）蝶式呼吸：吸气时挺腰，双手向外打开；呼气时弯腰，双手向内收拢。

4.有氧运动

医生可根据患者心脏康复评估制定有氧运动处方，通过有氧运动提升肺功能。

5.呼吸阻力训练器

患者含住咬嘴吸气，以深长均匀的吸气流使"浮子"保持升起状态，并尽可能长时间地保持；移开呼吸训练器呼气，不断重复呼吸训练，10～15分钟后，以正常呼吸进行休息。

6.其他

吹蜡烛、吹口哨、吹气球、平卧时腹部放沙袋等均有利于改善肺功能，促进心肺康复。

【专家提醒】

心、肺功能低下会诱发心血管疾病、神经系统疾病、肾功能不全、糖尿病等多种疾病。呼吸肌在呼吸时收缩使空气进出，"心-肺-运动肌群"整体锻炼对提高心肺功能是非常必要的。

心脏康复治疗应以改善心肺功能为主导，通半主动、被动呼吸肌治疗加强呼吸肌功能锻炼，其具体包括腹式呼吸训练、局部呼吸训练、有效咳嗽，腹式呼吸、缩唇呼吸、呼吸体操、有氧运动、呼吸阻力训练器、吹气等措施，以达到充分改善肺功能、促进心肺康复的效果。

（作者：鹿庆华，赵宏兵）

防治心脑血管疾病，从血脂管理开始

【专家简介】

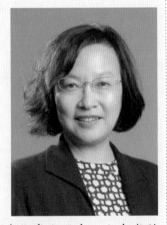

卜培莉，山东大学齐鲁医院心内科主任医师、山东大学二级教授、博士研究生导师，内科教研室副主任。兼任中华医学会心血管病学分会全国委员及女性心脏健康学组副组长，中国医师协会高血压专业委员会常委及代谢学组副组长，山东省研究型医院协会心血管慢病管理分会主任委员。

擅长高血压、冠心病、心力衰竭、心脏危重病的现代诊断和治疗，为国家心血管病中心高血压专病医联体山东省中心负责人和全国心血管疾病管理能力评估与提升工程(CDQI)国家标准化高血压中心山东省联盟负责人；获评山东省十佳女医师、山东大学优秀临床教师、山东大学"我心目中的好导师"称号，获山东省硕士学位论文指导奖，获高等教育学校科学进步二等奖等多项奖励；作为项目负责人或骨干，承担或参加国家自然基金、"973项目"前期课题子课题、国家重点研发项目子课题、山东省自然基金、山东省科技发展计划等项目10余项；任《中华心力衰竭和心肌病杂志》《山东大学学报（医学版）》、*Clinical Cardiology* 等多个专业期刊的编委或审稿专家，主编或参编著作7部。

【出诊信息】

　　周二下午(VIP 门诊)、周三下午(知名专家门诊、疑难高血压门诊和心肌肥厚多学科门诊)、周四全天(专家门诊)。

血脂异常:心血管疾病的主要危险因素

　　血脂是血液中中性脂肪和类脂的总称,广泛存在于人体中,是生命所必需的物质。

　　一般说来,临床中提及的血脂主要指甘油三酯和胆固醇。血脂异常是指血脂水平过高,通常指血清中的胆固醇(CH)、甘油三酯(TG)、低密度脂蛋白胆固醇(LDL-C)的升高,高密度脂蛋白胆固醇(HDL-C)水平降低。

　　目前,中国成人血脂异常的总体患病率高达 40.4%。已有众多研究证实,血脂异常尤其是 LDL-C 升高可直接引起严重危害人体健康的疾病,如动脉粥样硬化、冠心病、心肌梗死、脑卒中等。

血脂异常的发生是多种因素交互的结果

　　血脂异常可分为原发性(先天性)和继发性两类:原发性(先天性)与遗传有关,或由于环境因素(饮食、营养、药物)而致;继发性多与代谢性紊乱疾病(糖尿病、高血压、甲状腺功能低下、肥胖、肝肾疾病等)有关。不合理的生活方式是导致血脂异常的重要原因,如大吃大喝、抽烟、喝酒、缺乏体力活动等,这些不仅是导致血脂异常的危险因素,也是导致心血管疾病的危险因素。

血脂异常的临床表现和并发症

　　血脂异常一般无明显症状,所以被称为"沉默的杀手"。严重者脂质会在皮肤局部沉积形成黄色瘤,即一种异常的、局限性的皮肤隆起,最常见于眼周,颜色为黄色、橘黄色或棕红色。脂质在血管内皮下沉积会引起心脑血管和周围血管粥样斑块。

　　动脉粥样硬化的本质是人体大中动脉的管壁上出现了粥样硬化斑块,随着斑块长大或破裂,最终堵塞血管,相关脏器缺血坏死,引起冠心病、脑卒中等心脑血管疾病,以及发生心绞痛、心肌梗死等危害生命健康的疾病。另外,严重的高甘油三酯血症会引起急性胰腺炎。因此,针对血脂异常的早期筛查与防治是至关重要的。

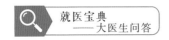

早期检出并进行长期监测是防治心血管疾病的第一步

心血管疾病是我国城乡居民首要死亡原因,而血脂异常是心血管疾病的主要危险因素。心血管疾病专家认为,早期筛查出血脂异常,并监测其血脂水平变化,是预防心肌梗死等动脉粥样硬化性心血管疾病的重要措施。

为了及时发现血脂异常,医生建议 20～40 岁健康成年人至少每五年测量一次血脂,40 岁以上男性和绝经期后女性应每年检测血脂。

对于以下人群应重点筛查:

(1)有动脉粥样硬化性心脑血管疾病(ASCVD)者。

(2)有多项冠心病危险因素(包括高血压、糖尿病、肥胖、过量饮酒及吸烟史)者。

(3)有皮肤或肌腱黄色瘤者。

(4)有血脂异常、冠心病或动脉粥样硬化家族史者,尤其是直系亲属中有早发冠心病或其他动脉粥样硬化病史者。

血脂异常通过检测血清进行诊断和分层

患者在检查前应注意空腹 12～24 小时,且空腹前最好不要食用高脂食物或饮酒。目前,血脂异常是根据《中国成人血脂异常防治指南(2016 年修订版)》进行诊断和分层(见表 1),并根据不同的危险分层设定相应的降脂目标值(见表 2)。

表 1　血脂异常诊断及分层标准　　　单位:mmol/L(mg/dL)

分层	TC	LDL-C	HDL-C	非 HDL-C	TG
理想水平	—	<2.6(100)	—	<3.4(130)	—
合适水平	<5.2(200)	<3.4(130)	—	<4.1(160)	<1.7(150)
边缘升高	≥5.2(200)且<6.2(240)	≥3.4(130)且<4.1(160)	—	≥4.1(160)且<4.9(190)	≥1.7(150)且<2.3(200)
升高	≥6.2(240)	≥4.1(160)	—	≥4.9(190)	≥2.3(200)
降低	—	—	<1.0(40)	—	—

注:括号内数值的单位为 mg/dL。

表 2　血脂异常的危险分层及治疗目标值

危险分层	疾病或危险因素	LDL-C 目标值
极高危	ASCVD 患者	1.8 mmol/L 1.4 mmol/L
高危	LDL-C≥4.9 mmol/L 或 TC≥7.2 mmol/L 者	2.6 mmol/L
	1.8 mmol/L≤LDL-C≤4.9 mmol/L 或 3.1 mmol/L≤TC≤7.2 mmol/L 的糖尿病患者	
	具有以下任意两项及以上危险因素： ①收缩压(SBP)≥160 mmHg 或舒张压(DBP)≥100 mmHg ②非 HDL-C≥5.2 mmol/L(200 mg/dL) ③HDL-C<1.0 mmol/L(40 mg/dL) ④身体质量指数(BMI)≥28 kg/m^2 ⑤吸烟	
中低危	无高血压或高血压合并 0～1 个危险因素	3.4 mmol/L

注:1 mmHg≈0.133 kpa。

从表 2 可知,ASCVD 患者应对血脂异常现象提高警惕。ASCVD 包括急性冠状动脉综合征(acute coronary syndrome,ACS)、心肌梗死(myocardial infarction,MI)、稳定或不稳定心绞痛、缺血性卒中、短暂性脑缺血发作和周围血管病变(peripheral artery disease,PAD)等。

LDL-C 水平越低,ASCVD 风险越低

根据现有研究结果可以发现,LDL-C 水平不低于 0.7 mmol/L 的情况下,胆固醇越高发生心脑血管病的危险就越高。一般健康人 LDL-C 水平不应超过 3.4 mmol/L,但只要 LDL-C 水平超过 4.9 mmol/L,发生心脑血管病的风险就非常高;高血压、糖尿病患者以及吸烟的人,LDL-C 水平超过 2.6 mmol/L 就属于高风险人群,应立即接受降胆固醇药物治疗,将 LDL-C 水平降至 2.6 mmol/L 以下。如果患者已经发生 ASCVD(如冠心病、脑梗或颈动脉严重狭窄),无论胆固醇是多少,都要立即应用他汀治疗,把 LDL-C 水平降到 1.8 mmol/L(甚至 1.4 mmol/L)以下。

生活方式干预

血脂异常明显受饮食及生活方式的影响,无论患者是否选择使用药物治疗,都应坚持生活方式干预的手段。健康的生活方式包括合理膳食、适量运动、控制体重、戒烟限酒四个方面。

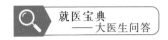
合理膳食主要指改善患者饮食结构,减少总能量摄入和饱和脂肪酸摄入。食物多样化,例如以谷类为主食,多吃蔬菜、牛奶和大豆,适量吃鱼类、禽类、蛋类和瘦肉,饭菜应少油少盐,控制摄糖。

适量运动是指主要进行中等强度运动,每周运动5～7天,每次时间为30分钟。此类运动以有氧方式为主,如健步跑、慢跑、跳舞、游泳等,运动量的增加宜循序渐进。患者在运动时应进行安全防护。此外,还需增加日常体力活动,如做家务、爬楼梯。

控制体重是指使患者维持健康体重,即身体质量指数(BMI)维持在理想水平($20.0\sim23.9$ kg/m^2)。

戒烟限酒指患者需要完全戒烟和避免吸入二手烟(可以选择戒烟门诊、戒烟热线咨询以及药物来协助戒烟),以及适量饮酒(每天酒精摄入量为男性$\leqslant25$ g、女性$\leqslant15$ g),最好做到不饮酒。

药物治疗

目前,针对血脂异常的患者,医生建议使用他汀类药物治疗;对于不耐受他汀类药物的患者,也可使用其他药物来降低LDL-C水平,如胆固醇吸收抑制剂依折麦布可将LDL-C降低10％～25％,通常与他汀类药物联合应用发挥效应。患者只要坚持规律服用调脂药物,定期监测,就可以有效降低或缓解ASCVD的发生。目前常用调脂药物主要包括他汀类(阿托伐他汀、瑞舒伐他汀他汀、血脂康等)、贝特类(如非诺贝特),以及一些新型调脂药物(如PCSK9抑制剂)等,必要时医生可以采取联合用药的方法以达到LDL-C水平的目标值。不同调脂药物的作用部位和途径不同,患者对调脂药物的敏感性和适应性也存在个体差异,因此应在医生指导下用药。

调脂药的不良反应

在用药过程中,少部分患者在接受大剂量他汀治疗时,会出现肝功能异常或肌肉损伤的情况,主要表现为转氨酶或肌酸激酶升高,建议此类患者在他汀治疗开始后定期复查并及时调整用药方案。考虑到ASCVD的危害,以及调脂药给患者带来的效果远大于其可能带来的不良反应,所以患者应在医生的指导下合理用药,并及时与医生沟通。

高危人群应及时复查

首次服用调脂药物者,应在用药6周内复查血脂及转氨酶和肌酸激酶,如血脂能达到目标值,且无药物不良反应者,则逐步改为每6～12个月复查一次;

如血脂未达标,且无药物不良反应者,应每 3 个月监测一次;如治疗 3～6 个月后,血脂仍未达到目标值者,则需调整调脂药物剂量或种类,或联合应用不同作用机制的调脂药物进行治疗。患者每次调整调脂药物种类或剂量时,都应在治疗 6 周内复查。

【专家提醒】

　　血脂异常是心脑血管疾病的主要危险因素。健康人群应定期监测血脂,有心血管疾病或危险因素的人群应重点筛查。观察血脂时不能单纯关注血脂水平,一定要结合基础疾病进行危险分层,根据各层级的治疗目标值设定治疗方案。血脂异常或不达标者应该加强自我管理,长期坚持健康的生活方式,遵照医嘱按时服药,定期复查,达到降脂目标,从而降低心脑血管疾病的发生或复发的风险。

（作者:卜培莉）

主动脉夹层：要与时间赛跑

【专家简介】

池一凡，青岛市海慈医疗集团、党委书记、总院长，青岛大学附属青岛市海慈医院院长，二级教授，心脏外科主任医师，博士研究生导师，博士后合作导师。

兼任山东省研究型医院协会心脏及大血管外科分会主任委员、中华医学会山东省心血管外科分会副主任委员、中华医学会山东省心血管外科分会冠心病外科治疗学组组长。

享受国务院政府特殊津贴专家、青岛市专业技术拔尖人才，2018 年获得全国五一劳动奖章，1997～2001 年在法国马赛第二大学医学院附属 TIMONE 医院心脏外科工作，2001～2019 年 10 月于青岛市市立医院工作，回国后完成 6000 多例成人心脏外科手术，填补多项省市技术空白，擅长微创冠状动脉搭桥术、瓣膜置换及瓣膜成形术、主动脉夹层等大血管手术。

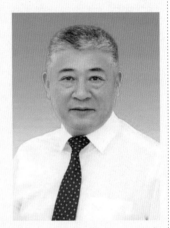

特点：起病急骤、病情凶险、进展快、死亡率高

研究显示，我国主动脉夹层发病率约为 3.5/10 万人年，发病时患者通常以胸背部剧烈撕裂样疼痛为主要症状，可伴有晕厥和肢体麻木。

主动脉夹层是指主动脉腔内的血液从主动脉内膜撕裂口进入主动脉中膜，

并沿主动脉长轴方向扩展,造成主动脉真假两腔分离的一种病理改变。通俗来讲,主动脉是人体内最粗大的一条动脉血管,是全身血液供应的主干道,当血压太高时,导致主动脉血管壁被撕裂,血液进入血管壁中,形成主动脉夹层,严重者可引发主动脉撕裂,迅速导致患者死亡。该病常用斯坦福(Stanford)分型法,根据夹层是否累及升主动脉,分为 A 型和 B 型。Stanford A 型主动脉夹层(简称"A 型夹层")是最凶险的主动脉疾病,患者发病后两天内病死率每小时约增加 1%,非手术治疗患者两周内病死率高达 74%。

控制血压,积极预防

国内多中心研究表明,高血压、马凡(Marfan)综合征、吸烟、饮酒、主动脉瓣二叶畸形、动脉粥样硬化、妊娠等是中国人主动脉夹层发生的主要原因。尤其是高血压,临床上 70%～90% 的主动脉夹层和高血压相关,特别是急进型高血压和恶性高血压,因此高血压患者是主动脉夹层的高危人群。建议有高血压和主动脉夹层家族史的人群,应当尽早至医院筛查,规律服药控制血压。

妊娠是主动脉夹层发生的独立影响因素,由于主动脉夹层进展迅速,抢救困难,妊娠合并主动脉夹层患者死亡率高。主动脉夹层可发生于妊娠期各个阶段,发病时间无特异性。妊娠期孕妇内分泌改变,雌孕激素水平升高,血流动力学明显变化。妊娠期血容量较孕前显著增加,增大的子宫压迫主动脉,加重心脏负担,主动脉壁结构逐渐改变,外周血管阻力逐渐增加,血压增高,产生主动脉夹层,导致血管破裂。研究发现,主动脉夹层破裂多见于妊娠晚期和产褥早期,且既往有高血压病史者发病率明显升高,因此控制好血压对妊娠期妇女同样重要。

另外,天气寒冷、情绪波动、劳累、饮食作息不规律等也是主动脉夹层发生的诱因。

治疗:早发现、早诊断、早治疗

主动脉夹层是危重症,病情发展迅速,因此早期识别、诊断是重中之重,其中疼痛是患者出现的最为普遍的症状。

主动脉夹层导致的疼痛常被描述为"撕裂样"或"刀割样",是持续性难以忍受的锐痛。疼痛的部位和性质可提示夹层破口的部位及进展情况,常见的疼痛为前胸痛、背痛、迁移痛,少数患者可出现腹痛。因此,对于剧烈胸背痛且伴高危病史(如高血压)及体征的人群应怀疑主动脉夹层的可能。其他如脑、肢体、肾脏及肝脏、肠道等器官缺血,可导致脑梗死,肾功能不全,腹部疼痛,双腿苍白、无力、花斑、截瘫等,如夹层累及冠脉或者破入心包,则会出现心肌梗死、心

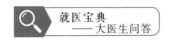

包填塞甚至猝死。因此,主动脉夹层是一种可以导致全身所有重要器官功能衰竭或坏死的疾病,临床表现可能因人而异。除了症状以外,增强 CT 是诊断主动脉夹层的"金标准",目前临床应用最广泛而且最准确的是 CT 血管造影(CTA)检查,它不仅能找到破口,还能指导后续治疗。因此,一旦患者出现突发剧烈胸背部疼痛,应尽快到医院进行检查,以明确诊断。

主动脉夹层虽然凶险,但并非不治之症,早期积极治疗可有效挽救患者生命。对任何可疑或诊断为本病的患者,应重症即住院进入立监护病室(ICU)治疗。

治疗主要分为药物治疗、腔内介入治疗和外科手术治疗。

药物治疗:主要为有效镇痛、镇静、控制心率和血压,降低主动脉破裂的风险。

腔内介入治疗:随着科技进步及微创技术的发展,主动脉夹层的介入治疗蓬勃发展,通过在外周血管导入覆膜支架,封堵夹层破口,恢复脏器血运,造成创伤较小,恢复较快;常用的包括烟囱技术、开窗技术、分支支架等,适合 B 型夹层患者。

外科手术治疗:急性 A 型主动脉夹层是绝对的手术适应证,需尽早手术,根据病变不同,可采用不同手术方式,常见的手术为升主动脉置换、带主动脉瓣人工血管升主动脉替换术(Bentall 手术)、孙式手术等。外科手术虽然创伤较大,风险较高,患者恢复较慢,但其远期预后良好,是拯救急性 A 型主动脉夹层患者生命必须且最有效的手段。

———————【专家提醒】———————

高血压患者是主动脉夹层的高危人群,值得警惕的是,由于生活作息、饮食习惯、工作及社会压力等原因,高血压已不再是老年人的"专利",疾病趋向年轻化,30～40 岁年轻患者也很常见。所以,从确诊高血压的那一天开始,就要做好血压控制,防范主动脉夹层的发生。

同时,需要注意的是,无论是手术治疗,还是腔内介入修复治疗,定期的随访和血压、心率控制至关重要。通过降低血压、降低左室收缩速率,以减轻血流对主动脉壁的冲击,可以有效地预防主动脉夹层的发生、破裂,以及其他并发症的发生。

(作者:池一凡)

"走走停停"也是病

——谈谈"腿梗"那些事儿

【专家简介】

李光新,山东第一医科大学第一附属医院(山东省千佛山医院)普外中心副主任、血管外科主任,主任医师,医学博士,硕士研究生导师。

兼任中华医学会血管与组织工程专业委员会委员、山东省研究型医院协会监事、山东省医学会院内静脉血栓栓塞症(VTE)防控多学科联合委员会候任主任委员。

1989年7月毕业于山东医科大学,2010年晋升主任医师,2010年获山东大学医学院临床医学博士学位,2004年赴加拿大多伦多大学附属St.Michael医院血管外科研修一年。

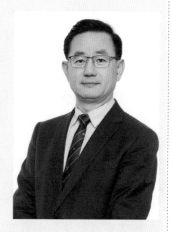

主要从事血管外科疾病的临床和科研工作,开展主动脉腔内隔绝术(EVAR)治疗腹主动脉瘤、主动脉夹层,应用微创技术治疗下肢动脉硬化闭塞症(ASO)、血栓闭塞性脉管炎、下肢动脉栓塞,以及开展颈动脉、锁骨下动脉、肾动脉、肠系膜血管等疾病的腔内介入治疗,下腔静脉滤器置放术联合导管溶栓术(CDT)治疗肺栓塞和VTE,下肢静脉曲张的各种微创治疗,布加氏综合征的手术和微创治疗,门静脉高压症的断流术及分流术等。

撰写学术论文30余篇,SCI收录10余篇,参编指南、专家共识3项,出版专著5部,参编著作6部,获山东省科技进步二等奖1项。

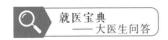

【出诊信息】

　　周一全天、周三上午。

　　张大爷最近几天愁眉不展,经询问得知,原来张大爷最近感觉小腿发麻、发凉、走不远路。对于一向喜欢游山玩水的张大爷来说,这是一件非常痛苦的事。张大爷辗转就医,看了神经科、骨科,但病情不见好转,经过进一步检查,原来是他下肢血管出了问题,得了一种叫下肢动脉硬化闭塞症的病,导致下肢缺血,出现"走走停停"的情况。

　　人体的血管就像一张交通线路网,血液在四通八达的线路中流至四肢。如果腿部的动脉供血血管由于各种原因出现狭窄或闭塞,导致血流灌注不足,进而引发下肢缺血,称之为下肢缺血性疾病。若该病持续发展将严重影响人们的生活质量和肢体存活率,甚至危及生命。

　　随着生活水平的不断提高,人类平均寿命逐渐延长,老龄化社会也快速到来,血管系统疾病,尤其是周围动脉疾病发病率逐年增加,严重影响广大人民群众的身体健康。导致下肢动脉硬化闭塞症的原因是动脉粥样硬化,即血管内的斑块像垃圾一样堆积,阻挡了血流前进。

　　我国最近的调查报告显示,60 岁以上人群中动脉粥样硬化发病率达79.9%,随着年龄的增大,发病率也逐渐增多。

　　导致动脉粥样硬化的原因有高龄、吸烟、高血压、糖尿病、高血脂、高同型半胱氨酸血症等。其中糖尿病患者发生下肢动脉疾病的危险增加 2～4 倍,而高血脂、总胆固醇水平升高 0.25 mmol/L,发生下肢动脉疾病的危险就增加5%～10%。

　　很多患者早期只会有肢体怕冷、容易疲劳等一些轻微的症状,未引起足够重视。随着血管内"垃圾"越积越多,堵塞的症状越来越明显,患者就会出现"走走停停"的情况,医学上称为间歇性跛行。这两个阶段非常容易误诊为腰腿疼而延误最佳治疗时机。随着病情的进展,患者就会出现疼痛加重的"静息痛",夜深人静时,患者会因腿疼而屈膝而坐、彻夜难眠,十分痛苦。此时,如果不尽快进行治疗,患者就会出现足趾青紫、冰凉、变黑坏死并逐渐蔓延,最后出现"不截肢就要命"的结局。

　　如果怀疑自己得了下肢动脉硬化闭塞症,需要进行以下检查:①踝肱指数(ABI)检查,这是一种无损伤的检查方法,其易操作、可重复,可以初步评估动脉阻塞和肢体缺血程度。②彩色多普勒超声,可以测量血管内中膜厚度、斑块大小、明确斑块性质,并可以明确动脉狭窄或闭塞的部位和程度。③计算机断层摄影血管造影术CTA,可以提示血管闭塞段的病变,全局观比较强,也可以看到其钙化狭窄程度,为治疗提供良好的临床依据。④数字减影血管造影(DSA),可以准确显示病变部位、性质、范围和程度。

一旦确诊,患者也不要太过担心,现在医疗手段已经成熟,可以采用的治疗方式也很多,首先针对它的危险因素予以控制,也可以通过药物治疗和使用先进的腔内器械,用微创技术将堵塞的血管重新打通,必要时采用手术治疗,做血管搭桥来恢复下肢血供。

【专家提醒】

生活方式对预防该病非常重要,大家平时生活中注意以下几个问题,就可以远离该病。

(1)注意清淡饮食,应低脂少油、少糖少盐,定时定量进餐;多吃新鲜瓜果、蔬菜、海鱼、燕麦、豆制品等富含维生素、能降低血液中胆固醇的食物;增加摄入有降血脂作用的食物,如木耳、洋葱等,以改善血管弹性、降低血液黏稠度。

(2)戒烟,特别是远离二手烟,避免烟碱对血管壁的损伤。

(3)保证良好的生活方式,建议进行有氧运动,如慢跑、跳绳、打太极拳、游泳等。根据每个人的具体情况制订适当的运动计划,做到"量力而行、反复多次"。活动过程中,如果出现肢体疼痛,可以停下来休息一会儿,待症状缓解后再进行运动。

(4)"没有不合适的脚,只有不匹配的鞋。"鞋袜的不合适只会让你缺血的脚"雪上加霜"。这会影响足部血液循环,易造成局部皮肤出现压红甚至破溃,导致足部感染。因此,要选择大小合适、穿着舒适的鞋袜,注意足部清洁和肢体保暖,禁用过热的水(>38 ℃)泡脚。

(5)积极治疗高血压、高血脂、糖尿病等原发疾病。

(6)我们也可以经常观察脚部皮肤的颜色,摸摸脚的温度,如果脚的颜色变得苍白,脚是冰凉的话,就要小心了。

(作者:李光新)

正确认识脑卒中

【专家简介】

　　丁伟,教授、主任医师、硕士研究生导师,日照市中医医院原理事长、院长、党委书记,兼任山东省研究型医院协会中西医结合脑病委员会主委。

　　享受国务院政府特殊津贴专家、全国五一劳动奖章获得者、山东省医药卫生重点学科带头人、日照市有突出贡献的中青年专家、日照市十大杰出青年,创建丁伟劳模创新工作室,并被评为日照市示范劳模创新工作室。

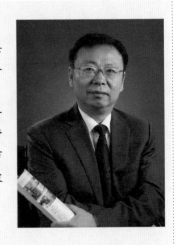

认识脑卒中

　　脑卒中,也就是我们常说的"中风",分为缺血性脑卒中(即脑梗死,约占70％)和出血性脑卒中(即脑出血,约占30％)。该病可造成患者肢体瘫痪、感觉障碍、语言障碍、吞咽困难、认知与精神障碍等一系列严重症状,因而被称为"人类健康的头号杀手"。

为什么要加强脑卒中预防工作？

脑卒中的严重危害可概括为"五高"：

(1)发病率高：我国居民终生卒中风险高达 39.9%。

(2)复发率高：五年复发率高达 20%～47%。

(3)致残率高：75% 以上的脑卒中患者会遗留不同程度的后遗症，造成终身残疾。

(4)死亡率高：严重脑卒中死亡率超过 20%。

(5)经济负担高：药物、康复、照料等各项支出给脑卒中患者家庭带来高经济负担。

一旦发生脑卒中，"五高"危害在所难免，后果难以弥补。正因如此，长期以来，我们一直致力于脑卒中的预防工作，以期未发生卒中者终生不发（此为一级预防），已发生卒中者不再复发（此为二级预防）。

时间就是大脑

脑组织很特殊，不同于身体其他组织，其中与脑卒中直接相关的主要有两点：

(1)脑组织对血液、氧的需求量很大。正常人的脑重量仅占自身体重的 2%～3%，但是脑组织却占用了全身 20% 的血流量以及 20%～30% 的耗氧量。

(2)脑组织对缺血、缺氧耐受性极差。由于脑组织本身没有氧、糖储备，所以必须源源不断地接受血液运送。一旦血供完全中断，脑组织缺血 10 秒钟脑电活动即消失，缺血 5 分钟就可发生不可逆性损伤，所以临床上提出了"时间就是大脑"的概念。

以上两点决定了临床处置脑卒中的原则——分秒必争。患者越早得到救治，坏死的脑组织就越少，病死率、致残率就会越低。而临床上用于救治超急性期急性缺血性脑卒中的方法（如静脉溶栓、动脉溶栓、动脉取拴等）都有严格的操作时间限制，患者发病时间越短，收益越大、风险越小；反之，患者发病时间越久，收益越小、风险越大。所以患者早一秒到达医院，所争取到的治疗空间就越大。医院积极创建国家高级卒中中心的目的正是为了脑卒中患者到达医院后能够在标准救治流程的指导下得到最正规、最快速的救治。

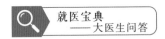
【专家提醒】

大家可应用"FAST"或者"中风120识别法"院外快速识别脑卒中。

"FAST"原则是国际通用脑卒中识别法：

F指Face，即"脸"，表现为口角歪斜、流涎、一侧鼻唇沟变浅或消失等，可嘱患者微笑或龇牙以助判断。

A指Arm，即"手臂"，表现为肢体麻木无力等症状，可嘱患者双臂平举，观察其是否快速下落以助判断。

S指Speech，即"语言"，表现为言语含糊不清甚至不能言语，可嘱患者发声及说话自助判断。

T指Time，即"时间"，若发现上述三项中有一项存在，即提示可能为脑卒中，此时应将疑似患者迅速送至医院或立即拨打急救电话"120"寻求帮助。

"中风120"是我国国内常用的识别法，更加浅显易懂，含义与"FAST"基本相同：

其中1代表"看到1张不对称的脸"，2代表"查2只手臂是否有单侧无力"，0代表"聆(0)听讲话是否清晰"。如果通过这三步观察怀疑发生了中风，请立刻拨打急救电话"120"！

（作者：丁伟）

谈谈老年高血压的防治

【专家简介】

　　田涛,山东省临沂市人民医院老年病科主任、学科带头人,主任医师,硕士研究生导师。兼任中国老年学和老年医学学会心血管病分会常务委员、中国医师协会老年医学科医师分会委员、中华医学会老年医学分会心血管学组委员、山东省医学会老年医学分会副主任委员。

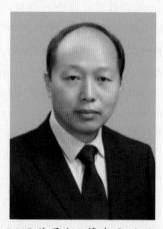

　　对中老年常见病、多发病、危重症,以及中老年心血管病的诊治及预防有较深的研究,尤其擅长冠心病、高血压、心肌病、心力衰竭、风湿性心脏病、心律失常等心血管疾病的预防、诊断与治疗,并获得过"临医名医奖"。

　　担任《中国老年骨质疏松》《中国心血管杂志》《医药导报》等杂志的编委,参与《老年高血压的诊断与治疗中国专家共识(2017版)》《老年医学(病)科临床营养管理指导意见》《老年慢性心力衰竭诊疗中国专家共识》《老年CCS高危患者抗栓管理专家共识》《老年衰弱一级预防中国专家共识》等共识的制定,参编全国卫生专业高级技术资格考试习题集丛书《老年心血管病学习题集》,主持完成省市级科研课题6项,发表SCI收录论文及中文核心期刊论文50余篇,出版医学专著4部。

【出诊信息】

　　北城新区医院:周二(老年病门诊)。解放路医院:周三(心内科门诊)。

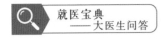

老年高血压

老年高血压发病率呈上升趋势,2012年我国60岁以上人群高血压的患病率上升至58.9%。高血压是心血管疾病独立的危险因素,也是老年人致死、致残的重要原因之一。

老年高血压有以下特点:

(1)收缩压增高为主:造成高血压的主要原因是动脉硬化。

(2)脉压增大:老年人脉压可达50~100 mmHg,主要原因是动脉弹性功能减退。

(3)血压波动大:随着年龄增长,老年人压力感受器敏感性降低,而动脉壁僵硬度增加,血管顺应性降低,使老年高血压患者的血压更易随体位、情绪和季节的变化而出现明显波动。

(4)血压昼夜节律异常:健康成年人的血压水平表现为昼高夜低型,老年高血压患者常伴有血压昼夜节律的异常,表现为夜间血压下降幅度较低,甚至为夜间血压不下降反较白天升高的特点,使心、脑、肾等靶器官损害的危险性显著增加。

(5)易发生体位性低血压:体位性低血压是指从卧位改变为直立体位的三分钟内,收缩压下降≥20 mmHg或舒张压下降≥10 mmHg,且伴有头晕或晕厥等脑循环灌注不足的表现。由于老年人自主神经系统调节功能减退,尤其当高血压伴有糖尿病、低血容量,或应用利尿剂、扩血管药物及精神类药物时,更容易发生体位性低血压。

(6)"白大衣高血压":又称"诊室高血压",由于各种因素,老年人在家测血压正常,在诊室测血压异常。对白大衣高血压,家属应该鼓励并重视老年人在家中测血压。

(7)餐后低血压:进餐后收缩压下降20 mmHg以上,患者会出现头晕、心绞痛等低血压的相关症状,预防体位性低血压和餐后低血压对预防老人跌倒有极为重要的意义。

(8)常与多种疾病并存:并发症多,更容易发生靶器官损害。若血压长期控制不理想,更易发生或加重靶器官损害和心血管疾病。此外,老年高血压患者常伴有心脑动脉病变等,血压急剧波动时,可显著增加发生不良心血管事件及靶器官损害的危险。若患者存在≥70%的双侧颈动脉狭窄伴有严重颅内动脉狭窄的情况,过度降压治疗可能会增加缺血性卒中的危险。

老年人血压为什么难以控制?

老年人经常是多病共存,增加了降压治疗的难度,因此需谨慎选择降压药物。老年人由于味觉灵敏度下降,往往吃菜很咸,而其肾脏对水盐调节能力下降,使血压对盐更敏感。所以,患者摄入盐过多会使血压升高,降压药疗效降低,血压难以控制。老年人易出现记忆力减退、健忘的情况,经常存在药物漏服、错服、多服现象,部分老年人存在焦虑,还有一部分老年人生活不能自理,治疗依从性差,导致老年高血压的控制存在很大难度。

老年高血压治疗的误区

1.高血压患者没有症状不需要服药

有些老年人认为自己血压虽然高,但没有症状,所以不用吃药。其实这是非常危险的,因为高血压是心脑血管疾病发生的一个最直接原因,如高血压可能导致脑出血、心力衰竭、动脉瘤破裂等。因此,我们一定要重视高血压的管理,尽早干预和治疗。

2.跟着别人经验擅自用药

有些高血压的老年人,正在服用降压药,效果也很好,但听说别人服用了一种新的降压药,于是就停服了自己的药物,改为服用他人的降压药物,结果血压控制效果变得不理想。其实高血压病因复杂,临床有很多分型,每个人身体素质以及基础疾病都不相同,照搬他人经验,跟风吃药很容易产生风险。因此,高血压患者应在医生指导下正规治疗,根据处方用药,并注意检测自己的血压情况。

3."血压越低越好"

"血压越低越好"是一种错误认识,血压是人体重要生命体征之一,正常的血压能够满足并完成人体组织的供血,人体的各系统生理代谢才能够正常运行。过高的血压会使心、脑、肾等器官受到损害,过低的血压也会导致重要脏器供血不足,给机体带来损害。正常人的血压是收缩压在 90~140 mmHg,舒张压在 60~90 mmHg。如果收缩压低于 90 mmHg,舒张压低于 60 mmHg,临床上诊为低血压。另外,血压短时间内降得很低,超过自我调控能力限值后,也会降低重要脏器的血液灌注,引起脑血栓等不良事件的发生。

4.降压药会产生依赖性

很多人认为降压药有依赖性,这是不正确的。降压药属于非成瘾性药物,临床上,针对一些因工作紧张、身体劳累或情绪激动而导致的血压升高,也会采用服药治疗,并可依据情况随时停药。但已经诊断为高血压的患者,由于疾病的原因,血压需要长期用药物控制,就不能随意停药了,停药后血压会重新升高,所以高血压患者需要按时吃药来控制血压。虽然药物都有不良反应,但和高血压的危害相比,降压药的不良反应微乎其微,患者不能因噎废食。

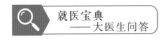
5.开始不能用"好药"

有些患者担心自己开始用"好药"之后,血压再升高时就无药可用了,这是一个非常常见的误区。降压药非抗生素,不会出现耐药的情况。目前,临床公认的治疗高血压的"好药"是长效降压药,即每日服用一次,降压作用持续24小时以上,可平稳降压的药物。短效降压药物通常只用于突发性血压增高,作用时间短,长期用药易引起血压波动。由于医改政策的变化,使长效降压药,即过去的"好药""贵药"变得非常便宜,走进普通百姓家,这是高血压患者的福音。患者一定要结合自身的情况,选择合适的降压药物。

6.保健品可以替代降血压药

保健品只能起到一个辅助作用,它不能替代降压药。

7.高血压患者要定期"冲血管"

"冲血管"就是指静脉输液治疗,其实这种"冲血管"既不可能将血管冲软,也不可能清洗掉动脉斑块,对预防心脑血管疾病是没有科学依据的。如果患者患有心血管疾病,过多的输液会增加心脏负担,诱发心衰。另外,患者还可能发生输液反应、药物过敏等危险,所以不建议"冲血管"。

如何正确地测血压

(1)需要选用经过认证的上臂袖带式电子血压计。

(2)并不是任何时候都能测量血压,测量前30分钟应避免吸烟、摄入咖啡因、运动,并且要选择安静、温度舒适的环境,提前放松3～5分钟,测量时不要说话或晃动身体。

(3)臂带要捆扎适度,臂式袖带卷得不可过紧或过松,以能轻松放入食指为准,臂带的中心与心脏处于同一水平高度,测量时一般选取坐位或者仰卧位。

(4)连续测量三次,每次间隔一分钟,采用后两次的平均值。如果第一次测量的血压值<130/85 mmHg,则不需要再进行测量;后两次血压测量值均≥140/90 mmHg,则提示为高血压。

———————— 【专家提醒】 ————————

老年高血压是一种常见的临床综合征,有其自身的特点,对老年高血压患者的诊治,要考虑到靶器官的损害程度,做好危险评估,制定个体化的治疗方案,同时要加强高血压的科学宣教,避免使患者走入降压误区。

(作者:田涛)

得了高血压需要一辈子吃药吗？

【专家简介】

王晓军，医学博士、硕士研究生导师，中国心血管专科医师规范化培训基地指导教师，现任山东第一医科大学第一附属医院(山东省千佛山医院)主任医师。

兼任山东省研究型医院学会高血压分会主任委员、山东省医学会介入心脏病学分会委员、山东省医师协会心身医学专业委员会副主任委员。

从事心血管内科临床工作 20 多年，主要研究方向为冠心病介入治疗，能够熟练处理各类复杂严重冠状动脉病变。对缺血性心力衰竭以及心律失常、高血压的治疗和管理临床经验丰富，对高血压等疾病的人群防治和管理有较深造诣。在医院、社区广泛开展高血压人群防治，获得中国医师协会心脑同治走基层优秀志愿医生奖和山东省优秀介入医师奖。2013 年在奥地利维也纳总医院做访问学者。

主编著作 2 部，在 SCI、国家级和省级杂志上发表论文 20 多篇；获得山东省医学科技奖科技创新成果三等奖 1 项、2014 年度山东省医药卫生科技发展计划项目科研立项 1 项、2015 年度国家自然科学基金立项 1 项，获中华人民共和国国家知识产权局实用新型专利两项。

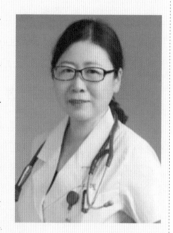

【出诊信息】

周三全天。

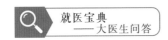

由于越来越多的人存在不健康饮食、身体活动不足、肥胖、吸烟等问题,目前我国高血压发病率很高,高血压患病人数大约达到2.45亿。

很多人认为得了高血压没什么大不了的,觉得没有不舒服的症状就不需要治疗,其实这是一个误区。高血压是动脉硬化性心血管疾病最重要的致病因素,它与我们熟知的心血管疾病包括脑梗死、心肌梗死、心力衰竭、心房颤动、肾功能衰竭等患病率持续上升直接相关。高血压控制不当,严重威胁到大众的健康、生命质量和安全,所以一旦发现高血压,应积极诊治。

高血压的分级

1级高血压(收缩压在140～159 mmHg,舒张压在90～99 mmHg)为轻度,2级高血压(收缩压在160～179 mmHg,舒张压在100～109 mmHg)为中度,3级高血压(收缩压≥180 mmHg,舒张压≥110 mmHg)为重度。即使患者的血压水平是1级,如果合并糖尿病、高脂血症、冠心病、脑血管病、下肢动脉闭塞等疾病,医生也会认为是高血压高危患者。也就是说,患者在这些情况下血压水平即使是轻度升高,也需要积极控制和管理。

高血压会有哪些症状是危险信号?

高血压有时是悄悄发生的,像一个无声的杀手,人可以在血压升高的时候毫无察觉,直至出现头胀、眼胀、头昏、头痛、耳鸣、胸闷、气短、心慌、烦躁等情况后才发现。有的人直到突然发生了肢体麻木、偏瘫失语、晕倒,或者出现剧烈胸闷、胸痛、憋喘、水肿等严重并发症时才知道自己患有高血压。所以,健康成人应至少每年测量血压两次,并进行规律健康查体。

得了高血压怎么办?

高血压危害大,是一种慢性疾病,除了得到专业医生的诊断治疗以外,自我管理也非常重要,这决定着高血压是不是能够得到良好控制,会不会发生严重并发症。多数高血压患者需要在医生指导下进行相应治疗。

1.生活方式干预治疗

养成健康生活方式是高血压最基础的治疗方法,有些高血压,例如青年人由于肥胖、缺乏运动、饮食不健康导致的血压升高,可以通过生活方式调整、减重等措施完全恢复正常。患者可以坚持健康生活方式干预,即"健康生活方式六部曲——限盐、减重、多运动,戒烟、戒酒、心态平"。一些生活方式干预方法可明确降低血压,如减少钠盐摄入、减轻体重、规律地进行中等强度运动(如快走、慢跑、骑车、游泳、太极拳等常见健身方式)均有直接的降压效果。控制钠盐摄入是高血压饮食管理最关键的因素,控盐具体要求是每日食盐摄入不超过6 g(大约为一啤酒盖),按此执行的患者血压可以下降2～8 mmHg。肥胖患者减重10 kg,血压可以下降5～20 mmHg。患者进行中等强度的规律运动,每次30分钟,每周5～7次,血压可以下降4～9 mmHg。戒烟、戒酒可直接降低患者心血管疾病发生风险,更应大力提倡。减轻精神压力、保持心理平衡,也是提高治疗效果的重要方面。

2.学会正确的血压测量方法

测量血压是管理高血压必备的检测手段,使用上臂式电子血压计进行家庭自测血压是目前国际医学界强烈推荐的方法。为保证测量准确,患者应安静休息15～30分钟后再测量。患者应保证早、晚各测量一次,最好可以将每天自测的时间固定下来并记录,在感觉不舒服时需要紧急测量。

测血压时,被测量者取坐姿,手臂置于桌上,使测量位置与心脏位置取平,将袖带松紧适度系在上臂上(袖带与手臂之间可容两指),袖带下缘与肘弯曲处相距两指宽,测量三次,取平均值。

3.要做到遵医嘱服药

患者应按时、按剂量服药,并长期坚持服药,避免频繁换药或停药。医生会根据患者的血压水平、年龄、病因、合并的疾病或者并发症决定高血压患者是否需要药物治疗和需要服用哪些降压药物。

是否有高血压相关症状不是治疗决策的关键

很多高血压患者误认为只要没有症状就没必要控制血压,其实这恰恰是高血压具有"沉默杀手"特点的一面。有的患者初次知道高血压危害的时候是发生了偏瘫、心肌梗死或者主动脉夹层等致命疾病的时刻。高血压对器官的损害是长期迁延的作用,并非一日之功,所以对血压的治疗和管理是长期的甚至是终生的过程。对高血压药物治疗的常见误区:

误区一:年轻时就开始吃降压药,长期吃药,年龄大了就耐药了,不管用了。尽管管理年轻人高血压,生活方式管理是基础,年轻人高血压达到一定程度或合并靶器官损伤也需要药物治疗,不存在耐药的问题。要根据身体不同的状态随时调整药物。不能凭感觉用药、根据症状估计血压高低,高血压是用血压计量出来的,不是感觉出来的。

误区二:血压得马上降下来。有些人误认为降压应该越快越好、越低越好,急于求成。其实降压治疗需要掌握平稳下降的原则,血压下降过快、过低,易导致重要器官灌注不足的缺血事件,如并发急性脑梗、心梗、肾功能衰竭等,尤其是合并动脉硬化性疾病的老年人,更不能快速降压。大部分降压药需要服用

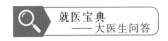
4周左右才能达到降压效果,所以患者不要急于求成,盲目换药。

误区三:血压正常了,就立马减量,甚至停药。事实是高血压是慢性病,多数不能治愈,只能通过综合治疗来平稳控制,这需要长期,甚至终身服用降压药。如果能够严格坚持健康生活方式管理,如控制体重、限制钠盐摄入,有些患者可以达到药物减量,或达到阶段停药的良好结果,但在减药过程中,要随时监测血压的变化。

误区四:西药不良反应大,过分信任"纯天然药"或者保健品。这个误区耽误了不少患者的治疗机会,导致了无法挽回的遗憾。事实上,非化学合成的植物药同样也有不良反应,甚至有时因剂量不可控、疗效有限,导致患者肝肾损害或者贻误治疗时机。

【专家提醒】

对于高血压患者一定做到早发现、早治疗。由于降压药物种类繁多,性能、不良反应不同,患者一定要在专业医生指导下,根据病情,选择安全的降压药,使得治疗获益最大化,治疗损伤最小化。

（作者:王晓军）

血液篇

慢性粒细胞白血病一定要早诊早治

【专家简介】

陈春燕,血液病学博士,山东大学齐鲁医院血液科主任医师、教授、博士研究生导师。擅长白血病、骨髓增殖性肿瘤、淋巴瘤、多发性骨髓瘤,以及各种类型贫血等血液系统疾病的诊断和治疗。

山东省研究型医院协会血液病学分会主任委员,主持5项白血病领域的国家自然科学基金面上项目,以第一位次获得多项省部级科研进步奖。

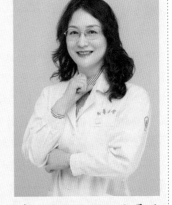

主要社会兼职包括中华医学会血液学分会白血病淋巴瘤学组委员、中国抗癌协会骨髓增生异常综合征(MDS)和骨髓增殖性肿瘤(MPN)工作组委员、山东省临床肿瘤学会抗白血病专家委员会主任委员、山东省抗癌协会MPN学组组长、山东中西医结合委员会血液病分会副主任委员、山东省抗癌协会淋巴瘤专业委员会副主任委员。

【出诊信息】

周一上午(知名专家门诊)、周四上午(国际医疗部特需门诊)。

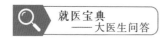

什么是慢性粒细胞白血病？

白血病是严重危害人类健康的血液系统恶性肿瘤,其特点是白血病细胞在骨髓等造血组织中失去控制地增殖,抑制正常造血,从而导致患者出现贫血、出血、感染、浸润等临床表现。依据白血病细胞分化成熟程度和自然病程可分为急性白血病和慢性白血病,依据恶变细胞类型不同分为髓系白血病和淋系白血病两大类。

慢性粒细胞白血病(CML,简称"慢粒")是最常见的慢性白血病类型,约占成人白血病的 15%。我国慢粒患者中位发病年龄为 45～50 岁,大多数患者初诊时处于慢性期。

慢粒的发病机制为患者体内的 9 号和 22 号染色体发生断裂、易位形成短小的 22 号染色体,即费城染色体(Ph 染色体)。费城染色体包含了 *BCR-ABL* 融合基因,*BCR-ABL* 融合基因编码 P210、P190 和 P230 融合蛋白(主要是 P210 蛋白),导致慢粒细胞过度增殖,引起慢粒的发生。

慢粒的靶向治疗时代

在 2001 年以前,慢粒的治疗主要是应用羟基脲、白消安、干扰素等药物来降低肿瘤负荷,患者中位生存时间为 4～7.5 年。

2001 年世界上第一个分子靶向治疗药物——酪氨酸激酶抑制剂伊马替尼上市,标志着肿瘤的治疗进入靶向治疗时代。酪氨酸激酶抑制剂(TKIs)靶向作用于慢粒患者体内的 BCR-ABL 蛋白,阻止其传递异常增殖信号,抑制慢粒细胞生长。伊马替尼显著延长了慢粒患者生存期,使患者的 10 年生存率从 20% 提高到 83.3%。但伊马替尼仍存在部分治疗失败和疾病进展风险,其不良反应也可能显著影响患者的生活质量。因此,二代 TKIs——尼洛替尼、达沙替尼,"二代＋"TKIs——氟马替尼于 2009～2019 年相继在国内上市。相较于一代伊马替尼,二代 TKIs 及氟马替尼可使患者更快达到更深程度的治疗效果,治疗相关死亡率和疾病进展率也更低,有可能使更多患者达到停药的门槛。

然而,一、二代 TKIs 也存在患者产生耐药性从而导致治疗失败的情况。耐药机制中以 BCR-ABL 激酶突变引起患者耐药最多见,其中 T315I 突变对一、二代 TKIs 均产生耐药。国内自主研发的 TKI 奥雷巴替尼是首个获批用于治疗有 T315I 突变的慢粒的三代 TKIs,为有 T315I 突变的患者提供了有效的治疗手段。阿西米尼是一种特异性靶向 BCR-ABL1 蛋白的肉豆蔻酰口袋(STAMP)抑制剂,获批用于多线耐药和有 T315I 突变的慢粒患者,已落地海南乐城先行区内瑞金海南医院,为慢粒患者带来新选择。

TKIs 治疗过程中部分患者会出现不同程度的不良反应。这可以通过评估患者的基线特征、合理选择 TKIs、治疗过程严格监测、妥善管理不良反应等策略，达到不良反应最小化，提高治疗的依从性、提高疗效，有助于慢粒患者达到更高的治疗目标。

慢粒治疗的规范监测

慢粒治疗的不断进步推动了检测手段的革新。在化疗时代追求的目标是缓解症状或达到血液学反应，在干扰素治疗时代追求的是细胞遗传学反应，而在 TKIs 时代追求的是分子学反应。TKIs 的发展使慢性期慢粒由一种肿瘤性疾病转变为可以长期管理的慢性疾病，其规范监测已成为慢粒治疗的关键。

慢粒规范监测包括血液学反应、细胞遗传学反应和分子学反应的检测，血液学反应的检测方法是查血常规和血涂片，细胞遗传学反应是通过骨髓检查来监测费城染色体比例，分子学反应是检测 BCR-ABL 融合基因。TKIs 治疗的关键时间点是 3、6、12 个月，在这时患者要达到最佳治疗反应，如果患者没有达到最佳反应或出现病情进展时，要评估治疗依从性和药物相互作用对疗效的影响，并对患者进行 BCR-ABL 激酶突变检测，根据检测结果转换 TKIs 治疗。

无治疗缓解是慢粒长期治疗目标

应用 TKIs 治疗慢粒的近期目标为尽快获得完全细胞遗传学反应以及更深的分子学反应，远期目标为改善生活质量并尝试功能性治愈。部分患者可以在终止 TKIs 治疗后获得长期的无治疗缓解（TFR），即功能性治愈。目前患者停药的标准：年龄≥18 岁；慢粒为慢性期，且既往无加速期或急变期病史；进行规范 TKIs 治疗至少 3 年；稳定获得深度分子学反应（MR4）至少 2 年以上。虽然部分患者可以实现停药，但并不代表疾病被治愈，约 50％的患者停药后在不同时间内复发。因此，患者停药后需要长期规律的密切监测。对于停药后复发的患者，再次使用 TKI 治疗仍具有安全、有效性。

【专家提醒】

慢粒是一种血液系统恶性肿瘤，治疗已进入靶向时代，酪氨酸激酶抑制剂使慢粒成为可临床治愈的慢性病。取得好的疗效关键在于规范治疗和规范监测，功能性治愈成为越来越多慢粒患者追求的治疗目标，但停药仍有 50％复发。因此，患者应提高对疾病的认识，规律服药，定期监测。

（作者：陈春燕）

临床输血知识您了解吗？

【专家简介】

李浩，医学博士，副主任医师，山东第一医科大学附属省立医院输血科副主任。

兼任山东省研究型医院协会临床输血分会主任委员，山东省医学会医学鉴定分会副主任委员，山东省医学伦理学学会输血医学伦理分会常务副会长。

主持和参与国家自然基金课题、山东省自然基金课题、山东省医药卫生课题等多项，发表SCI论文4篇。

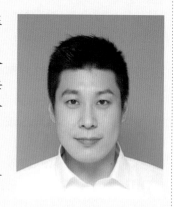

临床输血那些事儿

谈起输血，相信大家都不陌生，但输注血液一般分为哪些类型？都在什么情况下输注？目前医院输血科开展的治疗是什么？我想大家未必能够了解。在此，为大家简单介绍一下输血方面的知识。

谈到输血，首先要说一下血型的发展史。1900年，奥地利的兰茨泰纳首次发现和确定了人类第一个血型系统。在其后的100多年中，已至少检测出29个血型系统、240种以上的血型抗原，其中A、B、O型是临床上最为重要的血型系统，它的应用已从临床输血扩展至生物学、遗传学、法医学和人类学等许多方面。根据凝集原A、B的分布把血液分为A、B、AB、O四型。红细胞上只有凝集原 A 的为 A 型血,其血清中有抗 B 凝集素;红细胞上只有凝集原 B 的为 B 型血,其血清中有抗 A 的凝集素;红细胞上 A、B 两种凝集原都有的为 AB 型血,其血清中无抗 A、抗 B 凝集素;红细胞上 A、B 两种凝集原皆无者为 O 型,其血清中抗 A、抗 B 凝集素皆有。具有凝集原 A 的红细胞可被抗 A 凝集素凝集,抗 B 凝集素可使含凝集原 B 的红细胞发生凝集。

说完血型,接下来我们要说一下输血用到的血制品,我们通常爱心献血献的是全血,全血经检验合格后会送到血液中心,根据血型分别制作成悬浮红细胞、血浆、血小板和冷沉淀等成分血进行储存,最后按照医院患者的病情需求进行输注,其成分输血适应证为以下几个方面:

(1)患者临床上有贫血症状并且实验室检查显示符合贫血诊断的应该输注红细胞成分。

(2)患者如果出现凝血功能障碍并且伴有纤维蛋白缺乏的情况应该输注血浆成分。

(3)患者如果经诊断为凝血因子缺乏或有凝血功能障碍等情况可以输注冷沉淀。如果临床患者经检查发现血小板减少的情况,经过医生判断排除输注禁忌证,就应该及时足量地输注单采血小板成分血液。

最后和大家分享一下目前输血科临床应用较为广泛的血液治疗项目——自体富血小板血浆治疗。自体富血小板血浆(platelet-rich plasma,PRP)是一种高浓度的血小板浓缩物,可以通过采集一定量的外周血液经过特定的离心方法制备以及血小板单采机采集患者的外周血液获得,其主要临床应用在以下几个方面:

(1)在运动医学中的应用,PRP 可以促进软骨细胞的再生与修复。PRP 具有修复软骨病变、调控炎性反应等作用,是近年来研究的热点。随着研究的进行,PRP 在骨与软组织损伤中应用越来越广泛,目前已用于多种骨与软组织损伤的替代疗法。

(2)在伤口愈合中的应用,PRP 在再生医学领域也受到了较为广泛的关注。将 PRP 使用激活剂激活后制成的富血小板凝胶(APG)能有效促进糖尿病足的愈合。PRP 在烧伤创面修复重建具有较为广泛的应用,且 PRP 内富含高浓度的活性生长因子发挥了明显的优势。

(3)在整形美容中的应用,PRP 在整形美容中的应用表现为:①用于治疗少发和脱发;②用于修复创伤性瘢痕和痘印;③使皮肤年轻化;④慢性创面的修复;⑤移植游离皮片。

输血医学在医学领域中起步晚,但其蕴含着巨大潜力,随着临床输血诊疗水平的提高,患者受益是输血医学发展的最终目标。不过临床输血事业的

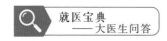
可持续、协调发展目标任重道远,愿我们大家能携起手来共建输血医学的美好明天。

【专家提醒】

　　献血不仅仅是一种奉献,它在一定程度上会加速献血者骨髓的造血功能,同时还会降低血液的黏稠度,对献血人员身体健康有很大的益处。但献血也不能盲目,献血者年龄应在18～55周岁,为了保证献血者的血液质量和献血者的身体健康,女性体重不得低于45千克,男性体重不可低于50千克,高血压、糖尿病等慢性病史的人即使身体的各项指标都达到正常水平也不可献血,有血液传染病的也不能参与献血。无偿献血是每个公民应尽的义务,也是人生奉献的表现,你的一个善心举动就会挽救一个生命,愿我们的世界永远充满爱的奉献。

（作者:李浩）

如何正确认识脓毒症？

【专家简介】

李琛，山东大学齐鲁医院重症医学科副主任、副主任医师，兼任山东省研究型医院协会重症医学分会主任委员。

1996年在山东医科大学（七年制）毕业后进入齐鲁医院重症医学科工作。先后担任中国医师协会体外生命支持专业委员会委员、中国病理生理学会危重病医学委员会青年委员、山东省医学会重症医学分会副主任委员、山东病理生理学会危重病医学专业委员会副主任委员、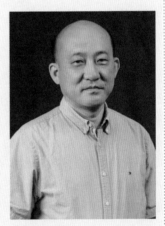山东医药教育协会重症循环专业委员会副主任委员、山东医师协会临床营养医师分会常务委员、山东省医学会心电生理与起搏分会委员。

在重症感染、重症急性胰腺炎、多脏器功能衰竭、血流动力学监测、循环支持、机械通气、血液净化及营养支持等方面有着丰富的临床经验，多次荣获医院危重病例抢救成功奖。作为应急救援专家先后被派遣支援省内多起公共卫生应急事件。在国内外学术期刊发表论文10余篇，并参与多部医学教材、书籍的编写工作。

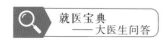
什么是脓毒症？

脓毒症是指因感染引起宿主反应失调而导致危及生命的器官功能障碍，是大部分感染性疾病导致死亡的共同通道。

脓毒症休克是脓毒症的一种，患者出现组织灌注不足、细胞功能障碍的情况，该病具有很高的死亡率。每个人都有发生感染和脓毒症的风险，但60岁以上的老年人、1岁以下的儿童、脾切除患者、免疫力低下者（如糖尿病、艾滋病、自身免疫性疾病）、慢性病患者（慢阻肺、肝病、心衰病人）风险更高。

引起脓毒症的病原体除了细菌之外，病毒、真菌、衣原体、支原体、寄生虫等都可以导致脓毒症。感染的部位也是遍布全身多处，如呼吸系统、胃肠道、泌尿系统、皮肤软组织等。为了减少感染风险，注意公共卫生和个人卫生，接种疫苗、卫生教育，避免滥用抗生素、预防医院内感染都非常重要。发生感染后，每个人对感染的反应不同，并不是都会发生脓毒症，同样的感染，有的人反应并不严重，有的人则很难治愈，这与个人的基因、免疫反应能力息息相关。

脓毒症的危害

脓毒症是一个严重的社会性问题。现代医学的进步，挽救了很多患者的生命，如肿瘤患者、自身免疫性疾病患者、高龄患者、危重患者，这些患者虽然得以存活了，但免疫力低下，从而导致脓毒症的发生概率增加。脓毒症是医院死亡的第一大原因，大约20%的死亡与脓毒症有关，它是医疗花费最高的病种。50%的幸存者会遗留长期的生理和心理影响，存在疲乏、吞咽困难、焦虑、伤心、记忆力减退、注意力不集中、入睡困难等症状。脓毒症的死亡率高，中国ICU脓毒症的90天死亡率为35.5%，全球每年有1100万例脓毒症病例死亡。

重视脓毒症的治疗

为了降低脓毒症患者的死亡率，2001年，欧美多个学术团体发起"拯救脓毒症运动"，旨在规范脓毒症的治疗，并在2004年公布了第一版国际性《脓毒症治疗指南》，此后约每四年进行一次更新。2012年，全球脓毒症联盟（GSA）决定将每年的9月13日定为世界脓毒症日，旨在提高政府卫生部门决策者对脓毒症的重视，提高公众对脓毒症造成的医疗卫生和经济负担的认知。

脓毒症的早期防治

若想改善脓毒症患者的预后，降低死亡率，早防、早治是关键。脓毒症是急症，一旦发生脓毒症必须立即送往医院，争分夺秒，每一分钟都至关重要。如果患者发生以下表现,如意识改变、皮肤花斑、尿量减少、呼吸急促等,说明出现了组织灌注不足及器官功能障碍的表现,提示脓毒症的发生,应尽快治疗。

脓毒症的治疗不是依靠单一措施,而是一系列措施的集合,称为集束化治疗。首先应尽快补液,使用血管活性药物维持血压,吸氧改善氧合与通气,维持生命体征稳定。同时医生应明确感染病灶,留取血培养,根据可能的病原体经验性选择抗生素。尽快给患者使用正确的抗生素,对治疗效果至关重要,现在要求在发病一小时内使用。如有感染病灶,还应该采取引流等患者能够耐受的措施进行处理。其他对出现功能障碍的脏器也需要进行相应的支持治疗,如机械通气、血滤、人工肝等。

【专家提醒】

脓毒症是危重急症,社会危害大,高龄、幼儿、体弱、免疫低下、慢性病都是高危因素。该症可防可治,重在早期及时治疗,平时注意卫生,及时接种疫苗,预防感染发生。治疗采取集束化措施,在维持循环呼吸稳定基础上,尽早使用抗生素,处理感染灶,并采取其他支持治疗措施。

(作者:李琛)

造血干细胞移植是怎么回事？

【专家简介】

　　刘传方，血液学博士，山东大学齐鲁医院血液科主任医师，造血干细胞移植病区负责人。兼任中华医学会血液分会造血干细胞移植学组成员、山东省自体造血干细胞移植联盟主任委员、山东省研究型医院协会细胞研究与治疗专业委员会主任委员。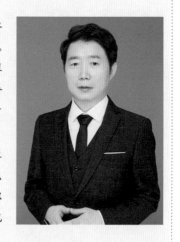

　　从事血液病专业30多年，在各种常见血液系统疾病如再生障碍性贫血、白血病、淋巴瘤、骨髓瘤、出凝血性疾病的诊断和治疗等方面积累了丰富的经验，主要研究方向为造血干细胞移植。

　　主持并完成多项造血干细胞移植方面的省级科研课题，多次荣获山东省高等学校优秀科技成果奖及山东省科技进步奖，曾获得"山东省青年岗位能手"荣誉称号；发表论文20余篇，参编著作5部。

　　2000年在澳大利亚阿德莱德皇家医院（Royal Adelaide Hospital）研修造血干细胞移植。

【出诊信息】

　　周五上午（知名专家门诊）。

造血干细胞移植也叫"骨髓移植"，因为最早期的造血干细胞是来源于骨髓的。

骨髓是存在于长骨（如肱骨、股骨）的骨髓腔和扁平骨（如髂骨、肋骨、胸骨、脊椎骨等）的松质骨间网眼中的一种海绵状的组织，是人体大部分血细胞发育和储存的地方。干细胞就像"种子"一样，具有自我更新和分化的特性，可以增殖分化为各种血细胞。

造血干细胞移植（HSCT）是将正常的造血干细胞由静脉回输到患者体内，然后在骨髓腔内安家，生长繁衍，以取代病变骨髓的造血功能和免疫功能的治疗方法。它可以治疗造血功能异常、免疫功能缺陷、重型再生障碍性贫血、白血病、淋巴瘤、多发性骨髓瘤等各种血液系统恶性疾病以及其他一些恶性肿瘤。

为什么需要干细胞移植？

一般来讲，放化疗的剂量越大，对肿瘤的治疗效果越好。同时，对骨髓造血功能的损伤也越大。为了杀尽肿瘤细胞，就需要最大限度地提高放化疗的剂量。当治疗所需的化疗药物或放射线剂量过高，导致骨髓的造血功能无法恢复的时候，则需要进行造血干细胞移植来重建造血功能。不然的话，患者就会死于造血功能衰竭。

如何进行配型？

配型的时候仅需要抽取患者和供者的外周血，不是抽取骨髓液。配型涉及人类白细胞抗原（HLA），主要抗原决定了供体和受体是否匹配，其他次要抗原对移植成功的影响尚无明确定论。供者和患者的 HLA 抗原相合的位点越多，移植后发生移植物抗宿主病的概率越小。

如何采集干细胞？

造血干细胞可以从循环的血液（外周血）或骨髓中采集出来：

（1）外周血干细胞采集：应用血细胞分离机可以把干细胞从外周血中分离并收集起来。采集前先用药物刺激骨髓以增加骨髓中干细胞的数量，并促使干细胞从骨髓中释放到循环血液中，以利于干细胞的采集。

（2）骨髓干细胞：骨髓干细胞采集须在手术室进行，在局麻条件下用穿刺针插入骨髓中进行抽取，采集的部位大多数选取双侧髂后上棘或髂前上棘。

大家可能担心捐献造血干细胞会对供者的健康产生影响，其实不必担心，因为干细胞是再生资源，所以对供者的健康没有影响。

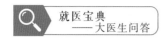
干细胞的植入

当供者的干细胞通过血液循环进入到患者骨髓后,就开始定居安家,进行增殖和生长,制造新的血细胞(包括红细胞、白细胞和血小板),也就是完成了造血功能的重建。植入成功通常发生在干细胞输入十多天后,在移植后的几天内需要动态监测血细胞计数,以评估植入是否成功。不过,血小板数量的恢复通常会慢一些。

由于感染、输入的干细胞数量偏低等因素影响,有时植入可能会延迟。尽管新植入的造血干细胞可能在移植后的短时间内开始恢复造血,但整个免疫系统的重建可能需要数月甚至数年。

移植后可能出现的并发症和注意事项

移植后并发症的发生与干细胞移植类型、疾病类型、预处理方案、受者的年龄和整体健康状况、配型情况等因素相关。

造血干细胞移植过程及移植后可能会发生各种并发症,这些并发症可单独发生或者多种并发症同时发生,常见的并发症有:

(1)感染。患者的免疫功能尚未完全恢复,而且为了预防移植物抗宿主病,需要应用免疫抑制剂,这时极易发生感染。细菌感染是最常见的,而病毒和真菌感染也会发生。感染会导致住院时间延长、植入延迟和(或)器官功能损伤,严重者可能会危及生命。

(2)血小板减少和贫血。血小板减少可能会导致全身各部位出血,如皮肤、肺部、胃肠道、颅内出血等。贫血会让患者出现乏力、食欲不振等不适症状。

(3)各种脏器功能损伤。一般情况下,经过积极对症处理都可以恢复。

(4)移植物抗宿主病(GVHD)。移植物抗宿主病是骨髓移植后最严重的常见并发症。当供体的免疫细胞对受体的组织和(或)器官发生反应时,就会发生GVHD。GVHD最常见的发生部位是皮肤、胃肠道、肝脏,其他器官也可以受累。GVHG的治疗主要是激素以及其他免疫抑制剂,期间要注意防止感染和药物的不良反应。

(5)植入失败。植入失败是指供者的干细胞被患者排斥掉,未能在患者的体内生存下来。由于移植技术的进步,出现这种情况的可能性已经很小。虽然造血功能已经恢复,但是在移植后的数月甚至数年之内,患者的免疫力还比较脆弱,容易发生各种感染。患者一定要注意保护好自己,避免劳累,讲究卫生,尽量少去人员密集的公共场所。

尽管新的治疗方法层出不穷,但是到目前为止,造血干细胞移植仍然是治愈白血病等恶性血液系统疾病的唯一治疗方法,相当一部分患者接受干细胞移植治疗后重获新生。随着移植技术的不断发展,新药物的不断涌现和支持治疗手段的进步,造血干细胞移植已经成为比较安全的治疗措施。所以,"谈白血病色变"的时代已经一去不复返了。

【专家提醒】

　　对于确诊患有血液系统恶性疾病如急性白血病、淋巴瘤、骨髓瘤、重型再生障碍性贫血,以及某些先天性疾病如范可尼贫血、海洋性贫血、免疫功能缺陷等的患者,一定要及时到三甲医院血液科就诊。医生会根据每个患者的病情、心理状态、供者来源以及家庭经济状况,尽可能地制定出适合患者的移植方案。如果不幸患病,千万不要失望,只要积极配合治疗,保持乐观的积极向上的心态,就有可能治愈疾病,获得新生。

（作者：刘传方）

血型不合有问题吗？

【专家简介】

　　徐海燕，山东第一医科大学第一附属医院（山东省千佛山医院）新生儿科主任、主任医师。兼任中国医师协会新生儿科医师分会循环专业委员会委员、山东省研究型医院协会新生儿学分会主任委员、山东省医师协会新生儿科医师分会副主任委员。

　　在儿科疾病诊治方面积累了丰富的经验，尤其擅长危重新生儿的救治及高危儿的随访管理，曾获山东省医师协会十佳女医师。

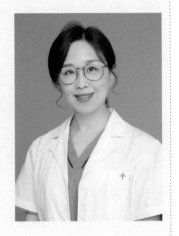

【出诊信息】

　　周一上午（新生儿随访门诊）、周四全天（专家门诊）。

每个人都有属于自己的血型,它是一种遗传物质,并按照特定的遗传规律——孟德尔遗传规律传给后代。

怀孕期间,准妈妈都会查血型,如果妈妈是 O 型,爸爸是除了 O 型的其他血型,就会被告知,孩子可能有母婴血型不合,那么这会造成什么问题吗?

血型的起源

人类对于血液的认识要追溯到 500 年前,1628 年,威廉·哈维(William Harvey)最早描述了血液循环。

几十年后理查德·劳尔(Richard Lower)用狗血给狗输血,获得成功。1901 年,卡尔·兰德施泰纳(Karl Landsteiner)发现了 ABO 血型系统,这成为安全输血的开端。然后是第一次世界大战和第二次世界大战,战伤使输血成为救命所必需,促进了对安全输血和血液系统的研究。目前已知的血型系统有近 30 种,但我们常用的有两种:ABO 系统和 Rh 系统。所以大家去验血型,如果看到报告"A(+)",代表 A 型血,Rh 阳性。

人体的同族免疫反应

人类遇到异常的物质入侵时,免疫系统会产生对应的一种蛋白质,称为抗体,这个入侵的物质称为抗原。抗原与抗体为特异性结合,就像钥匙配锁,将带有抗原的物质灭活,称为特异性免疫。

A 型血的人,红细胞膜上有 A 抗原,B 型血的人,红细胞膜上有 B 抗原。两种抗原都有为 AB 型,两种抗原都没有为 O 型。如果有 A 抗原存在,血浆中可以有抗 B 的抗体,但不能有抗 A 的抗体,否则发生抗原抗体反应,破坏具有 A 抗原的红细胞,反之亦然。AB 型血浆中什么抗体都没有,O 型则两种抗体都有。所以输血一般输同型或 O 型红细胞,血浆则用 AB 型血浆。为何 A 型血会有 B 抗原呢?因为 A、B 抗原在大自然中广泛存在,很容易导致人体致敏,产生抗体。

所以能与标准的 B 型血清发生凝集反应(抗原-抗体反应),与标准 A 不反应的,就是 A 型血;与标准的 A 型血清发生凝集反应(抗原-抗体反应),与标准 B 不反应的,就是 B 型血;与标准 AB 型血清都不反应,为 AB 型,都反应为 O 型。

血型不合会引起什么问题?

怀孕时,理论上胎盘将妈妈和胎儿的血隔开不接触,但实际上会有少量的血跑到妈妈体内或者妈妈的血跑到胎儿体内。如果血型不同,这少量的血所含

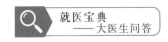

的抗原会刺激妈妈身体产生抗体,抗体通过胎盘进入胎儿体内,就会发生抗原抗体反应,破坏胎儿红细胞,发生溶血现象,这称为免疫性溶血。理论上只要不是同型血,都会发生血型不合和溶血现象。但实际上,只有妈妈为 O 型血,胎儿为 A 型或者 B 型,才发生 ABO 血型不合。母婴血型不合也不都会发生溶血,是否发生取决于抗原和抗体的浓度。胎儿在妈妈子宫里时,妈妈会帮助其代谢胆红素,因此轻微的溶血不会有症状,但严重的溶血会引起胎儿贫血。婴儿红细胞很多,破坏一部分不会引起贫血,但会引起严重的黄疸。严重的溶血则会使婴儿既患有贫血又患有严重的黄疸。

一般 ABO 血型不合引起的溶血不会非常严重,但 Rh 血型不合引起的后果就严重很多。胎儿常常会在宫内就发生溶血,引起水肿。这种疾病最早于 1892 年报道,兰德斯坦纳(Landsteiner)和韦纳(Weiner)于 1940 年第一次发现 Rh 血型,其后发现部分胎儿水肿是由于 Rh 血型不合引起的。Rh 血型系统实际上包括很多种抗原,已经命名的有 D、Cc 及 Ee。我们最常说的 Rh(+)是指 D,D 存在就称 Rh 阳性,D 不存在称为 Rh 阴性。中国人仅 1% 为 Rh 阴性,但某些少数民族和欧美人 Rh 阴性率可达到 10%。

有血型不合怎么办?

1.监测

所有孕妇应在初诊时进行血型鉴定。如果孕妇为 Rh 阴性,爸爸为阳性,应检测抗体(Coombs' 试验),测定抗体滴度。但是对一个曾经分娩过溶血病患儿的母亲来说,滴度水平没有预测价值,根据滴度结果进行治疗可能会低估胎儿疾病的严重性。抗体的滴度对 ABO 没有预测价值,因此我们已不再常规进行这项检查。

准妈妈的既往产史很重要,所有孕产史都应记录在案,以明确致敏时间、原因以及本次妊娠的危险性。总体来说,下一次妊娠其危险性会增加。对于 Rh 阴性血,首次致敏的妊娠发生胎儿水肿的风险是 10%,曾经分娩过一例胎儿水肿的母亲,下一次妊娠也会发生胎儿水肿的危险超过 90%。

2.预防

初级预防主要是避免女性,尤其是未生育女性接触外源的红细胞抗原。二级预防主要针对 RhD 阴性未致敏(未检出免疫性抗体)的女性。其胎儿为 RhD 阳性或未确定 Rh 血型,使用抗-D 免疫球蛋白。RhD 阴性母亲分娩 RhD 阳性新生儿 72 小时内注射抗-D 免疫球蛋白可以降低再次妊娠时胎儿发生溶血的风险。

3.治疗

对于不满 33 周的胎儿怀疑贫血时,可以进行宫内胎儿输血,输血由产科医生完成,超过 33 周的胎儿可以分娩后进行治疗。如果认为输血的危险性大于近足月儿甚至是早产儿的发病危险性,无论胎肺成熟与否,对严重的胎儿都要考虑提前分娩。进入孕妇孕晚期后,要经常进行胎儿健康状况检查,包括无应激试验、羊水指数及生物物理评分,胎肺成熟后就可考虑进行分娩。

对于 Rh 阴性血且有胎儿水肿的产妇,分娩时的过渡非常危险。由于皮肤、胸腹腔大量的液体积聚,会显著影响肺功能,胎儿出生时不能建立正常通气。此时胎儿的产前详细评估,以及出生时产科和新生儿科医生的密切合作就非常重要。

如果没有胎儿水肿,出生后胎儿也需要严密监测胆红素,一旦胆红素上升非常迅速,应立即进行光疗,如果达到换血指征,可以考虑换血。随着现代光疗技术和管理水平的提高,Rh 阴性血引起的黄疸已经很少需要换血治疗了,但必须重视并有相应的管理流程。ABO 溶血很少需要换血,但容易被忽视,因为黄疸快速上升发生在 24～48 小时后,此时可能已经出院,如果没有注意到黄疸的变化,可能会导致严重的后果。如果妈妈是 O 型血就有 ABO 血型不合的可能性,最好在出院后 1～2 天带婴儿返回医院监测黄疸。

【专家提醒】

遗传基因决定属于每个人的血型,新生儿的血型如果与母亲的血型不一致,就有可能发生同族免疫性溶血,这是新生儿出现病理性黄疸的重要原因之一。所有首次怀孕的准妈妈都应在初诊时进行血型鉴定,明确是否为 Rh（一）和（或）O 型血,这是容易发生母子血型不合溶血病的"特殊血型"。Rh 阴性血型的妈妈预防性使用抗-D 免疫球蛋白,孕期需要动态监测抗体滴度,一旦出现异常需要及时干预处理。特别是发生过胎儿溶血的二胎、三胎妈妈,溶血风险会明显增高。对于常见的 ABO 血型不合,发生溶血症状相对较轻,容易被忽视,所以要在孩子出生后早期动态监测黄疸指数,达到光疗指征时家长应及时处理,避免发生严重高胆红素血症。

（作者:徐海燕）

神经篇

抽风就是癫痫吗？

【专家简介】

金瑞峰，山东大学附属儿童医院（济南市儿童医院）神经内科主任、主任医师，兼任山东省研究型医院协会儿科癫痫专委会主任委员、山东省医师协会小儿神经电生理专业委员会主任委员。

曾参加国家自然基金，山东省自然基金等科研项目，曾承担济南市科技攻关项目等相关项目，在国内外发表论文30多篇。

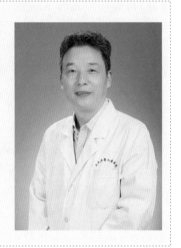

【出诊信息】

周四、周五全天。

如果有人突然倒地，同时四肢痉挛，两眼上翻，口唇发青，四肢僵硬或抖动，表现出抽风症状，大多数人会认为：这人是犯了癫痫。

那么抽风就是癫痫吗？答案是否定的。

抽风是什么？

抽风，俗称"惊风"，南方某些地区也叫"抽筋"，医学术语为"惊厥"，是因大脑神经元细胞功能异常所致，为常见的急症症状之一。其临床表现为两眼凝视、斜视或上翻，头转向一侧或后仰，面部、四肢肌肉抽搐，可有意识丧失、屏气、口周青紫，部分患者有大小便失禁现象。儿童，尤其是婴幼儿，是抽风的高发年龄，也是常见的儿科急症之一。

癫痫是什么？

癫痫，也称"痫症"，就是老百姓所说的"羊角风"或"羊癫风"，是一种由多种病因引起的慢性脑部疾病，有慢性和反复发作的特点。临床上多表现为不伴发热的抽风，还可以伴有感觉、运动、自主神经、意识、情感、记忆、认知及行为等障碍。

导致抽风的病因众多复杂，主要分为：发热抽风，即伴发热的抽风（医学上也叫"感染性惊厥"，或称为"有热惊厥"）；无热抽风，即不伴发热的抽风（医学上也叫"非感染性惊厥"，或称为"无热惊厥"）。

伴发热的抽风常见病因有：

（1）各种类型的脑炎。如由细菌、病毒、支原体、寄生虫、真菌等引起的脑膜炎或脑炎。

（2）热性惊厥。也叫"高热惊厥"，是儿科最常见的急性惊厥。其发病年龄为6个月~5岁，多发生发热24小时内，体温骤然升高（38 ℃以上）时发生惊厥，需排除脑炎和其他导致惊厥的器质性或代谢性异常，绝大多数预后良好。

（3）破伤风。是破伤风梭状芽孢杆菌经由皮肤或黏膜伤口侵入人体，在缺氧环境下生长繁殖，产生毒素而引起肌痉挛的一种特异性感染。本病以牙关紧闭、阵发性痉挛、强直性痉挛为临床特征。

（4）败血症或其他发热性疾病等引起的抽风病。

以上伴发热的原因引起的抽风，只能是某病的一种症状，不能叫癫痫。

癫痫所表现的抽风为无热抽风，找不到原因的称为原发性癫痫，或叫"特发性癫痫"，找得到原因的称为继发性癫痫，也叫"症状性癫痫"。继发性癫痫，顾名思义是由其他疾病所引起的癫痫，常见原因有：①脑炎后遗症。②颅脑损伤、卒中。③先天发育畸形，如颅脑发育异常、脑积水等。④颅内占位性病变，如肿瘤等。⑤窒息、溺水、心肺严重疾病等。⑥水电解质紊乱，如重度脱水、低血钠、高血钠、低血钙、低血镁、低血糖等均可引起惊厥。⑦遗传代谢性疾病，常见如苯丙酮尿症、枫糖尿病等。⑧中毒，如杀鼠药、农药、食物和药物中毒等。⑨新

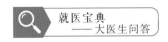
生儿黄疸、缺血缺氧性脑病等。

由于癫痫的主要症状是抽风,所以很多人认为抽风就是癫痫,这是一种片面认识。由上面病因可以看出,抽风仅仅是癫痫的一种表现,事实上很多抽风不是癫痫引起的。有些患者和家属误认为抽风就是癫痫,有时给自己带来一些误解和心理压力。因此诊断癫痫需要相当谨慎,需要专业医师谨慎进行诊断。

既然抽风不一定是癫痫,那么癫痫一定会抽风吗?答案也是否定的。

在临床上,有些癫痫是没有前文所描述的抽风表现的,如失神癫痫,常常表现为短暂的目光呆滞、愣神、动作停止伴意识短暂丧失等,持续时间往往只有几秒到几十秒,如果没有仔细观察,很难被人发现。还有好多罕见的癫痫也不表现为抽风,如痴笑性癫痫,患者表现为突然出现莫名其妙的发笑,甚至狂笑,又骤然止住笑声,没有抽风症状。其他还有因腹痛起病的癫痫(也有人叫"腹型癫痫")、失张力发作(表现为突然的无力或跌倒)等。

在癫痫的诊断中,脑电图具有不可替代的地位,标准的脑电图不仅要有清醒期脑电图,还要有睡眠期脑电图,而且一次脑电图正常也不能排除癫痫,有些情况下需要反复、多次检查。癫痫的脑电图多表现为有癫痫波,即异常放电。

通过以上这些分析,我们不难发现,抽风和癫痫既有交叉,也有区别,不能说抽风就是癫痫,也不能说癫痫就一定有老百姓所见的那种抽风症状。

【专家提醒】

抽风就是癫痫这一说法是错误的,不能将两者混为一谈。当患儿有抽风症状应当尽快送到专业医疗机构进行全面检查,仔细寻找患病原因,然后接受相应的正规治疗。

(作者:金瑞峰,马凯)

为什么说控制癫痫可预防痴呆？

【专家简介】

刘学伍，山东大学癫痫病学研究所所长，山东大学齐鲁医院神经内科主任医师，教授、博士研究生导师，美国哈特福德医院（Hartford Hospital）访问学者。兼任中国抗癫痫协会常务理事、中国抗癫痫协会癫痫药物治疗委员会副主任委员、山东省研究型医院协会神经内科学分会主任委员。

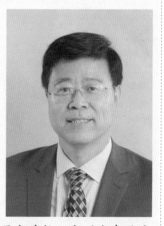

长期从事癫痫基础与临床研究，主持国家自然科学基金面上项目2项，2项成果获省科技进步二等奖，1项成果获省医学科技二等奖，1项成果获省高校成果二等奖；主编专著3部，在国内外核心期刊发表论文150余篇，担任《中华神经科杂志》《癫痫与神经电生理杂志》等多种杂志编委、通讯编委和副主编，也是国家自然科学基金评审专家。

【出诊信息】

周二、周三全天。

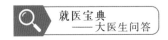

癫痫是一种慢性脑部疾病,其主要表现是由任何直接触发因素引起的反复发作事件,其特征是刻板的行为改变。癫痫影响各个年龄段,以老年人最多,虽然癫痫总体的死亡率和发病率在下降,但由于人口增长和预期寿命延长,老年癫痫的死亡率和发病率正在上升。癫痫是老年人(>65岁)中第三大最常见的神经系统疾病,仅次于卒中与痴呆。

各种类型的痴呆,尤其是阿尔茨海默病(AD),是老年人癫痫发作的常见原因。

10%～20%的痴呆患者合并癫痫,而8.1%～17.5%的癫痫患者合并痴呆。家族性早发性AD患者的癫痫发作风险可能比同龄对照组高出87倍,携带常染色体显性遗传AD致病性突变的无认知症状个体更有可能发生癫痫。

在65岁以上的人群中,AD患者出现癫痫发作的可能性是没有痴呆人群的10倍,血管性痴呆患者与AD患者发生癫痫的风险相似。

AD相关发作类型:全面强直-阵挛性发作癫病(GTCS)(遗传性AD常见);局灶性知觉障碍性发作最常见(47%);在视频脑电图(VEEG)监测下,其中55%是非惊厥性发作(实际可能远高于此);相当一部分非运动性发作还未被发现。

痴呆可为癫痫病因,癫痫也可因认知障碍而复杂化,这表明两者之间存在双向联系。了解认知障碍的原因有助于解答两者的关联性。认知功能被图1中的静态因素和动态因素影响。

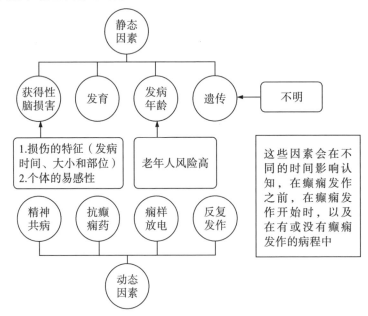

图1　影响认知功能的因素

患者一旦确诊癫痫,需按时服药甚至终身服药,但如可以早期诊断、恰当治疗,70%～80%的患者能完全控制发作,若3～5年内不复发可以缓慢减药甚至停药。

抗癫痫药物可以通过抑制神经元兴奋性或增强抑制性神经传递来对认知功能产生不利影响,主要的影响包括注意力、警觉性和精神运动速度的损害。

第一代抗癫痫药物对认知的影响最严重,影响的程度按照大小排列顺序依次为苯妥英、巴比妥类、卡马西平和丙戊酸钠。与第一代抗癫痫药物相比,较新的抗癫痫药物对认知的不良影响较小,如唑尼沙胺、非氨酯、拉莫三嗪、加巴喷丁、托吡酯、左乙拉西坦、奥卡西平、吡仑帕奈等。在第二代药物中,托吡酯具有最大的认知障碍风险。

因此癫痫患者常常都存在一个误区:若长期服药是不是会变成痴呆?

埃托雷·贝格(Ettore Beghi)等人发表的文章综述中既阐明了癫痫和痴呆共病的频率和趋势,又研究了抗癫痫药物对认知功能的影响,即癫痫与痴呆双向相关。虽然抗癫痫药物与不良认知影响有关,但抗癫痫药物与痴呆风险无显著相关性,所以可以理解为影响痴呆的可以是癫痫本身,而不是抗癫痫药物。

【专家提醒】

癫痫患者需积极配合治疗,遵循个体化用药,低剂量起始,缓慢加量,避免非必要联合用药,减低药物对认知功能影响,控制癫痫发作也是在预防老年痴呆发生。

（作者:刘学伍）

慢性硬膜下血肿，老年人的"隐形杀手"

【专家简介】

王国栋，神经外科学博士，教授，硕士研究生导师，山东第一医科大学附属省立医院（山东省立医院）神经外科主任医师，神经外科副主任兼一病区主任，兼任山东省研究型医院协会神经肿瘤分会主任委员。

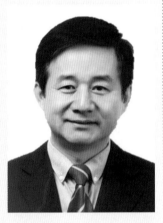

擅长用神经外科微创技术治疗各种神经肿瘤、脑血管疾病、颅脑创伤、颅内感染等疾病，在垂体瘤、听神经瘤、脑膜瘤、动脉瘤、胶质瘤、三叉神经和面神经减压手术等方面经验丰富，年手术量400余台。自1987年参加工作，师从我国著名神经外科专家宋玉瑄教授，从事垂体瘤的手术治疗，至今已行经鼻蝶垂体瘤切除术3000余台。在省内率先开展了立体定向神经外科手术、神经内镜技术等现代神经外科新技术，并在山东省首先开展了B超引导下立体定向手术。首次在省内提出胶质瘤的电场治疗，在多次国内学术会议交流中深受赞誉。

曾留学美国、德国和芬兰等国，多次赴欧美日韩等10余个国家进行学术交流和访问活动。发表SCI、国家及省级专业刊物论文30余篇，获省级奖3项，主编学术专著3部。

【出诊信息】

周三上午（专家门诊）、周五上午（知名专家门诊）。

慢性硬膜下血肿是神经外科的一种常见疾病,老年人为多发人群,但因其发病隐匿,容易被其他疾病掩盖临床症状,患者多在产生明显症状后就诊。

随着我国逐步进入老龄化社会,慢性硬膜下血肿的发病率近几年呈现上升趋势,有研究显示该病的致死率达到 5%～16%。

什么是慢性硬膜下血肿?

慢性硬膜下血肿一般指患者有头部外伤 3 周后,硬脑膜与蛛网膜之间出现的包膜血肿现象,是神经外科常见疾病,多见于老年患者。

同样一部分患者并不会有明显的外伤史,但是出现血肿压迫症状。还有一部分婴儿也会出现慢性硬脑膜下血肿,并且以双侧居多,大部分都是因为生产伤引发的。生产后颅内损伤比较少,一般 6 个月以内的小儿慢性硬膜下血肿的发生率最高。

引起慢性硬膜下血肿的危险因素有哪些?

颅内慢性硬膜下血肿的发病机制目前尚未明确,近年来的研究进展显示其涉及多种因素,其中高龄、性别差异(男性多发)、外伤、抗凝治疗、饮酒等是其重要的易患因素。

慢性硬膜下血肿有哪些临床表现?

患者可有轻微外伤史,或出现无法回忆事情的情况。该病对患者造成的主要危害是对神经功能的影响(由于血肿对脑组织的压迫)。

在血肿出现早期出血量可能比较少,因此不会出现明显的症状。但是由于出血量不断增加,血肿不断增大,颅内占位效应明显,患者就会出现多种症状,包括头痛、恶心、呕吐,复视、视物模糊、肢体麻木乏力。另外,患者还会出现记忆力减退、理解力下降、反应迟钝、精神失常、失眠多梦等症状,最严重的还会出现偏瘫、失语、偏盲、抽搐等。

慢性硬膜下血肿的诊断

慢性硬膜下血肿的诊断并不难,但由于其多发于老年患者,他们可能多存在不同程度的脑萎缩,代偿空间较大,往往在出现临床症状前患者已有一段较长的潜伏期。同时,老年人因大脑功能退化可能出现不同程度的精神障碍,临床表现与其症状类似,导致该病症状被忽视,所以临床上容易发生误诊、漏诊。

CT 检查是诊断慢性硬膜下血肿的有效、快速的方式,可用于确定血肿的位置、厚度、中线,但在确定血肿大小和内部结构方面不如 MRI 敏感。该病患者

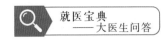
影像表现为一侧或双侧颅板下新月形稍低密度或混杂密度影,部分病史比较长的患者还可能出现血肿包膜钙化。

慢性硬膜下血肿的治疗

对于长时间服用抗凝药物或抗血小板药物的患者,无症状或轻微症状的患者,可以选择药物治疗。阿托伐他汀是目前保守治疗慢性硬膜下血肿的最热门药物,该药对无症状或轻微症状的患者安全有效。但是部分患者在接受保守治疗后的成功率不高,甚至可能引发脑疝、心脏骤停等风险。手术治疗是一种非常有效的治疗方法,具体可分为钻孔引流术、神经内镜治疗、开颅血肿清除术。其中以钻孔引流最为常用,其创伤小,通常局麻即可完成,且绝大部分患者都能够达到良好的手术效果。但是部分患者由于血肿包膜钙化,引流不畅,脑组织无法有效复张,需要开颅手术,清除血肿及包膜。术后应嘱患者多饮淡盐水,以及用吹气球等方式尽快促进脑复张。

【专家提醒】

为了尽早发现慢性硬膜下血肿,并早期接受治疗,建议近期受过颅脑外伤的患者,尤其是老年患者,当出现头痛、恶心、呕吐、复视、视物模糊、肢体麻木乏力、记忆力减退、理解力下降、反应迟钝、精神失常、失眠多梦等症状时,及时到医院行颅脑 CT 检查,以便及早发现慢性硬膜下血肿。患者早期去医院接受规范临床治疗,及时解除血肿对于脑组织的压迫,利于患者症状的解除。

(作者:王国栋)

今天您核酸了吗？

——新冠病毒核酸检测小知识

【专家简介】

马万山，医学博士，教授，博士研究生导师，山东第一医科大学第一附属医院（山东省千佛山医院）检验科主任、《医学检验与临床》杂志编辑部主任。

现任中国医师协会检验医师分会常务委员、中国中西医结合学会检验医学专业委员会常务委员、山东省研究型医院协会检验医学分会主任委员、山东省医师协会检验医师分会主任委员、山东预防医学会医学检验与疾病预防分会名誉主任委员、山东省医学会检验分会副主任委员、山东省医学会医学细胞生物学分会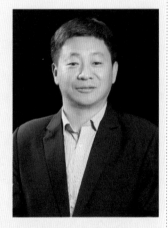副主任委员、山东省临床检验质量控制中心副主任、山东免疫学会常务理事、《医学检验与临床》常务副主编、1SO15189医学实验室主任评审员等。

近几年承担国家自然基会、国家重点研发计划子课题项目、省自然基会、省重点研发计划、中华国际科学交流基会、横向课题等多个项目。第一或通讯作者发表SCI论文20余篇，获省科委和省卫健委科研奖励3项，获国家发明专利3项，实用新型专利2项，培养硕士、博士研究生多名。

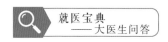
新冠病毒流行已接近三年,目前全球各地的疫情仍不容乐观。现如今,科学家对新冠病毒的基本特征已基本研究清楚,某些毒株的致病性和致死率也大幅降低。但由于其较强的传染性和隐匿性,阻断新冠病毒的传播途径、彻底消灭该病毒目前还存在较大困难。

我国疫情防控的总方针是"动态清零",即追求快速、精准,在本土病例出现的第一时间扑灭疫情。"核酸检测"作为病毒检测最便捷、有效的手段,已经变得家喻户晓,核酸检测已经彻底走进了我们的生活。

之前朋友见面问:"您吃了吗?"现在常常加上一句:"您测核酸了吗?"那么,关于新冠病毒核酸检测的知识大家都了解吗?

核酸是什么?

核酸是 DNA 和 RNA 的总称。新冠病毒的结构特别简单,由核酸和蛋白质外壳两部分组成。核酸是它的遗传物质,其序列可以精准地告诉大家"它是谁",而蛋白外壳是它的"外衣",也是致病的主要成分。

新冠病毒感染人体后,会在鼻腔、咽部等处定居并进行繁殖。通过采集鼻拭子、咽拭子或痰液等标本进行病毒核酸检测,可以清楚地判断人体是否感染了新冠病毒。

何时要做核酸检测? 如何就近做核酸检测?

目前来看,一份核酸检测阴性报告单已成为"通行证"的象征。无论是旅游、出差,还是出国留学,甚至是看病就医,都需要手持核酸检测阴性证明。

此外,对于不同人群也有不同的核酸检测要求,如 1 天 1 检、2 天 1 检、5 天 3 检等。最重要的是,如果本人是新冠病毒阳性感染者的密切接触者,应主动向社区或单位报告,及时进行核酸检测。如果个人想预约核酸检测,可在微信小程序"国务院客户端"中点击"核酸检测机构",根据自己所在地区进行查询,拨打电话进行预约。

目前,全国各地检测机构会在收到样本后的 12 小时内反馈检测结果。

做核酸检测应注意什么?

采样前,2 小时内最好不要进食,30 分钟内不能抽烟喝酒,携带好手机或个人身份证明。

在排队等候时要正确佩戴口罩,保持 1 米以上间距。在临检时尽量减少吞咽、清嗓子等动作,以免造成漏检。在采集时要张大嘴巴,压低舌头尽量暴露出咽部。

混采和单采怎么选？

在核酸采样中，有的人是单采，有的人是混采。这两者有何区别呢？

顾名思义，单采就是一个人的采集拭子放到一个采集管中，而混采是 5 个、10 个或 20 个人的采集拭子放到一个采集管中。检测结果为阴性时，混采样本视为阴性，代表混检人员都是安全的；如果出现阳性，相关部门则立即对该混采管的人员进行单独隔离，并进行单采以排查感染。混采是加强核酸筛查效率、节约成本的有效手段，要求参与人员身体健康、无密接史。若本人存在发热情况或可能与新冠患者发生密切接触，应进行单独采样。

我的核酸去哪儿了？

当采完拭子后，人们往往焦急地等待着报告的发放。殊不知，您的核酸标本也在飞快地忙碌着。标本要由专业人员送往"大型加工厂"——检验科。在成千上万个标本中，检验人员要仔细核对并逐一编号，在完成信息录入后进行核酸提取（用特殊的试剂把病毒核酸"揪"出来）。纯化后的病毒核酸要进一步扩增，在引物、酶、核苷酸材料和荧光定量扩增仪的帮助下，病毒核酸信号一步步被放大，从而被检验人员精准地捕捉和判断。就这样，一份核酸检测报告就完成了，前后至少需要数小时的时间。因此，请大家等待结果的时候多一点耐心哦！

――――――― 【专家提醒】 ―――――――

关于新冠病毒核酸检测的小知识已经给大家讲清楚了。此时，需要提醒大家一点的是，在疫情常态化的今天，请大家注意卫生、勤洗手、正确佩戴口罩，远离密集人群和高风险地区，按需做好核酸检测。

（作者：马万山）

防控新冠病毒,口罩戴对很要紧

【专家简介】

亓卫东,副主任护师,山东第一医科大学第一附属医院(山东省千佛山医院)消毒供应中心护士长,兼任山东省研究型医院协会消毒供应分会主任委员。

从事消毒供应管理工作 23 年,具有扎实的专业理论基础和丰富的管理经验,带领科室人员做好全院复用诊疗器械、器具和物品的处理工作,确保全院工作的顺利进行。工作中积极进取,为提高团队凝聚力所推行的"科室讲师团"、精细化管理、目视管理及同质化管理等被很多同行所借鉴。

从 2016 年开始,每年举办一期省继续教育项目"山东省消毒供应及院感防控千佛山论坛",参会近千人;打造"家文化",所带领的团队被评为"人文护理团队",个人也多次荣获"人文护士长""敬业奉献奖""优秀共产党员"等称号。

作为副主编参与了山东大学消毒供应专业网络教育系列教材之《消毒供应基础》一书的编写,同时作为编者参与了中华护理学会消毒供应中心专业委员会编制的《消毒供应中心管理与技术指南》一书的编写,发明实用新型专利 10 余项、软著 1 项,发表论文 10 余篇。

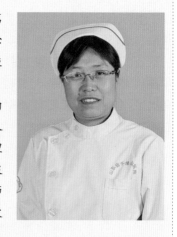

防控新冠病毒,口罩是平民百姓必备的防护用品之一,那么在当前的疫情防控形势下,我们应该如何正确地使用和佩戴口罩呢?今天我们就从四个方面来聊聊关于口罩的话题。

口罩的分类和适用范围

(1)外科口罩:是指能阻止血液、体液和飞溅物传播的,医护人员在有创操作过程中佩戴的口罩。

(2)医用防护口罩:是指能阻止经空气传播的直径≤5 μm 的感染因子,或阻止近距离(<1 m)接触经飞沫传播疾病发生的口罩。

(3)普通医用口罩:是指覆盖使用者的口、鼻及下颌,在普通医疗环境中佩戴、阻隔口腔和鼻腔喷出的污染物的一次性使用口罩。

关于口罩佩戴的时机和场所

(1)上下班途中。
(2)乘坐电梯或公共交通工具时。
(3)人员密集处。
(4)公共场所。

如何正确地佩戴口罩

(1)戴口罩前,要先洗手。

(2)将口罩完全展开,注意不要触碰到口罩内面,并将口罩鼻夹侧朝上、深色面朝外。

(3)将口罩罩住鼻、口及下巴,如为系带式,口罩上方带系于头顶中部,下方带系于颈后;如果为挂耳式,直接挂于耳际。

(4)将双手食指指尖置于鼻夹中部,一边向内挤压一边顺着鼻夹两侧向外移动指尖,直至将鼻夹完全按压成鼻梁形状为止。

(5)检查口罩边缘是否与面部贴合,快速吸气后呼气,检查空气是否有从口罩边缘包括鼻梁处泄露。

佩戴口罩的注意事项

(1)一般情况下,医用外科口罩使用 4 小时后应及时更换。

(2)使用过程中,若发现口罩有明显潮湿或已被污染,应立即更换。

(3)打喷嚏或咳嗽时无需摘下口罩,及时更换即可,也可摘下口罩用纸巾或肘部遮掩口鼻。

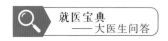

(4)口罩使用后,应丢弃至垃圾桶内。

———————————【专家提醒】———————————

　　科学规范地佩戴口罩,能有效地降低新冠病毒传播的风险、减少交叉感染,是保障民众身体健康的有效措施之一。

(作者:亓卫东)

慢性咳嗽为什么一直不好？

【专家简介】

张才擎，医学博士，主任医师，山东大学齐鲁医学院教授，山东大学和山东中医药大学博士研究生导师、博士后指导老师，呼吸疾病诊疗中心主任、呼吸学科带头人，山东省新冠疫情处置专家。兼任世界内镜医师协会理事、中国医师协会变态反应医师分会常务委员、山东省研究型医院协会呼吸病学分会主任委员。

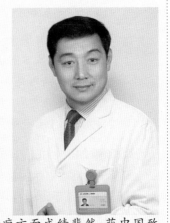

从事呼吸科临床工作33年，擅长呼吸系统疾病的诊治。在电子支气管镜、内科胸腔镜、经支气管镜针吸活检术（TBNA）、冷冻、套扎、电切、微导管介入及支气管哮喘等变态反应疾病诊疗方面成绩斐然；获中国致公党抗击新冠肺炎疫情全国先进个人、山东省致公党抗疫突出贡献奖、山东省广电"抗击疫情爱心大使"称号、山东省医务系统"鲁卫工匠"称号，连续12年获"山东省优秀致公党员"称号；曾赴德国海德堡大学附属胸科医院进修学习，是东京大学医学部附属医院（University of Tokyo Hospital）和新加坡中央医院（Singapore General Hospital）的访问学者。

先后获教育部科技进步二等奖1项、山东省科技进步二等奖2项，山东省科技进步三等奖2项、山东省教育厅优秀成果一等奖1项，参加国家自然基金项目课题3项；主持山东省科技攻关课题1项、山东省自然基金课题1项、卫生厅科技攻关课题1项、省部级横向课题3项；发表高水平学术论文百余篇。

　　周二、周四全天。

　　"大夫，我最近老是咳嗽起来没完，该做的检查都做了，也不知道啥原因，弄得我都没心情工作了。"

　　"大夫啊，我最近还添毛病了呢，就是整天咳咳咳，咳得我胃里翻江倒海，咳得我头昏脑涨，咋办呢？"

　　"大夫，我最近几个月老是咳起来没完，也不知道啥原因，不会有啥大毛病吧？"

　　"多久了？"

　　"都好几个月了。"

　　"胸片做了吗？"

　　"做了，说没啥事呢"

　　"哦，这是慢性咳嗽，只要咳嗽大于 8 周，胸部 X 线无明显病变的就是慢性咳嗽，寻找病因是关键。"

　　"那怎么寻找呢？"

　　"别急，慢性咳嗽涉及的病因可不少，且听我慢慢道来！"

　　慢性咳嗽的确是我们日常生活中常见的症状，虽然不像憋喘、胸痛等症状让人急迫就医，但是依然困扰我们的生活和工作。而且病因不明的咳嗽已经成为威胁健康的一大杀手。慢性咳嗽是以咳嗽为唯一或主要症状、咳嗽时间≥8 周、胸部 X 线无明显异常的一种疾病。

慢性咳嗽的常见病因

　　1.咳嗽变异性哮喘

　　不少人有这个疑问，咳嗽变异性哮喘和哮喘有什么关系？咳嗽变异性哮喘缩写为 CVA，是哮喘的一种特殊类型。CVA 占慢性咳嗽的 14.0％～41.3％，咳嗽是其唯一或主要的临床表现，无明显气促、喘息等症状或体征，但有气道高反应。此类咳嗽的特点是反反复复、较为剧烈的刺激性干咳，以夜间为主，春秋、天气变化、运动、感冒、冷空气、灰尘及油烟等因素容易诱发或加重咳嗽。当然诊断 CVA 不能只靠这些症状，还需要诊断患者的肺功能，如支气管激发试验阳性、峰流速昼夜变异率＞20％，或支气管舒张试验阳性均可直接确诊。

治疗 CVA 和治疗哮喘原则一致,抗炎为基础,辅以支气管扩张药,抗炎最好的是激素,静脉滴注、口服或雾化吸入激素抗炎为基础,并联合支气管舒张剂及白三烯受体拮抗剂等,通常治疗疗程较长,达 8 周以上,部分患者可能需长期治疗。重要的是,CVA 有发展成典型哮喘的风险,不过患者的规律治疗可以明显降低这种风险。

"激素我听说过,但是会不会有不良反应呀? 我听说激素不良反应好多的呢!"

"这个问题问得好,短期应用激素问题不大,而且后续治疗也以吸入激素为主,再加支气管扩张药,不良反应较小,从长远来看患者获益更多。"

"好的大夫,真是谢谢了,我一定会规律治疗,把可恶的 CVA 控制好!"

2.嗜酸性粒细胞性支气管炎

这又是较为常见的一种慢性咳嗽。嗜酸粒细胞是人体血液里正常的好细胞,对人体是一种保护,但是某些因素下,它们又会"变坏"。它们"跑出"血液,聚集到人的支气管黏膜,引起局部炎症并引发咳嗽,这就是我们所说的嗜酸性粒细胞性支气管炎,简称"EB",占慢性咳嗽病例的 $10\% \sim 30\%$。

当患者诱导痰细胞学检查嗜酸性粒细胞≥2.5%、气道高反应性阴性,并且排除其他嗜酸性粒细胞增多性疾病时就可确诊为该病。这类患者还常常合并变应性鼻炎,且男性多于女性。咳嗽的特点就是以刺激性干咳为主,多为白天咳嗽,也有一部分人有夜间咳嗽。大约三分之一的患者合并变应性鼻炎,对油烟、灰尘、异味或冷空气比较敏感。

该病的治疗首选仍为激素,以吸入糖皮质激素为主,治疗 4~8 周可见效。对于严重咳嗽或吸入糖皮质激素耐药的患者,可口服泼尼松龙。

3.胃-食管反流性咳嗽

胃-食管反流性咳嗽(简称"GERC"),在慢性咳嗽中的占比为 $4.6\% \sim 85.4\%$,也是一种常见病,是因胃酸和其他胃内容物进入食管而导致的咳嗽。

该病的特点是反复咳嗽,以白天咳嗽为主,如果患者进食偏辣、酸性、油腻等刺激性食物后也可加重,还常伴有反酸、嗳气、胸骨后烧灼感等消化道症状。

该病可通过胃镜、24 小时食管 pH 值监测,或抗反流治疗有效等方法确诊。另外,如果在患者的支气管肺泡灌洗液中查到胃蛋白酶和载脂巨噬细胞,也可作为生物标志物来帮助诊断。目前 GERC 的治疗方法主要是使用质子泵抑制剂,如奥美拉唑、泮托拉唑等,疗程较长,至少需要 8 周左右;同时也需要患者促进胃肠蠕动,改变饮食和生活方式,戒烟、戒酒、戒浓茶、戒高枕卧位、戒过饱和睡前进食,戒酸性、辛辣、油腻食物。

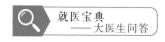
4.上气道咳嗽综合征

这是一大类疾病,不是特指某个疾病,上气道咳嗽综合征简称"UACS",在慢性咳嗽中占 18.6%～67.0%,各种原因导致鼻内分泌物倒流鼻后、咽喉等部位,刺激咳嗽感受器,均可导致咳嗽。除此之外,患者还伴有鼻塞、流涕、鼻后滴流感、咽后黏液附着感等各种异样感觉。

该病咳嗽特点是一阵阵或一直咳,主要为干咳,以白天为主,入睡后较少。患者经检查可见鼻黏膜肥厚、充血,口咽部黏膜鹅卵石样改变,咽后壁黏液分泌物,或者鼻窦 CT 示鼻窦黏膜增厚、鼻窦内液平。UACS 诱发的慢性咳嗽可能是上呼吸道或下呼吸道感觉神经超敏所致,其治疗因不同病因而有所不同。例如非变应性鼻炎应选第一代抗组胺药,如氯苯那敏、苯海拉明,而变应性鼻炎治疗应选鼻腔吸入糖皮质激素和第二代抗组胺药,如氯雷他定、西替利嗪等。白三烯受体拮抗剂如孟鲁司特、扎鲁司特也对该病有效。如果是患者症状较重、药物治疗效果欠佳的变应性鼻炎,根据变应原治疗可能更为有效,但起效时间较长。如果是合并鼻息肉的慢性鼻窦炎,应先口服激素,后局部鼻吸入激素。慢性鼻窦炎,也可口服黏液溶解剂如羧甲司坦、厄多司坦等,如果实在治疗效果欠佳,可进行鼻内镜手术治疗。

5.感染后咳嗽

该病是感染后咳嗽,占慢性咳嗽病因的 10%～15%。

有些患者感冒好了之后不会长时间咳嗽,但有些则还会出现不停咳嗽的症状,这可能与感染引起支气管黏膜局部炎症有关。患者 2 个月之内常有上呼吸道感染史,且多为病毒、支原体、衣原体及细菌感染。此病的特点为反复咳嗽,前期伴有发热、头痛、流涕、喷嚏等症状,查血清病毒或支原体、衣原体抗体为阳性。感染后咳嗽病程多有限,部分可持续 3 个月以上,患者口服止咳药物对症处理即可。

6.药物性咳嗽

该病是因为患者服用某些药物引起的,主要是控制血压药物中的血管紧张素转换酶抑制剂(ACEI),如卡托普利、依那普利,发生率约 5%。但是其他药物如血管紧张素Ⅱ受体阻滞剂(如氯沙坦、缬沙坦)、奥美拉唑、来氟米特、辛伐他汀、β受体阻断剂、麦考酚酸酯、呋喃妥因、异丙酚、γ干扰素等也可引起咳嗽。这种咳嗽就是纯干咳,且止咳药难以控制,并多在患者服药后 1 周左右出现,停药后 1～4 周咳嗽消失或明显减轻。

7.心理性咳嗽

有的人把咳嗽当成了习惯,常见于儿童,典型表现就是日常咳嗽,当专注于某一事物及夜间休息时咳嗽消失,除此之外,患者还常伴有焦虑症状。多种心理因素,如情绪、学习、信念等可导致咳嗽,患者可采用暗示疗法、心理疏导等治疗措施缓解症状。

8.阻塞性睡眠呼吸暂停性咳嗽

据报道,阻塞性睡眠呼吸暂停(OSA)中有44%～68%的患者存在慢性咳嗽。打鼾和频繁气道阻塞可导致上气道炎症,进一步引起气道炎症相关的咳嗽敏感性增加。而应用持续气道正压通气治疗该病是有效的,咳嗽改善率可达93%,咳嗽缓解率为67%。

9.心律失常

少部分心律不齐患者有慢性咳嗽症状,这些患者咳嗽的特征是突发咳嗽,然后喉咙发痒,咳嗽不能自动停止,纠正心律失常后咳嗽可减轻。

10.其他原因的咳嗽

还有一部分人经过细致的检查最后依然不能明确咳嗽的原因,其中以中年女性为多见。针对这部分患者,药物治疗主要为吸入皮质类固醇药物,这一策略主要以控制气道炎症为主。神经调节剂包括加巴喷丁、普瑞巴林、吗啡、阿米替林和巴氯芬,但可能会伴发全身不良反应,需充分评估患者后才可用药。

———————————【专家提醒】———————————

慢性咳嗽是日常生活中较为常见的症状,虽然它不像憋喘、胸痛等症状让人产生紧迫感,但因其迁延不治,不仅影响人们的日常生活和工作,也会给人们心理造成一定的负担。因此,慢性咳嗽仍然需要足够的重视,其中明确病因进行治疗显得非常重要。慢性咳嗽病因较多且复杂,不同患者除咳嗽外常常伴随有其他症状,如胸闷、反酸、鼻痒等,需根据患者不同的伴随症状进行抽丝剥茧,并结合不同针对性检查进行最后诊断,然后根据不同病因进行治疗才能取得满意疗效。有慢性咳嗽的患者,建议到正规医院进行系统检查和诊治,这样才能确保治疗的正确性及效果,避免不恰当的治疗延误病情。

(作者:张才擎)

慢阻肺：不要习以为常，不能不以为然

【专家简介】

董亮，医学博士、教授、博士研究生导师，山东第一医科大学第一附属医院（山东省千佛山医院）主任医师、山东省呼吸疾病研究所所长，兼任山东省新型冠状病毒肺炎疫情处置工作指挥部医疗救治专家组组长、山东省卫健委呼吸质量控制中心主任、中华医学会呼吸病分会哮喘学组委员。

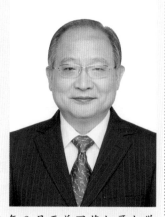

主要从事支气管哮喘、慢性阻塞性肺疾病、肺部肿瘤的诊断和治疗、急危重症抢救和治疗，1996 年 11 月至 1997 年 12 月，在美国波士顿塔夫斯大学分子生物学系学习，2008 年 2 月至 2010 年 2 月于美国芝加哥大学医学中心呼吸与危重症科进修学习；以第一作者或通讯作者在国际专业杂志（SCI 收录期刊）发表论文 52 篇，承担国家自然基金面上项目 3 项、国家重点研发计划 1 项、山东省重点研发计划 2 项；担任《中华结核与呼吸杂志》编委、《山东大学学报（医学版）》编委、《国际呼吸杂志》编委、CHEST 杂志中文版编委及国家自然基金评委。

【出诊信息】

周二全天（专家门诊）、周四上午（知名专家门诊）。

群体巨大,现状严峻,不容忽视

以慢性阻塞性肺疾病(简称"慢阻肺")和哮喘为代表的慢性气道疾病是目前我国最为常见、疾病负担最为严重的慢性疾病之一。慢阻肺是一种严重危害公共健康,病死率较高的疾病,通常 10～20 年可以发展成慢性肺源性心脏病,导致患者严重的心肺功能障碍以及多器官功能衰竭。目前,全球已有 6 亿人患有慢阻肺,预计患病率仍然会继续上升,截至 2020 年,慢阻肺已成为全球第三大致死疾病。2018 年发表在 *Lancet* 的《中国成人肺部健康研究》中调查数据显示,我国 20 岁以上人群慢阻肺患病率为 8.6%,40 岁以上慢阻肺患病率为 13.7%。根据 20 岁以上人群慢阻肺的发病率,估算全国慢阻肺患病人口高达 9900 万,其中城市人口 4200 万,乡村人口 5700 万。在我国,每分钟约有 2.5 人死于慢阻肺,每年有 100 万人死于该病。慢阻肺的死亡率已超过冠心病,因此,人们应该向关注冠心病一样关注慢阻肺。

我国是全球慢性气道疾病负担最为严重的国家之一,而严重的吸烟、空气污染以及老龄化现象,导致我国未来慢性气道疾病的防治形势愈发严峻。

症状常见,习以为常,不以为然

咳嗽、咳痰、呼吸困难是慢阻肺的三大主要症状。疾病早期患者症状并不明显,仅表现为肺功能的下降,因此很多患者并不知道自己患有此病。当出现症状时,大多数人认为是人体衰老的自然过程,比如用"咽炎"来解释自己的咳嗽,用"抽烟多"来解释自己的咳痰,用"工作累、熬夜"解释自己的体能下降,对疾病症状并没有给予足够的重视,忽视早期就诊,从而导致病情进一步加重。

慢阻肺常见的症状有:①习以为常的咳嗽,少量的咳痰,感染比较重的时候可能会出现黄痰。患者早期咳嗽仅表现为清嗓、晨起后咳嗽、晚上睡前咳嗽,或体位变化时会咳嗽一阵,但是症状会逐渐加重。进入冬季,会出现咳嗽持续三个月的情况,同时可能伴有少量的黏痰或者泡沫痰。②容易合并感染,感染的机会要比别人多一些,就出现了一些黄浓痰。③出现"一动即喘"的现象,肺功能下降,会出现喘息,有的患者有呼吸的时候声音很粗,喘息带喘鸣音,伴有胸闷的症状,并且逐渐出现呼吸困难、气短的症状。患者早期体能的下降就是肺功能受到损伤的一个标志,肺功能一旦下降,会伴随一些全身症状,如整体食欲的减退,体重的下降等。

先天不足,后天失养,互相影响

在世界范围内,最常见的慢阻肺危险因素是吸烟,但不吸烟者也可能患上

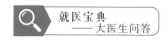

慢阻肺。慢阻肺是长期累积接触有害气体和颗粒,加上多种宿主因素,包括遗传、气道高反应和儿童期肺生长不良等复杂相互作用的结果。

慢阻肺的风险因素有:

(1)烟草烟雾:烟草(如烟斗、雪茄、水烟)和大麻,以及环境烟雾也是慢阻肺的风险因素。

(2)室内空气污染:在通风不良的住宅中,做饭的油烟燃料和取暖的各种生物质燃料等,是发展中国家妇女患慢阻肺的风险因素。

(3)职业暴露:长期处于有机和无机粉尘、化学制剂和烟雾、高剂量杀虫剂的环境中是慢阻肺的危险因素。

(4)室外空气污染:室外空气污染增加了肺部吸入颗粒物的总负担,环境中的颗粒物水平与慢阻肺的发病率之间有显著的联系。

(5)遗传因素:如 α-1 抗胰蛋白酶遗传性缺乏,某些基因也与肺功能下降或慢阻肺风险相关。

(6)年龄和性别:高龄和女性都是增加慢阻肺风险的因素。

(7)肺部生长发育:任何影响妊娠期和儿童期肺部生长因素(低出生体重、呼吸道感染等)都有可能增加个体患慢阻肺的风险。

(8)社会经济地位:贫穷始终与气流阻塞有关,而较低的社会经济地位与患慢阻肺的风险增加有关。

(9)哮喘和气道高反应:哮喘可能是气流受限和慢阻肺发展的危险因素。

(10)慢性支气管炎可能增加慢阻肺急性加重的次数和病情严重程度。

(11)感染:严重的儿童呼吸道感染史与成年后肺功能下降及呼吸道症状增加有关。

早期诊断,早期评估,及时止损

诊断:任何有呼吸困难、慢性咳嗽或咳痰和(或)接触疾病危险因素史的患者都应考虑慢阻肺。在这种临床情况下,需要肺功能测定来作诊断:支气管扩张剂使用后一秒率(FEV_1/FVC)<0.70,证实了持续性气流受限的存在,若患者合并存在相应临床症状和明确暴露于有毒刺激物病史,则可以考虑慢阻肺。考虑诊断慢阻肺的关键指标,如图 1 所示。

如果40岁以上的个体存在以下任何指标，请考虑慢阻肺，并进行肺功能测定，单项符合不能作为诊断依据，需多项指标同时符合才能做出诊断。肺功能是诊断慢阻肺的必要指标。	
呼吸困难	逐年加剧
	活动后加剧
	持续的
慢性咳嗽	可能是间歇的也可能是干咳
	反复喘息
反复下呼吸道感染	任何形式的慢性咳痰都可能提示为慢阻肺
风险因素	宿主因素（如遗传因素、先天性/发育异常等）
	烟草烟雾（包括流行的地方烟制品）
	家庭烹饪和取暖燃料产生的烟雾
	职业粉尘、蒸气、烟雾、气体和其他化学物质
慢性阻塞性肺病的家族史和（或）童年因素	如出生体重过低，儿童期反复呼吸道感染等

图 1　诊断慢阻肺的关键指标

评估：目标是确定气流限制的程度、其对患者健康状况的影响以及未来事件(如病情恶化、住院或死亡)的风险，以便最终指导治疗。评估应分别考虑疾病的以下几个方面：肺功能异常及严重程度、患者目前症状的性质和程度、患者是否存在中重度加重病史与合并症的存在。

气流受限严重程度分级如图 2 所示。

▶ COPD患者气流受限严重程度分级（以使用支气管扩张剂后的FEV1为基础）		
FVE$_1$/FVC＜0.7的患者		
GOLD 1：	轻度	FEV$_1$≥80%预测值
GOLD 2：	中度	50%≤FEV$_1$＜80%预测值
GOLD 3：	重度	30%≤FEV$_1$＜50%预测值
GOLD 4：	极重度	FEV$_1$＜30%预测值

图 2　气流受限严重程度分级

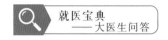
症状评估如图 3 所示。

▶ 改良MRC呼吸困难量表		
请勾选适合您的情况 │ 只能勾选一处 │ 0-4级		
mMRC 0级	我仅在费力运动时出现呼吸困难。	☐
mMRC 1级	我平地快步走或步行爬小坡时出现气促。	☐
mMRC 2级	我由于气促，平地行走时比同龄人慢或者需要停下来休息。	☐
mMRC 3级	我在平地走100米左右或数分钟后需要停下来喘气。	☐
mMRC 4级	我因严重呼吸困难以至于不能离开家，或者在穿衣服或脱衣服时出现呼吸困难。	☐

图 3　患者的症状评估表

综合评估如图 4 所示。

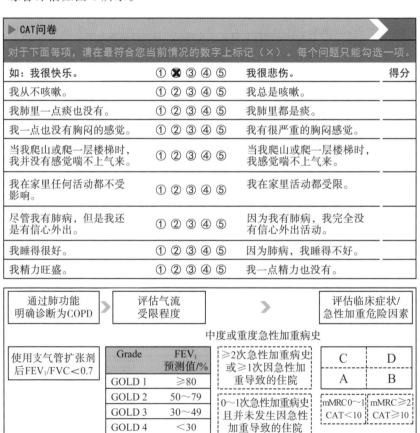

图 4　综合评估

戒烟疫苗,康复氧疗,同等重要

(1)戒烟是关键。

(2)持续的药物治疗能减弱肺功能下降速度和减少死亡率。

(3)每种药物治疗方案都应个体化。

(4)吸入装置技术掌握需要定期评估。

(5)慢阻肺患者应按照国家建议接种新冠疫苗。

(6)接种流感疫苗可能降低下呼吸道感染发生率。

(7)接种肺炎球菌疫苗可减低下呼吸道感染;未在青春期接种百白破疫苗的慢阻肺患者,应接种该疫苗来预防百日咳、破伤风和白喉的发生。对于年龄50岁以上的患者,应接种带状疱疹疫苗以预防带状疱疹的发生。

(8)肺康复可改善慢阻肺患者的运动能力、症状和生活质量。

(9)在患有严重静息期慢性低氧血症患者中,长期氧疗可提高生存率。

(10)对于稳定型静息或运动诱发的中度氧饱和度下降的患者,不应常规给予长期氧疗。

(11)对于严重慢性高碳酸血症患者和有急性呼吸衰竭住院史的患者,长期无创通气可降低死亡率并防止再次住院。

(12)对于药物治疗无效的晚期肺气肿患者,手术或支气管镜介入治疗可能有益。姑息治疗可有效控制晚期慢阻肺患者的症状。

康复锻炼,健康教育,自我管理

肺康复是基于对患者彻底的评估后进行的全面干预,是为患者量身定制的恢复疗法,包括但不限于运动训练。患者的健康教育,是旨在改变行为的自我管理干预,以改善慢性呼吸道疾病患者的身心状况,并促进长期健康行为。

肺康复已被证明是改善呼吸急促、健康状况和运动耐量最有效的治疗策略,可减少近期急性加重患者的住院治疗,减少慢阻肺患者的症状和抑郁情绪。目前,很多医院已设立肺康复专业,有专门的肺康复治疗师指导患者运动,并对其健康教育。

患者的自我管理,是指通过与卫生保健专业人员的沟通进行自我管理干预可改善患者健康状况,减少住院和因急诊就诊的综合护理计划。

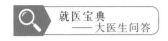
──────────── 【专家提醒】 ────────────

　　慢阻肺的治疗需要医生管理与患者自我管理并用,药物治疗主要用于减轻症状,降低该病加重的概率,并改善患者运动耐力和健康状况。通常用于治疗慢阻肺的药物类别如图5所示,每类药物的选择取决于药物的"可及性"和价格,以及不良反应与良好临床反应的"性价比"。每种治疗方案都需要个体化,无论哪种方案均须在医生指导下长期使用,定期随诊,并调整用药。

使用方法					
药品名	吸入装置	雾化	口服	注射	持续作用时间
β₂受体激动剂					
短效制剂（SABA）					
非诺特罗	按压式定量气雾剂 MDI	√	片剂，糖浆		4～6 小时
左旋沙丁胺醇	MDI	√			6～8 小时
沙丁胺醇（舒喘灵）	MDI & DPI	√	片剂，糖浆，缓释片	√	4～6 小时，12 小时（控释）
特布他林	干粉吸入剂 DPI		片剂	√	4～6 小时
长效制剂（LABA）					
阿福特罗		√			12 小时
福莫特罗	DPI	√			12 小时
茚达特罗	DPI				24 小时
奥达特罗	SMI				24 小时
沙美特罗	MDI & DPI				12 小时
抗胆碱能制剂					
短效制剂（SAMA）					
异丙托溴铵	MDI	√			6～8 小时
氧托溴铵	MDI				7～9 小时
长效制剂（LAMA）					
阿地溴铵	DPI，MDI				12 小时
格隆溴铵	DPI		溶液	√	12～24 小时
噻托溴铵	DPI，SMI，MDI				24 小时
乌美嗅铵	DPI				24 小时
格隆溴铵		√			12 小时
雷芬那辛		√			24 小时

短效β₂受体激动剂和短效胆碱能联合制剂（SABA／SAMA）				
非诺特罗/异丙托溴铵	SMI			6～8 小时
沙丁胺醇/异丙托溴铵	SMI，MDI			6～8 小时
长效β₂受体激动剂和长效胆碱能联合制剂（LABA／LAMA）				
福莫特罗/阿地溴铵	DPI	√		12 小时
福莫特罗/格隆溴铵	MDI			12 小时
茚达特罗/格隆溴铵	DPI			12～24 小时
维兰特罗/乌美嗅铵	DPI			24 小时
奥达特罗/噻托溴铵	SMI			24 小时
甲基黄嘌呤类药物				
氨茶碱		溶液	√	可变，最多 24 小时
茶碱缓释片		片剂	√	可变，最多 24 小时
长效β₂受体激动剂和糖皮质激素联合制剂（LABA／ICS）				
福莫特罗/倍氯米松	MDI，DPI			12 小时
福莫特罗/布地奈德	MDI，DPI			12 小时
福莫特罗/莫米松	MDI			12 小时
沙美特罗/丙酸氟替卡松	MDI，DPI			12 小时
维兰特罗/糠酸氟替卡松	DPI			24 小时
三联制剂（LABA／LAMA／ICS）				
氟替卡松/乌美嗅铵/维兰特罗	DPI			24 小时
倍氯米松/福莫特罗/格隆溴铵	MDI			12 小时
布地奈德/福莫特罗/格隆嗅铵	MDI			12 小时
磷酸二酯酶-4 抑制剂				
罗氟司特		片剂		24 小时
痰液溶解剂				
厄多司坦		片剂		12 小时
羧甲司坦		片剂		
N-乙酰半胱氨酸		片剂		

注：并非所有配方在所有国家/地区都可用，在一些国家，可能有其他配方和剂量可用。给药方案仍在讨论中。

MDI＝按压式定量气雾剂，DPI＝干粉吸入剂，SMI＝软雾吸入器，√代表这种药物有雾化或注射剂型。请注意，格隆嗅铵（Glycopyrronium）和格隆溴铵（Glycopyrrolate）是相同的化合物。

图 5　COPD 常用维持药物

（作者：董亮）

如何防治过敏性鼻炎？

【专家简介】

庞太忠，济宁医学院附属医院头颈咽喉科主任，主任医师，教授，山东省耳鼻咽喉头颈外科专业委员会委员，山东省研究型医院协会鼻窦炎日间手术推广与发展分会主任委员，济宁市耳鼻咽喉头颈外科专业委员会副主任委员，济宁市名医。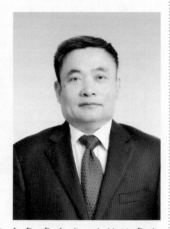

从事耳鼻咽喉头颈外科工作30年，在各种耳鼻咽喉头颈外科疾病的诊断及治疗方面积累了丰富的临床经验，在山东省内较早开展喉癌下咽癌手术，在鲁西南地区率先开展鼻内镜手术，能够熟练完成中耳炎、鼻窦炎、鼾症、喉癌下咽癌等手术，尤其擅长鼻内镜微创治疗成人及儿童鼻-鼻窦炎、过敏性鼻炎的内外科治疗、保留喉功能的喉癌下咽癌手术。

获得山东省教育厅科技进步二等奖、济宁市科技局科技进步三等奖、山东省保健协会科技进步二等奖，已公开发表在《中华耳鼻咽喉头颈外科学杂志》《临床耳鼻咽喉头颈外科学杂志》等杂志论文10余篇。曾在山东大学齐鲁医院耳鼻喉学习鼻窦内窥镜手术治疗，并赴美国迈阿密大学和德国慕尼黑大学研修。

【出诊信息】

周三上午、周五上午。

感冒两周了，还没好？

前几天，我的一位朋友找到我，说他的儿子感冒两周了，还没好？该怎么办呢？

听了这位朋友的陈述后，我断定孩子可能不是简单的感冒，最好带来给我看一下。

这位朋友就把孩子带到我的诊室。我一看，小家伙眼睛红着，鼻子也红红的，一会儿摸摸鼻子，一会儿揉揉眼睛。

他妈妈说："孩子这两周经常打喷嚏，一下打好多个，都有点喘不过气来了。流清鼻涕、说话有鼻音，经常揉眼睛，眼睛都揉红了，不让揉，也不听，以前春天也这样过，我们都不敢随便带他出门了。"

我用前鼻镜看了看孩子鼻黏膜：苍白水肿，见大量清水样涕。

我说："孩子有可能是过敏性鼻炎，先做两项检查吧！一个是变应原皮肤试验，需要在胳膊上打一针，就像做皮试似的；还有一个是血清特异性 IgE 检测，抽个血看一个免疫指标 IgE 是否升高。"

孩子检查结果出来后，确诊为过敏性鼻炎，过敏原为花粉。

孩子妈妈听到诊断结果，急切地问："怎么会得这种病呢？那吃点什么药好呢？能治好吗……"问题蜂拥而至，在一边的朋友拦住孩子妈妈，说："你倒是给大夫喘气的空啊！"

我摆摆手，答道："过敏性鼻炎是过敏体质的人接触了致敏的过敏原后，产生一系列慢性炎症反应状态的疾病。过敏体质与基因有关，通常为遗传所致，大多有过敏家族史。目前的医学水平尚不能改变过敏体质为不过敏体质，从这一点来说过敏性鼻炎是难于根治的。不过知道了过敏原之后，可以通过避免与过敏原接触，正确、规则的用药以及必要的脱敏治疗来达到控制症状的效果。

首先，多方面措施避免接触过敏原，以减少症状发作。比如，使用特制的口罩、眼镜、鼻腔过滤器、花粉阻隔剂及惰性纤维素粉等可减少致敏花粉吸入鼻腔或与结膜接触，以缓解鼻、眼症状。花粉过敏患者在花粉播散的季节尽量减少外出。由于花粉过敏，患者发病时间明确，应该在每年发病前两周开始鼻内应用糖皮质激素，到发病期间，加用抗组胺药一般可以使症状减轻。

其次，药物治疗中糖皮质激素具有显著的抗炎、抗过敏和抗水肿作用，其抗炎作用为非特异性，对各种炎性疾病均有效。鼻用糖皮质激素是过敏性鼻炎的一线治疗药物，临床推荐使用，是目前治疗过敏性鼻炎最有效的药物，能够控制患者的鼻部症状，并能改善患者的生活质量包括睡眠状况。口服糖皮质激素是过敏性鼻炎的二线治疗药物，通过其他治疗方法无法控制的严重鼻塞症状患

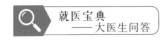
者,可考虑短期口服糖皮质激素,但必须注意全身使用糖皮质激素的不良反应,避免用于儿童、老年人以及有糖皮质激素禁忌证的患者。临床不推荐肌肉或静脉注射糖皮质激素。

第二代抗组胺药起效快速,作用持续时间较长,能明显缓解鼻部症状特别是鼻痒、喷嚏和流涕,对合并眼部症状也有效,但对改善鼻塞的效果有限。鼻用抗组胺药是过敏性鼻炎的一线治疗药物,特别是对鼻塞症状的缓解疗效较好。

迄今为止,唯一能够改变过敏性鼻炎自然进程的方法是特异性免疫治疗。特异性免疫治疗是用逐渐增加剂量的变应原提取物,对过敏患者进行反复的接触,提高患者对此类变应原的耐受性,从而控制或减轻过敏症状的一种治疗方法。目前,临床上常用的方法为皮下注射和舌下含服两种。皮下注射根据变应原皮肤试验结果,用皮试阳性的变应原浸液制备的标准化变应原疫苗,从极低敏浓度开始皮下注射,每周一次,逐渐增加剂量和浓度,经过数周或数月注射,达到最佳的维持剂量。皮下注射的主要风险在于可诱发全身的超敏反应,甚至过敏性休克。舌下含服是一种经口腔黏膜给药,并逐渐达到免疫耐受的特异性免疫治疗方法。舌下含服的全身性反应发生率很低,而且没有发现危及生命的全身性反应,但有局部不良反应,主要包括嘴唇和舌下瘙痒,肿胀。这些反应都比较轻,可以忍受,而且随着继续治疗的进行,一般都会自行消失。免疫治疗最大的问题是治疗时间长和安全性,一般需要 2.5~3 年。经药物或免疫治疗鼻塞症状无改善,影响生活质量,或者是鼻腔有明显的解剖变异伴有功能障碍,也可以采用手术治疗,对增生肥大的下鼻甲部分黏膜下切除也可改善通气功能。近年来,翼管神经切断术等手术治疗方式也取得一定疗效。"

拿完药之后,孩子妈妈说:"回家我们一定按疗程吃药,喷鼻子,出门戴好口罩,远离花粉。"

───────────── 【专家提醒】 ─────────────

需要强调说明的是,近些年来一些有关治疗过敏性鼻炎的"大标语"和"小广告"接连不断地出现在我们的周围,他们利用患者急于摆脱病痛的心理,达到挣钱的目的。不论采用何种药物,包括西药或中药,目前都不可能根治过敏性鼻炎。

总之,如果您怀疑自己得了过敏性鼻炎,最好到正规的医院接受专科系统的治疗,不要盲目排斥激素,谈"激素"色变,错过最佳治疗时机。

(作者:庞太忠)

为什么说气管镜是呼吸医师的手中利器？

【专家简介】

龙飞，医学博士，主任医师，硕士研究生导师，山东第一医科大学第三附属医院呼吸与危重症医学科科主任；现任山东第一医科大学临床医学院内科学系副主任、山东省研究型医院协会介入呼吸病学分会主任委员。

主要擅长各种原因导致的气道狭窄的呼吸内镜介入治疗，尤其能够熟练进行气管镜下的氩气刀、高频电刀、冷冻、球囊扩张、光动力治疗等气道内肿瘤综合介入治疗，熟练操作硬质支气管镜下介入治疗；擅长全麻下全肺灌洗治疗肺泡蛋白沉积症等疾病。

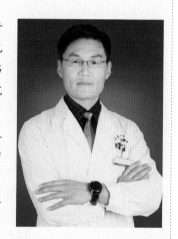

【出诊信息】

周二上午。

气管镜的起源与发展

早在古希腊时期，希波克拉底就提出使用一根管子从口腔插入喉部进而治疗窒息，开创了呼吸内镜技术的先河。

85

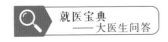

继而狄斯奥米克斯在 1853 年发明了适合金属管插入器官的光源系统,罗森海姆在 1981 年利用光源系统联合金属管检查器官,从而进入了器官内镜时代。

1887 年,德国耳鼻喉科医生弗莱堡、古斯塔夫·凯伦开展了世界上第一台硬质气管镜术。1964 年,日本学者发明了纤维支气管镜,进而气管镜作为呼吸科一大利器,渐渐走上历史舞台。

气管镜的临床作用

1.诊断方面

对于不明原因的长期咳嗽、咯血的患者,尤其是影像学检查有异常发现的患者,可以通过气管镜的检查了解有没有气道异常表现,包括常见气道黏膜水肿增厚、气道狭窄、气道内肿瘤、局部出血等。

另外,医生也可以通过支气管镜直接到达肺部病变部位,直接观察并初步判断病变部位性质;然后通过内镜下活检和局部灌洗液检查,取出肺内深部病灶部位的组织,通过病理学和细胞学的检查来确定疾病的性质;之后,再通过灌洗液的病原学检查,明确肺部感染的病原微生物(包括细菌、结核、真菌等),从而针对性地选择抗生素治疗。超声气管镜的应用可以快速明确纵隔和肺门淋巴结肿大的原因,气管镜检查联合导航、"C"形臂及超声探头等技术可以明确大部分周围型病灶的性质。

2.治疗方面

近年来随着技术的发展,气管镜在内镜介入治疗上有了长足的进步,气管镜除了可以诊断疾病,还可以介入治疗各种原因引起的大气道狭窄。通过内镜介入直接切除气道内肿瘤可以快速缓解患者的呼吸困难。尤其是对良性气道肿瘤,内镜介入疗法可以将其完全治愈。

内镜下支架置入可以缓解外压性的气管狭窄和各种气管食管瘘。如果在药物控制疗效欠佳的情况下,慢性气道疾病(包括慢性阻塞性肺病和支气管哮喘)可以通过气管镜下支气管镜下热成形术和冷冻毁损肺迷走神经等方法改善患者的肺功能,有效缓解呼吸困难的症状。

3.展望

近年来,气管镜介入治疗有了长足的发展,尤其是其应用范围不断扩大。随着超声和导航技术的发展,很多周围型肺部病变均可使用超细支气管进行相应的诊治,如在导航下气管镜可完成周围型肺癌的热消融、冷冻及粒子植入等操作。在全身静脉麻醉下,硬质气管镜联合电子气管镜,使很多严重气道狭窄的患者、大咯血和无法行气管插管的患者得到及时有效的救治。

气管镜联合冻取、激光、氩气、球囊扩张等微创技术,不断拓宽了治疗指征,且疗效显著、重复操作性强,提高了患者的生活质量,明显延长了患者的生存期。

【专家提醒】

如果出现不明原因的肺炎、咳嗽、咯血等症状,尤其是胸部 CT 检查发现异常阴影(包括气道狭窄、肺部肿块、实变、空洞、间质性改变、纵隔肺门淋巴结肿大等情况),请及时找专业医生就诊,及早明确疾病的性质。

(作者:龙飞)

查出肺结节该怎么办?

【专家简介】

　　孟龙，医学博士，主任医师，山东第一医科大学附属省立医院(山东省立医院)胸外微创肺移植科主任。兼任中华医学会胸心外科分会委员、山东中西医结合学会胸外科专业委员会主任委员、山东省医学会胸外科分会副主任委员。

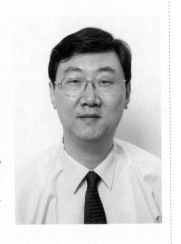

　　自 1987 年在山东省立医院从事胸外科临床、科研和教学工作，积累了丰富的临床经验。2002 年开始在省内率先开展胸腔镜肺叶、肺段切除手术。尤其擅长肺结节的诊断及微创手术治疗，主刀数千例各种肺部微创手术，无论是手术质量还是数量均居全省首位，达到国内领先水平。

【出诊信息】

　　中心院区:周一上午(胸外科知名专家门诊)、周四上午(胸外科专家门诊)。东院区:周一下午(胸外科国际特需门诊)。

　　肺结节不是最近几年才出现的新疾病,而是高分辨 CT 的广泛应用把原来不能被发现的结节展现在了我们面前。

　　为应对这一"新生事物",2013 年以来国际上形成了四大肺结节诊疗指南,我国于 2015 年形成了《肺部结节诊治中国专家共识》。

肺结节有良性和恶性之分,有三个自然发展结果:消失、稳定存在、逐步变大。消失的是炎性结节,多年稳定存在的一般是良性病变,需要治疗的包括恶性结节、高度怀疑为恶性结节、不断增大的不明性质结节。

肺结节根据直径大小分类:小于 0.5 cm 为微小结节,0.5～1 cm 为小结节,1～3 cm 为结节,大于 3 cm 则称为肿块。

肺部结节是影像学表现为小的类圆形高密度的阴影,可单发或多发。单发肺结节多无症状,为边界清楚、密度增高、直径小于 3 cm 的软组织影。多发肺结节即影像学上表现为两个及以上的结节,可在同一肺叶,也可在不同肺叶或不同侧肺叶。

肺结节根据不同密度分为三类,依恶性概率由高到低依次是部分实性结节、磨玻璃结节、实性结节。磨玻璃结节是模糊的结节影,密度略有增加,但其内血管及支气管的轮廓尚可见。实性结节密度高且较均匀,其内血管及支气管影像被掩盖。部分实性结节其内既包含磨玻璃密度又包含实性软组织密度的结节,密度不均匀。

肺结节越小诊断越困难,需要临床医生综合各种情况做出诊断。有时候,穷尽目前的所有诊断措施也无法完全确诊。正电子发射计算机断层显像(PET-CT)对非实性结节和小于 1.5 cm 结节敏感性相对较差。细针穿刺或磁导航支气管镜活检常可以确定病理性质,但因结节太小而穿刺不到瘤体,或因早期肺癌密度太低,即使准确穿刺也可能取不到肿瘤组织,就会出现假阴性结果。

影像学有非典型肺癌表现,且直径小于 0.8 cm 的肺小结节多进行动态观察,如持续增大或密度变高,则可以手术切除。首次观察期一般为 3～6 个月,复查 CT 后如无明显变化,则复查 CT 的时间间隔可逐渐拉长。直径大于 1 cm 或虽小于 1 cm,但是具有典型早期肺癌影像学表现的结节一般建议手术治疗,年老体弱者也可以采取射频消融等治疗措施。

是观察还是手术治疗并没有一个完全的分界线,各存在一定的风险。直径 1 cm 以下的小结节,即使是恶性的,早几个月或晚几个月手术治疗对大多数患者来讲也并无大碍。

――――――――――――【专家提醒】――――――――――――

大多数肺小结节是良性疾病,大多数恶性肺小结节进展很缓慢,大多数恶性肺小结节为很早期的病变,大多数恶性肺小结节手术治疗后可以痊愈。

遇到肺小结节不用慌,应找专业医师进行咨询,再确定如何应对。

(作者:孟龙)

关于肺结节的 14 个真相

【专家简介】

　　王锡明,山东大学博士,山东第一医科大学附属省立医院(山东省立医院)医学影像中心主任、医学影像科主任、主任医师,山东大学教授(二级),博士生导师,山东省"泰山学者"特聘专家。主要学术任职包括 SCCT(国际心血管 CT 协会)中国区常委、国家心血管病专家委员会委员、中华医学会放射学分会委员、中华医学会放射学分会分子影像学组副组长、中华医学会心血管病分会影像学组委员、中国医师协会放射医师分会委员、山东省医学会放射学分会候任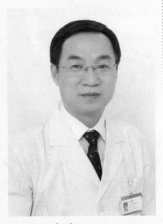主任委员、山东省研究型医院协会医学影像诊断分会主任委员。

　　以第一作者或通讯作者发表论著 160 余篇,SCI 论文 60 余篇。以首位主持国家自然科学基金面上项目 4 项、山东第一医科大学"学术提升计划"1 项、山东省自然科学基金项目 1 项、山东省科技发展计划项目 5 项等,可支配经费 300 余万元。以第一完成人获得山东省科技进步一等奖 1 项、二等奖 3 项、三等奖 1 项,山东省医学科技成果二等奖 1 项、三等奖 1 项等。

【出诊信息】

　　中心院区:周一全天(知名专家门诊)。东院区:周二上午(知名专家门诊)。

真相 1：到底什么是肺结节

肺结节是指胸部 CT 显示的肺内直径≤3 cm 的局灶性、类圆形的密度增高病灶，可为孤立性或多发性。根据肺结节的直径大小，可以分为微小结节（直径<5 mm）、小结节（直径 5～10 mm）和结节（直径 11～30 mm）。

根据 CT 上肺结节的密度不同，又分为纯磨玻璃结节（PGGN）、混合磨玻璃结节（MGGN）和实性结节（SN）。

真相 2：并不是所有的肺结节都是恶性的

国内外大量文献数据证实大部分肺结节是良性的，尤其是首次通过胸部 CT 发现的肺结节，其中 95％以上为良性。肺结节的大小、密度、形态等特征都与结节的良性、恶性有一定联系，这是非常专业的知识，需要专业医生来综合判断。

临床研究表明，随着肺结节体积增大，其恶性概率也随之增加。但肺结节大小的变化对磨玻璃结节的定性诊断价值有限，还需要密切结合形态及密度的改变。在肺结节中，混合磨玻璃结节的恶性率最高，其次是纯磨玻璃结节，实性结节的恶性可能性最低。

恶性肺结节往往会有一些特殊的影像学特征，比如"分叶征""毛刺征""胸膜凹陷征""血管集束征"及"空泡或空腔征"等。此外，肺结节与肺界面、内部结构特征及其随诊复查的动态变化等对于肺结节的良恶性判断也非常重要。

当然，肺结节的良恶性判断涉及很多专业知识，还需要结合病史、影像学资料、实验室检查等进行综合判断。因此，发现肺结节后，一定要找专业医生进行咨询。

真相 3：肺结节一般没有临床症状

由于肺结节很小，对肺组织结构和功能的影响不大，因此患者一般没有明显症状，多为做胸部 CT 偶然发现。有症状的肺结节患者，其临床表现往往取决于导致肺结节的病因。例如，肺炎患者可能出现发热、咳嗽等症状，结核病患者可能出现低热、盗汗等症状。

真相 4：有的肺结节可以消失

部分良性肺结节是由于感染性病因引起的，如炎症、结核以及真菌感染等。这种肺结节经专业医生评估后可进行相应治疗，但一般建议治疗结束后 2～4

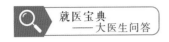

周复查胸部 CT 便于观察疗效与病灶变化。有的肺结节,甚至不需要治疗就可能自行消失。

真相 5:定期随访对肺结节的良恶性鉴别具有重要意义

定期复查比较肺结节的变化,对肺结节的良恶性鉴别诊断具有十分重要的意义。对肺结节的复查建议在同一就诊医院进行,因为医生需要将以往多次的检查图像进行仔细对照。当患者仅提供外院诊断报告或者 CT 胶片时,会对医生判断肺结节的良恶性造成困难,因为不同医疗机构的 CT 检查条件和测量方法会有差别,而且部分 CT 胶片对肺结节的细节显示与医院内的专业读片系统是无法匹配的。

真相 6:高分辨率 CT(HRCT)是肺结节随访的最佳检查方法

胸部 HRCT 可以更好地评价肺结节的形态特征,薄层图像还可以进行多方位显示,从而更直观地了解肺结节与邻近组织结构的关系,监测肺结节的各种特征变化。医院打印的 CT 胶片常规是 5 mm 层厚的图像,对部分微小结节的细节显示不佳,对结节的内部特征更是难以观察,因此推荐患者在同一家医院进行肺结节 CT 复查,这样医生可以在医院的专业读片系统上对肺结节进行前后对比。

另外,大多数直径<1 cm 的结节在 X 线胸片上不能显示,不推荐 X 线胸片用于肺结节的常规检查评估。

真相 7:高危人群特别需要 CT 筛查肺结节

根据中华医学会放射学分会心胸学组发布的《低剂量螺旋 CT 肺癌筛查专家共识》,我国肺癌高危人群定义为年龄≥40 岁且具有以下任一危险因素者:

(1)吸烟≥20 包/年(或 400 支/年),或曾经吸烟≥20 包/年(或 400 支/年),戒烟时间<15 年。

(2)有环境或高危职业暴露史(如石棉、铍、铀、氡等接触者)。

(3)合并慢阻肺、弥漫性肺纤维化或既往有肺结核病史者。

(4)既往罹患恶性肿瘤或有肺癌家族史者。

有以上高危因素的肺结节患者,需要特别注意定期 CT 随访复查。

真相 8:肺结节发现的越来越多是何原因

随着社会工业化、现代化进程的加快,环境与大气污染等问题的出现,肺作为人体与外界进行气体交换的器官也受到了影响。但发现有肺结节的人越来越多的根本原因,还是医疗检查设备的分辨率提高了,发现了很多原来发现不了的病灶。随着社会经济与科技水平的发展,老百姓的健康理念越来越强,主动进行健康体检的人群越来越多,同时 CT 分辨率不断提高,以及人工智能辅助软件的使用等,可以发现许多微小肺结节,导致肺结节的诊断越来越普遍。

真相 9:发现肺结节对个人心理的影响和应对策略

许多患者发现肺结节后,立即上网搜索肺结节与肺癌的相关内容,于是寝食难安、十分焦虑。其实肺结节是影像学的一个概念,不代表具体疾病,可以是炎症、结核或者其他良性疾病,只有很少一部分是早期肺癌。因此发现肺结节不必过度恐慌,应该及时向正规医疗机构的专业医生寻求帮助,良性肺结节遵医嘱定期复查即可。若发现高危结节,经及时治疗后,绝大部分患者的预后也是很好的。

真相 10:肺结节是否有遗传因素

良性肺结节包括炎性假瘤、结核病、错构瘤、血管瘤等,不存在遗传性。恶性结节最常见的类型就是人们常说的肺癌,有一定的家族聚集现象。肺癌和遗传之间的关系并不是直接遗传,肺癌的发生和敏感遗传基因有关系。有些基因可能造成人体的免疫功能障碍,使人出现一种易感状态,容易发生肺癌。但即便是易感人群,最终也不一定会发生肺癌,平时应该注意保持科学的生活方式,定期健康体检。

真相 11:肺结节多学科诊疗模式(MDT)的价值

患者发现肺结节后到医院就诊时,常常会辗转多个科室,甚至是多家医院,找多位专业医生咨询,最后或是"虚惊一场",或是在兜兜转转中贻误了最佳治疗时机。由影像科、胸外科、呼吸科、肿瘤科等多学科组成的 MDT 团队,打破学科间的壁垒,开展团队合作,进行多学科讨论,解决肺结节的良恶性鉴别和选择最佳治疗方式的困难,对肺结节诊疗实现"一站式"综合评估,免去了患者来回奔波的辛苦。

真相 12:肺结节治疗时机的选择对预后有何影响

肺结节的定期随访复查非常重要,肺结节何时需要干预,需要根据结节大小变化、实性成分比例的变化,以及患者的自身需求等综合分析后才能做出最终决定。一旦患者的肺结节有增大趋势或者纯磨玻璃结节中出现实性成分,理论上就需要及时进行临床干预。

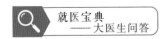
对于具有明显恶性征象或随访过程中出现恶变征象的肺结节,应及时手术治疗,大多数恶性结节的术后病理诊断为早期肺癌。早期肺癌手术切除后患者预后非常好,治愈率目前可达到 85%～90%,肺癌的预后取决于早发现、早治疗。

真相 13:肺结节手术的主要术式

肺结节手术一般在胸腔镜下微创手术完成,主要术式包括肺楔形(局部)切除、肺段切除、肺叶切除。选取何种术式,需要外科医生根据结节大小、密度、位置,以及是否多发等方面综合考虑决定。

真相 14:预防肺结节的几点建议

(1)戒烟,任何时候开始戒烟都不迟。

(2)及时更新厨房油烟机,减少油烟污染。

(3)新房装修尽量使用环保材料,入住前请专业机构检测。

(4)注意在烟雾浓、灰尘多、空气污浊的地方尽量戴上口罩,防止粉尘进入呼吸道。

(5)保持乐观向上的心态,积极参加体育锻炼,注意饮食健康卫生等。

【专家提醒】

许多患者发现肺结节后感到非常焦虑,担心结节的性质与变化,频繁复查 CT 又担心 X 线辐射危害。医生建议,发现肺结节后应该到正规医疗机构就诊,根据肺结节的具体情况来确定 CT 复查时间间隔,前期一般是 3～6 个月复查一次胸部 CT,如果结节变化不明显,后期可以延长至一年复查一次,频率基本与常规健康查体一致。

(作者:王锡明,赵鹏,辛颖慧)

肺结节与肺癌不是一回事

【专家简介】

宋晓明，主任医师、教授、山东第一医科大学第一附属医院(山东省千佛山医院)胸外科二科主任。兼任山东省研究型医院协会肺外科分会主任委员、山东省抗癌协会理事、山东省抗癌协会常务委员、中国老年医学学会肿瘤多学科诊疗专业委员会副主任委员。

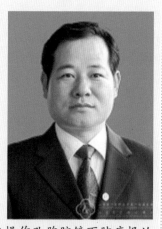

擅长肺部结节、磨玻璃结节、磨玻璃影、磨玻璃结节(GGN)、磨玻璃样的密度影(GGO)，以及早期肺癌的诊断、综合评估、微创手术治疗及术后综合治疗；胸外科危重疑难疾病的诊断与治疗；肺癌的手术及综合治疗；重症肌无力的手术治疗；胸腔镜下微创治疗胸部各种疾病；在省内率先开展单操作孔胸腔镜下肺癌根治术、胸腔镜联合腹腔镜行食管癌切除及胸腔镜联合胃镜行食管平滑肌瘤摘除术；对食管癌及贲门癌的手术及综合治疗达到国内一流水平。30年来共完成手术5000余例，患者并发症的发生率仅为1%；在胸部肿瘤基础理论及综合治疗方面积累了丰富经验，对胸外科患者手术后的营养支持疗法有着较深的造诣。

参与山东省省级及省卫生厅课题5项，获山东省科委科技创新成果三等奖1项；发表SCI文章数篇，主编医学专著10余部。

【出诊信息】

周一、周五全天。

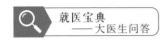
随着人们生活水平的提高,大家对健康也越来越重视。对于体检报告上"磨玻璃小结节"的字样。可能大多数人的第一反应都是:

"啥!我是不是得癌症了?"

"什么是肺结节?难道是肺癌?"

"平常怎么一点感觉都没有?"

"为什么前两年体检没发现,今年突然有了?"

要搞清楚这些,我们需要分清 X 线与 CT 的区别。其实很简单,若把待检查的组织比喻成面包,X 线就是从前往后压扁了看一块还未切开的面包,在最前面一层隐约可以看见一些内部的情况,但不太清晰。而 CT 检查就像是把面包切成片来看,里面每一个小细节都可以准确看出。既然是切面包,则有些面包片会切得更薄一些,我们常说的薄层 CT 就像是这些更薄的面包片。

以往查体,通常是做胸部 X 线检查,由于近年来查体中 CT 的应用越来越广泛,以前 X 线无法发现的肺结节被 CT 检测出来,特别是人工智能在阅片中的运用,一些很小的结节也能被识别出来。肺结节表现为小的局灶性、类圆形,影像学表现密度增高的阴影(直径≤3 cm),可单发或多发。

肺结节的产生

若患者受过外伤,肺内留下瘢痕,胸片或者 CT 上可以看到肺结节;吸入粉尘后,粉尘和肺组织相互博弈,也可以在肺内形成结节;得过肺炎或者肺结核的人,肺内也会留下结节,以上这些都是良性结节。但令人头疼的是,肺癌早期在胸片或者 CT 上也表现为肺结节,也正是因为这种不确定性,所以人们才会担心。不过总而言之,肺结节良性的概率远大于恶性,一般在查体中发现的肺结节 94％为良性。因此,若大家查体发现了肺结节,不必过分惊慌。

肺结节是良性还是恶性,要根据高危因素、家族史、临床症状、影像学特点来综合判断。

肺结节恶性的常见高危因素有:长期吸烟或长期吸二手烟、肺癌家族史、环境油烟、职业暴露(石棉、放射元素等)、其他肺部疾病[如慢性阻塞性肺病(COPD)、弥漫性肺纤维化、肺结核等]。

若患者具有以上危险因素,不管有没有咯血、体重下降等症状,都应尽快去医院就诊,医生会根据肺结节的影像学表现,如结节的大小、密度、形态,来进一步判断结节的良恶性。

所以,肺结节不等于肺癌。不同类型的肺结节的动态变化可以一样,也可以不一样,相同类型的肺结节也可以出现各种各样的变化,如增大、缩小或者是不变。这就是影像学上常说的同病异影、异病同影,也说明影像学检查有其复杂性及局限性。所以,患者定期随访,动态观察更有助于影像诊断。

肺结节的类型

(1)磨玻璃结节:指在薄层 CT 上病变边界清楚的类圆形肺内密度增高影,但病变密度不足以掩盖其中的细小血管和细支气管影。

(2)部分实性结节:指纯磨玻璃结节内出现明显实性成分。

(3)实性结节:指主要是明显实性成分的结节。

一般来说,肺结节恶性概率:部分实性结节>纯磨玻璃结节>实性结节。

发现结节我们应该怎么办?

中国实性肺结节处理方法如表 1 所示。

表 1　中国实性肺结节处理

结节类型	结节大小	结节处理
高危结节	>15 mm 或 8~15 mm 伴有恶性 CT 征象	多科会诊,决定进一步检查
①恶性可能性高,首选外科手术; ②恶性可能性低,抗炎治疗 5~7 天,1 个月后复查,缩小者 2 年复查		
中危结节	5~15 mm 且无明显恶性 CT 征象	3 个月后复查,若增大按高危结节处理,若无生长则随访 2 年
低危结节	<5 mm	1 年后随访,若增大则按高危结节处理,若无生长则按年度随访

中国磨玻璃肺结节处理方法如表 2 所示。

表 2　中国磨玻璃肺结节处理

结节类型	结节大小	结节处理
中危结节	>5 mm	建议 3 个月、6 个月、12 个月和 24 个月持续 CT 检查
低危结节	≤5 mm	年度 CT 复查观察生长性

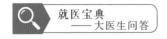

中国部分实性肺结节处理方法如表 3 所示。

表 3　中国部分实性肺结节处理

结节类型	结节大小	结节处理
高危结节	>8 mm	多科会诊,决定进一步检查。明确诊断、手术切除或 3 个月后进行 CT 复查
①增大或无缩小,建议手术切除;②缩小,建议 6 个月、12 个月和 24 个月复查 CT,后可长期每年复查,随访至少 3 年。		
中危结节	≤8 mm	建议 3 个月、6 个月、12 个月和 24 个月持续薄层 CT 扫描,并作结节的薄层三维重建

如何预防肺结节?

(1)避免吸烟是最主要的,吸烟是目前已知的肺癌最相关的高危因素,患者吸烟的年龄越早,吸烟的年头越长,每日吸烟量越多,患肺癌的概率就越大。长期吸二手烟也是高危因素之一,所以远离吸烟人群、督促身边人戒烟也是必要的。

(2)脱离高危工作环境、职业暴露等,也能有效防止肺结节的发生。

(3)保持良好的心情,积极锻炼身体、规律作息、健康饮食,每年定期体检,如果发现肺结节应理性面对,及时就医。

———————【专家提醒】———————

　　有吸烟、肺癌家族史等肺癌高危因素的人建议 40 岁以后体检时常规行胸部 CT 筛查肺结节。若患者发现了肺结节也不要慌,寻求经验丰富的专家就诊,专家会根据结节的影像学特征、高危因素等进行综合评估,将肺结节进行危险分度,并给予手术治疗或继续随访观察等专业的诊治意见。目前随着肺癌研究的深入,一些新的疗法和药物的应用使得肺癌的生存期显著延长,但是最重要的还是早期发现、早期治疗。在日常生活中,大家应尽量减少肺癌的高危因素,最重要的就是戒烟,同时保持良好的心情,定期体检,不给肺癌以可乘之机。

(作者:宋晓明)

🔍 消化篇

为什么很多人会感染幽门螺旋杆菌？

【专家简介】

左秀丽，山东大学齐鲁医院消化科主任，主任医师、山东大学特聘教授、博士研究生导师、"泰山学者"。兼任中国医师协会内镜分会副总干事、中华医学会消化分会功能性胃肠病学组副组长、山东省研究型医院协会消化病学分会主任委员。

一直致力于内科消化疾病的研究，积累了丰富的临床经验，尤其擅长小肠疾病、炎症性肠病、功能性胃肠病及消化道肿瘤的内镜微创诊疗。

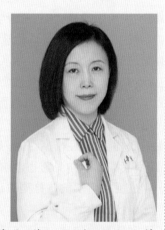

获得山东省科技进步一等奖（第一位）及二等奖（第一位）各 1 项，主持科技部重大研发计划 1 项、国家自然科学基金 5 项，主编中英文著作多部，担任多个杂志审稿人及编委，国家自然科学基金评审专家。

【出诊信息】

周二上午（国际医疗部特需门诊）、周三全天（专家门诊）、周四上午（知名专家门诊）。

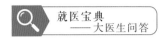
沉默千年无人问,一朝诺奖天下知——概况

2005年10月3日,瑞典卡罗林斯卡研究院宣布将诺贝尔生理学或医学奖授予马歇尔(Marshall)和沃伦(Warren)医生,以表彰他们发现了幽门螺杆菌。这一发现不仅改写了消化性溃疡是酸相关疾病的历史,最重要的是使得人们可以通过根除幽门螺杆菌最大程度预防胃癌的发生。此外,幽门螺杆菌感染还与MALT淋巴瘤、特发性血小板减少性紫癜、帽状息肉病等有关。

中国的胃癌发病率位居全球前位,且多数在晚期才得以发现,患者预后差。研究显示,在中国大约有超过50%的人存在幽门螺杆菌感染。世界卫生组织(WHO)将幽门螺杆菌列为胃癌的Ⅰ级致癌因子,90%的非贲门癌与幽门螺杆菌感染有关。根除幽门螺杆菌可以明显降低胃癌的发病率。

乱花渐欲迷人眼,拨开云雾见真章——检测

幽门螺杆菌的检查方式有很多,常常让人眼花缭乱,主要包括$^{13}C/^{14}C$呼气试验、快速尿素酶试验、血清学抗体检测、粪便抗原检测等。

其中$^{13}C/^{14}C$呼气试验被认为是最可靠、最经典的检查方式,是国际上公认的幽门螺杆菌检查的"金标准",不仅便捷,且十分安全,儿童及妊娠期妇女也可进行^{13}C呼气试验。但要注意患者检查前四周内服用抗生素、铋剂及其他有抗菌作用的中药,以及两周内服用质子泵抑制剂(PPI)等能造成假阴性的结果。快速尿素酶试验及病理检查一般需通过胃镜对胃黏膜组织进行活检取得,假阳性率低,但假阴性率高。因为两者都可能出现"一棵大树难以代表整片森林"的情况,其准确率亦受药物影响。

过去血清学抗体检测被认为难以区别是现症感染还是既往感染,现在有现症感染抗体检测可供参考。粪便抗原检测同样是一种非侵入性检测方法,其敏感性和特异性较高,与呼气试验相似,但样本收集便捷性略差,且受药物、腹泻等情况影响。

不畏浮云遮望眼,不教胡马度阴山——治疗

幽门螺杆菌近年来成为"网红细菌",频频冲上各种"热搜"。然而目前人们对于幽门螺杆菌的认识还存在许多误区,只有走出误区,才能更好地进行诊治。

误区一:幽门螺杆菌可以自行购药治疗。幽门螺杆菌的根除方案非常个体化,需衡量包括过敏史、既往用药在内的众多因素,往往是"甲之蜜糖,乙之砒霜"。各种网红药、代购药更是容易踩雷的风险区域,应尽量避免盲目相信,推荐患者前往正规医院进行诊治。

　　误区二:幽门螺杆菌非常容易感染及再感染。幽门螺杆菌大多数是在患者12岁之前感染的,而健康的成年人很少感染,共同用餐感染率很低,不必过度恐"幽"。研究证实,成功根除后幽门螺杆菌发生再感染率的概率只有2%左右,且存在相当一部分"一开始就没有根除成功"的假阴性。

　　误区三:忽视胃镜等进一步检查。幽门螺杆菌感染可以导致胃黏膜的科雷亚(Correa)序列演变:胃炎→萎缩、肠上皮化生→异型增生→胃癌。患者及时进行胃镜检查,预防疾病进展,积极筛查癌前病变和早期胃癌十分重要。此外,胃镜检查还可以明确有无消化性溃疡、MALT淋巴瘤等其他情况的发生。

　　我国的专家共识指出,除非存在抗衡因素,一旦发现存在幽门螺杆菌感染,根除治疗是被强烈推荐的。根除幽门螺杆菌,不仅可以减轻胃炎、逆转部分胃黏膜萎缩和肠上皮化生,彻底治愈消化性溃疡、最大程度预防胃癌,还可以诱导MALT淋巴瘤等疾病的缓解或减轻,可降低服用阿司匹林等抗栓药物时的出血风险等。患者整体获益高于可能的风险。

　　幽门螺杆菌的根除,一般推荐含铋剂的四联14天方案。鉴于抗生素耐药方面的考虑,规范治疗十分重要,且必须重视初次根除。一般推荐患者停药4～6周复查^{13}C/^{14}C呼气试验。若患者初次根除失败,至少3个月后再次进行补救治疗,并避开可能耐药的抗生素,必要时进行幽门螺杆菌药物敏感性实验。一些不规范的治疗方案,不仅不能根除成功,反而可能会导致严重的抗生素耐药,甚至导致患者"无药可用"。不过,规范的诊治可使幽门螺杆菌的根除成功率高达95%以上。

【专家提醒】

　　推荐采用^{13}C/^{14}C呼气试验作为幽门螺杆菌感染的首选检查、复查方法,建议证实存在幽门螺杆菌感染的患者进行规范根除治疗,除非存在抗衡因素。幽门螺杆菌感染的患者,若年龄大于35～40岁,有报警症状、有胃癌家族史,或来自胃癌高发地区,则强烈推荐进行胃镜检查。患者通过规范诊治幽门螺杆菌感染,可主动预防胃癌发生。

(作者:左秀丽)

什么情况下需要做胃肠镜？

【专家简介】

贾欣永,主任医师,博士研究生导师,山东第一医科大学第一附属医院(山东省千佛山医院)内镜诊疗科主任,兼任山东省研究型医院协会消化内镜学分会主任委员,山东预防医学会消化道筛查与防治分会主任委员。

长期从事消化内镜临床和科研工作,率先在省内提出消化内镜专业化理念,致力于消化内镜技术规范化、专业化,以及消化内镜医生同质化培训,推动消化内镜技术推广、下沉;作为项目负责人,承担山东省重点研发计划、山东省自然科学基金、济南市科技发展计划多项,以第一作者或通讯作者累计发表SCI和中华系列杂志论文30余篇,出版消化内镜技术相关专著3部。

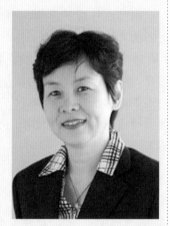

什么情况下需要做胃肠镜？

要回答这个问题,得树立两个观念:第一,病不是突然长的,而是突然发现的;第二,胃肠镜不仅可以做检查,还可以做治疗。

一个老年人来看病,他(她)说最近吃饭噎得慌,我们马上会想是不是食管癌;如果他(她)说近两三个月总是大便带血,量也不多,我们会警觉,会不会是结直肠癌。然后安排做个胃肠镜去证实一下自己的判断。其实,无论是食管癌、胃癌,还是结直肠癌都不是突然就长到晚期的。当出现梗阻的症状,就说明一半以上的管腔都被堵了,这一般需要五年以上的时间,但前五年没有任何不舒服的感觉,就像吃水饺,吃 20 个饱了,前面 15 个都没有饱的感觉。因此,国内指南推荐 50 岁以上人群应该常规做胃肠镜,如果有家族史,应该提前到40 岁。

很多人常有反酸、烧心的症状,饭后或者晚上睡觉时这种感觉明显,甚至有睡觉被呛醒的时候,这一部分人群也该做胃镜检查。这类人群往往有贲门松弛、反流性食管炎,需要用药治疗。对于有恶心、呕吐、腹痛、腹泻、便血等症状的人群,那就更不必说,去医院后自然是要做胃肠镜检查的。

许多人做完胃镜发现报告上写着"慢性萎缩性胃炎",马上就会问:"严重吗? 会不会长癌? 为什么会有萎缩性胃炎?"

其实,慢性萎缩性胃炎没有想象的那么严重,离癌还很遥远,但应该引起注意。导致萎缩性胃炎的常见原因有两个:一个是幽门螺杆菌感染,一个是自身免疫性胃炎。正常情况下胃黏膜表面的细胞会脱落,再由下面的细胞增生补充,处于动态平衡。幽门螺杆菌感染后产生胃炎,表层细胞脱落的多,下面补给的少,数年或数十年以后,就会出现萎缩性胃炎。幽门螺杆菌不仅与萎缩性胃炎相关,还与消化性溃疡、胃癌、淋巴瘤等相关。因此,一个成年人,如果发现自己幽门螺杆菌阳性,就该做个胃镜检查。如果诊断为萎缩性胃炎,就需要定期复查,而复查的间期,取决于萎缩的程度。

胃镜可以观察上消化道,肠镜观察下消化道,剩下中间一段最长的小肠,可以通过胶囊内镜或小肠镜来观察。查体可以选胶囊内镜,如果需要取活检或者内镜下治疗,就需要做小肠镜。

除了常规检查,内镜还有什么作用?

上面提到的都是常规的检查,其实,通过内镜还能做一些特殊的检查和治疗。例如,不小心误吞枣核、骨头,特别是儿童,容易误吞硬币、纽扣电池,都可以通过胃镜取出。秋冬季节吃了山楂、柿子,出现腹痛,往往是长了胃石,可以通过内镜碎石。常规查体中,发现一些黏膜下的肿物,如神经内分泌肿瘤、间质瘤、平滑肌瘤等,也可以通过内镜下切除,手术创伤小,恢复快,还不影响功能,目前是这一大类疾病治疗的首选方法。

除了消化道管腔内,管壁的黏膜、黏膜下,内镜对消化道管壁外邻近的器官也可以做出诊断和治疗。这就要提到超声内镜(EUS)和内镜下逆行胆胰管造影(ERCP)。通常做超声都是通过皮肤,但对于某些脏器,例如胰腺和胆胰管,因受腹腔内肠管气体的影响,常常显示得不是很清晰。然而,从胃或十二指肠

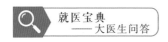

腔内做超声,离这些脏器十分近,得到的图像就很清晰,因此,其成为胰腺和胆胰管疾病诊断的重要手段。为了明确病变的性质,可以通过超声内镜引导下穿刺取病理。有些患者出现了腹痛,皮肤、眼球发黄的症状,这就是黄疸。有可能是胆管出了问题,如胆管结石,或是体内存在肿瘤,又或是胆管被压迫,这时候内镜下逆行胆胰管造影(ERCP)就该上场了,它不仅可以明确诊断,还可以通过取石或者放支架等方法,治疗相应疾病。

———————— 【专家提醒】 ————————

早期癌是可以治愈的,关键要早期发现。所谓早期癌是指很浅的,没有发生淋巴结转移的癌,或者说发生转移概率非常低的癌。通过内镜把有问题的病变切除,局部会形成一个溃疡,然后等溃疡慢慢愈合,早期癌就治愈了。最早接受内镜下治疗的早期癌患者已治愈近10年,定期胃镜复查,生活一直很好。

(作者:贾欣永)

萎缩性胃炎距离胃癌有多远？

【专家简介】

杨崇美，医学博士，山东第一医科大学附属省立医院（山东省立医院）消化内科主任医师，山东省立医院知名专家，山东大学硕士研究生导师。

兼任中华老年医学会消化分会委员、中国内镜医师协会内镜查体委员会委员、山东省医师协会消化医师分会副主任委员。

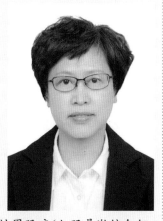

从事临床工作 30 余年，在消化系统疾病方面积累了非常丰富的临床经验，尤其擅长肝、胆、胰、食管、胃、肠等常见病及疑难、危重病的诊治工作，特别对小肠疾病、炎症性肠病（包括溃疡性结肠炎和克罗恩病）、重症肝病、酒精性肝病、脂肪肝及功能性胃肠病（如肠易激综合征、功能性消化不良、胃食管返流病、便秘等）有独到的见解和丰富的诊治经验；在腹痛、腹泻、黄疸、发烧、肝功异常、胃肠道炎症和溃疡性病变、不明原因消化道出血等疑难杂症的鉴别诊断，以及肝硬化食管静脉曲张的内镜下套扎和硬化剂注射治疗、消化道早癌的精查及早癌和癌前病变的内镜下微创治疗、痔疮的内镜下微创治疗、消化道黏膜下病变等超声内镜检查方面经验丰富，有独到之处。

【出诊信息】

周一全天、周三全天、周四全天。

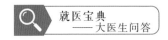
什么是癌前疾病和癌前病变？

癌前疾病是临床概念，癌前病变是病理概念，都代表着一种癌前期的状态，都有可能发展为癌。

癌前疾病是指与胃癌相关的胃良性疾病，但有发生胃癌的危险性，如慢性萎缩性胃炎、肠上皮化生、胃溃疡、胃息肉、手术后胃肥厚性的胃炎、恶性贫血等。

癌前病变是指已经证实与胃癌发生密切相关的病理变化，即异型增生，又称"上皮内瘤变"。

什么是萎缩与肠化？

胃黏膜萎缩是指胃腔固有腺体减少、胃黏膜变薄、胃小凹变浅。胃黏膜萎缩包括生理性萎缩和病理性萎缩，其中病理性萎缩又分为非化生性萎缩和化生性萎缩两种类型。

肠上皮化生是指胃黏膜上皮细胞被肠型上皮细胞所代替，即胃黏膜中出现类似小肠或大肠黏膜的上皮细胞，它是胃黏膜损伤的一种指标。

进展为胃腺癌最常见的胃黏膜状态是胃黏膜萎缩和肠化生，统称为萎缩性胃炎（CAG）。

什么是异型增生和上皮内瘤变（GIN）？

异型增生又称"不典型增生""非典型增生"，是指胃黏膜的结构和上皮偏离了正常状态，形态学上表现为细胞的异型性和腺体结构的紊乱，是正常胃黏膜转化为胃癌之前的最后一个步骤，是重要的癌前病变。其分为轻、中、重三类，其中轻、中度的异型增生称为低级别上皮内瘤变（LGIN），重度异型增生称为高级别上皮内瘤变（HGIN）。

萎缩性胃炎会癌变吗？

萎缩性胃炎是指胃黏膜上皮内固有腺体萎缩、数目减少，胃黏膜变薄、黏膜基层增厚，或伴有胃黏膜上皮细胞肠化、异型增生等为特征的慢性胃病。萎缩性胃炎属于癌前疾病。

萎缩是浅表性的慢性炎症发展到一定阶段出现的变化，按照科雷亚（Correa）提出的肠型胃癌的发生模式（见图1），除恶性程度很高的印戒细胞癌以外，大部分胃癌是经正常胃→浅表性胃炎→萎缩性胃炎→胃炎伴肠化→胃异型增生→胃癌循序渐进发展的模式。

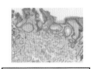
慢性浅表性胃炎

慢性萎缩性胃炎

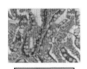
肠化生

异型增生

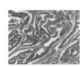
胃癌

图1　Correa 提出的肠型胃癌的发生模式

萎缩性胃炎都可能癌变吗,癌变概率有多大?

实际上,轻度的萎缩性胃炎癌变率非常低,10年癌变率低于1%,根除幽门螺杆菌、祛除病因后,癌变率几乎为0。萎缩性胃炎进一步进展,可能会伴随有肠化、异型增生,这两个病理学名词,表示胃黏膜的变化情况。即使患者出现肠化,癌变率也非常低,只有异型增生(也叫"不典型增生""上皮内瘤变"),才是真正意义上的癌前状态。处于这个阶段的患者发生胃癌的风险就陡然增加,需要严密控制和检测。

据一项近10万例的胃癌流行病学观察研究显示,经过近10年的随访发现:萎缩性胃炎平均每年的癌变率是0.1%,肠化的年癌变率是0.25%,轻中度异型增生年癌变率为0.6%,重度异型增生年癌变率为6%。这提示胃癌风险随着演进过程的推进而升高。

因此,单纯的萎缩,不必要紧张害怕,短期之内不会癌变,且是否癌变还取决于以下三个因素:

(1)是否积极祛除病因,如根除幽门螺杆菌、改掉不良生活习惯、缓解压力等。

(2)有没有伴随肠化和异型增生,因为重度的肠化和中重度的异型增生才是真正意义上的癌前状态,离胃癌只有一步之遥。

(3)是否定期复查。

胃癌发展是一个多因素参与、缓慢长期的过程,如果患者能够在异型增生阶段"刹住车",就不会有问题。

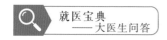
萎缩性胃炎如何诊断和分级?

胃黏膜的癌前病变主要依靠高清染色内镜+病理活检进行诊断,血清胃蛋白酶原Ⅰ与胃蛋白酶原Ⅱ比值(PGR)和胃泌素 17(G-17)有助于判断胃黏膜萎缩的范围和程度。

根据萎缩的范围和程度,胃黏膜萎缩可分为轻、中、重三级,四期,如表 1、表 2 所示。

表 1　慢性萎缩性胃炎严重程度的胃炎评价系统分期(OLGA)

胃窦	胃体			
	无萎缩	轻度萎缩	中度萎缩	重度萎缩
无萎缩	0 期	Ⅰ 期	Ⅱ 期	Ⅱ 期
轻度萎缩	Ⅰ 期	Ⅰ 期	Ⅱ 期	Ⅲ 期
中度萎缩	Ⅱ 期	Ⅱ 期	Ⅲ 期	Ⅳ 期
重度萎缩	Ⅲ 期	Ⅲ 期	Ⅳ 期	Ⅳ 期

表 2　慢性萎缩性胃炎严重程度基于肠化生的胃炎评价系统分期(OLGIM)

胃窦	胃体			
	无肠化生	轻度肠化生	中度肠化生	重度肠化生
无肠化生	0 期	Ⅰ 期	Ⅱ 期	Ⅱ 期
轻度肠化生	Ⅰ 期	Ⅰ 期	Ⅱ 期	Ⅲ 期
中度肠化生	Ⅱ 期	Ⅱ 期	Ⅲ 期	Ⅳ 期
重度肠化生	Ⅲ 期	Ⅲ 期	Ⅳ 期	Ⅳ 期

诊断为萎缩性胃炎应该怎么办?

萎缩性胃炎的检出率非常高,普通人群胃镜检出率为 7.5%～13.8%,中老年人检出率超过半数。它就像人年纪大了,面部起皱纹一样,有些是不可避免的。萎缩性胃炎只是慢性胃炎的一种,是很普通的,也是很常见的,患者不必要过度担心。

轻度萎缩(异型增生以前的阶段)且年龄较小的患者,通过规范治疗,有可能发生逆转。大多数专家认为,患者的病情能否逆转,存在一个"节点"问题,在这个"萎缩节点"前治疗,患者逆转的可能性较大,但这个节点是很难掌握的。

重度萎缩的患者是不会发生病情逆转的,但通过治疗可以延缓病情的进展。

慢性胃炎的治疗目的是去除病因、缓解症状和改善胃黏膜组织。无症状、幽门螺杆菌阴性的慢性萎缩性胃炎无需特殊治疗,如果患者有胃部不适的症状,可以对症处理,如采用促动力药、抑制胆汁反流、消化酶制剂、抑酸药、黏膜保护剂等,精神因素明显者可加用抗抑郁或抗焦虑的药物。

目前尚无直接药物可预防其癌变,但能通过祛除萎缩性胃炎的病因和纠正其病理状态达到预防癌变的目的,这主要依靠两大手段:及时根除幽门螺杆菌与内镜下切除高危的癌前病变。

所有患有萎缩性胃炎的患者都应评估是否存在幽门螺杆菌感染,如果存在,应进行幽门螺杆菌的治疗,治疗后应使用非血清学方法确认其是否根除成功。

我国指南认可对慢性萎缩性胃炎常规检测幽门螺杆菌感染,并指出根除幽门螺杆菌是治疗慢性萎缩性胃炎的首要措施,可部分逆转胃黏膜萎缩,从而降低胃癌前状态进展为胃癌的风险。根除幽门螺杆菌尽管很难短期逆转肠化生,但是对于并存肠化生的萎缩有干预作用。

此外,根除幽门螺杆菌有助于阻断胃黏膜低级别上皮内瘤变进展为高级别上皮内瘤变或胃癌。根除幽门螺杆菌可使胃癌发生风险降低约50%,如果在胃黏膜萎缩或肠化生发生之前根除,则可获得更好效果。早期胃癌患者内镜下治疗后根除幽门螺杆菌,可使异时性胃癌发生风险降低50%。有胃癌家族史者发生胃癌的风险更高,根除幽门螺杆菌后胃癌发生风险可降低70%。

该病患者还应改善生活习惯,戒除烟酒,三餐定时定量,少吃腌渍、烟熏、烧烤食物,多摄入新鲜蔬菜水果、维生素 C、维生素 B_{12}、叶酸、多种维生素等,可能改善慢性萎缩性胃炎组织病理状态。叶酸通过加快癌前病变上皮细胞的凋亡而预防胃癌发生,某些维生素(如维生素 C、维生素 B_{12} 等)和微量元素硒可能降低胃癌发生的危险性。对于部分体内低叶酸水平者,适量补充叶酸可改善萎缩性胃炎的组织学改变;胃黏膜保护剂可改善胃黏膜屏障,促进胃黏膜糜烂愈合,但对萎缩的改善作用尚有争议。近年来广泛推崇的摩罗丹、胃复春、羔羊胃提取物等,也对该病有一定疗效。

萎缩性胃炎的监测和随访

萎缩性胃炎患者做好监测和随访很重要,尤其当出现下列情况时,一定不能掉以轻心。

(1)伴有肠化生的轻、中度萎缩性胃炎可每 2～3 年复查一次胃镜。

(2)累及全胃的重度萎缩性胃炎(OLGA 系统和 OLGIM 系统分期为Ⅲ和Ⅳ期)建议每 1～2 年复查高清内镜,轻、中度,局限于胃窦的萎缩性胃炎患者应

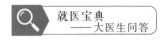

每 3 年复查一次胃镜。

（3）高清染色内镜显示边界不清的低级别上皮内瘤变（LGIN）患者应每年复查高清染色内镜，边界清晰、未行内镜治疗的低级别上皮内瘤变患者应每 6 个月复查一次高清染色内镜。

（4）行内镜下治疗的高级别上皮内瘤变或早期胃癌患者应治疗后 3～6 个月复查一次高清染色内镜，并按照胃黏膜的基础状态确定随访间隔。

（5）胃黏膜癌前状态和癌前病变的处理和监测流程，如图 2 所示：

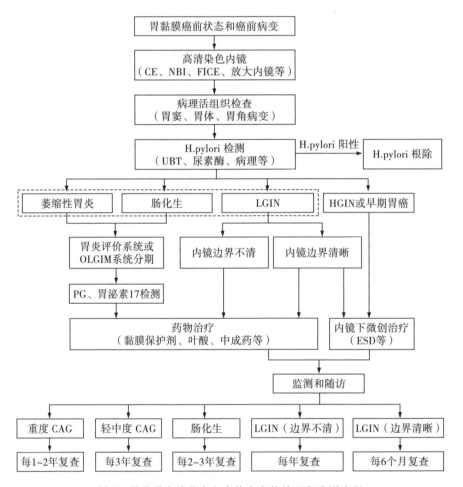

图 2　胃黏膜癌前状态和癌前病变的处理和监测流程

注：CE 为化学染色内镜，NBI 为窄带成像技术，FICE 为内镜电子分光图像处理，H.pylori 为幽门螺杆菌，UBT 为尿素呼气试验，LGIN 为低级别上皮内瘤变，HGIN 为高级别上皮内瘤变，OLGIM 为基于肠化生的胃炎评价，PG 为胃蛋白酶原，ESD 为内镜黏膜下剥离术，CAG 为慢性萎缩性胃炎，虚线框内为胃癌前状态和癌前病变。

────【专家提醒】────

　　防治萎缩性胃炎癌变,需根除幽门螺旋杆菌,改变生活方式,忌烟酒,多食新鲜蔬菜,补充维生素、叶酸。值得强调的是,胃镜复查非常重要,胃镜可以实时监测胃黏膜的变化,若病情有进展,适时进行内镜下治疗。患者只要做到以上这些,就能基本上杜绝该病的癌变。

(作者:杨崇美)

如何远离胆石症

【专家简介】

徐立友，山东第一医科大学附属中心医院肝胆胰外一科科主任，主任医师、二级教授、硕士研究生导师，享受国务院特殊津贴专家，留学欧洲的归国专家，曾获"中国医师奖""专业技术拔尖人才"称号。兼任中国管理型医院学会肝胆胰外科专业委员会委员，山东省医学会外科分会副主任委员兼外科手术学组组长，山东省研究型医院协会胆道微创外科学分会主任委员，山东省医师协会肝胆外科分会副主任委员，山东省抗癌协会肝胆肿瘤分会副主任委员，济南医学会普外、肝胆胰外科专业委员会主任委员。

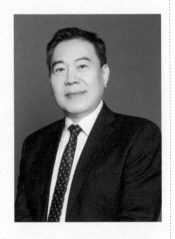

2001年成功实施了山东省首例原位肝脏移植手术，现该患者已经健康存活21年，位居省内首位；擅长应用腹腔镜、胆道镜、十二指肠镜三镜联合微创技术治疗肝胆胰肿瘤、胆石症，山东省较早开展达芬奇机器人、腹腔镜胰十二指肠切除术(LPD)的团队之一；科室获评山东省临床重点专科及济南市医学重点专业，"肝胆结石疾病微创诊疗"被评为济南市临床精品特色专科。

【出诊信息】

周三上午。

胆石症是最常见的消化系统疾病之一,我国的总患病率为 10%～20%,并且有逐年增加趋势,每年需接受手术治疗的患者数量达数百万例。根据结石所在部位,胆石症可分为胆囊结石、肝外胆管结石和肝内胆管结石。

胆石症的诱因

胆囊结石的成因复杂,针对胆囊结石的高发人群,医学界通常用六个 F 表示,分别是"Family(家族遗传史)、Fat(肥胖)、Forty(40 岁以上)、Female(女性)、Fertility(多次生育)、Free(生活饮食不规律)"。一个人对应的"F"越多,患胆囊结石病的可能性越大。

胆管结石是由于胆汁淤积和胆道感染等原因在肝内、肝外胆管内形成结石。胆管狭窄梗阻、胆管扩张、胆道内存在异物(如蛔虫残体虫卵等)、十二指肠憩室,以及自身营养不良都可能诱发胆管结石的发生。另外,胆囊内结石掉入胆总管是继发性胆管结石的主要原因。

胆石症的危害

胆石症常见的症状是上腹疼痛或上腹胀,常伴有右肩背部胀痛;病情严重者,还可能出现寒战高热、黄疸等症状;还能引发肝功能损害、胆源性胰腺炎、肝脓肿、肝硬化、感染性休克,甚至诱发胆囊癌、胆管癌等并发症。

该病患者需要注意的是,高龄患者胆石症急性发作时的表现往往是寒战高热,而腹痛症状不明显,常被误认为呼吸道感染等其他疾病而延误治疗。

胆石症如何预防

(1)一级预防,即初级预防和病因预防,降低胆囊结石的发生概率。一是健康饮食和规律作息,重视早餐;二是要尽量选择低脂低胆固醇食物,多吃富含膳食纤维的食品,少吃辛辣油腻食品;三是在控制饮食的前提下多参加一些运动,保持体重在健康范围,预防肥胖。此外,还要善于调节心情,避免因为长期情绪紧张、睡眠不足引发身体机能紊乱。

(2)二级预防,是指及时发现结石的形成,及时干预,阻止结石对人体造成更为严重的损害,即早发现、早诊断、早治疗。

(3)三级预防,是指胆石症患者进行临床治疗后开展康复活动,预防结石复发和一些并发症的出现,需要由医患之间协作完成。

胆石症如何治疗

当患者出现上腹部疼痛,和(或)伴有寒战发热、黄疸等症状时,应及时前往

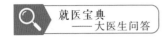
医院就诊。此外,大家体检发现胆石症也应及时就医。

1.胆囊结石

治疗胆囊结石有两种手术方式:腹腔镜(微创)胆囊切除手术和腹腔镜联合胆道镜保胆取石手术。对胆囊功能良好的年轻或青少年患者可以选择保胆取石术,而对于胆囊/胆管畸形、胆囊功能差、老年人尤其合并心血管疾病及糖尿病的患者,野外或航空工作者则建议选择行腹腔镜下胆囊切除术。

2.胆管结石

(1)肝外胆管结石的治疗:因为肝外胆管结石容易出现严重的并发症,所以无论有无症状都应该积极治疗。其治疗方法包括:①经内镜逆行胰胆管造影(ERCP)取石,即经口内镜取石,在患者睡眠状态下像做胃镜一样通过胆管在十二指肠的开口将结石取出,适用于数目不多、体积不大的肝外胆管结石。该术式创伤微小、恢复快,尤其对于老年患者有巨大优势。②腹腔镜胆总管切开-胆道镜取石术:适合胆管结石数目较多、体积较大、胆管有一定程度扩张的情况,如同时合并有胆囊结石,该术式可一并治疗。

(2)肝内胆管结石的治疗:根据肝内结石的数量、分布范围,有无合并肝叶萎缩、硬化,有无肝胆手术史等情况采取不同的手术方式,包括腹腔镜胆管切开-胆道镜下碎石取石术、肝部分切除术、经皮经肝胆道镜技术(PTCS)取石术等微创手术方式。

经胆管结石术后的患者,如果身体上带有胆道引流管,应注意引流管通畅情况、引流液的量和颜色变化,避免引流管脱落,按医嘱定期换药及复诊。

【专家提醒】

总之,远离胆石症要采取以预防为主、治疗为辅、防治结合的科学防治策略。随着胆石症成石机制的研究及流行病学的发展,胆石症的防治也会更加规范、更加合理。

(作者:徐立友)

长了胆囊结石是切胆，还是保胆？

【专家简介】

　　智绪亭，医学博士，山东大学齐鲁医院普通外科、肝胆外科主任医师，博士研究生导师，外科中心副主任。

　　兼任中国医师协会肝癌专业委员会常务委员、肝脏外科医师委员会常务委员、胆道外科医师委员会委员，山东省研究型医院协会胆道外科学分会主任委员，国际肝胆胰协会（IHPBA）会员，亚太肝胆胰协会（A-PHPBA）会员，国际肝癌协会（ILCA）会员，美国腹腔镜内镜外科医师学会（SLS）会员，亚洲内镜腹腔镜外科医师学会（ELSA）会员，欧洲内镜外科协会（EAES）会员，国际外科、消化科和肿瘤科医师协会（IASGO）会员，国际肝脏外科医师学会（ISLS）会员，国际腹腔镜肝脏学会（ILLS）会员等。

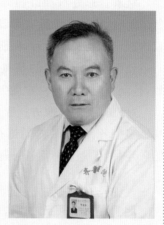

　　从事普外科和肝胆外科工作 37 年，在普外科、肝胆胰外科常见病、多发病的诊治及重大疑难手术的操作方面积累了丰富的经验，尤其擅长肝胆胰外科和腹腔镜外科诊治，对肝胆胰外科的疑难重大及复杂手术有其独到之处。自 1992 年涉足腹腔镜外科领域以来，相继开展了多种腹腔镜手术，为山东省的腹腔镜外科事业发展做出了一定贡献。自 2000 年起，先后到香港基督教联合医院微创外科、肯塔基大学医院微创外科中心和陆军军医大学

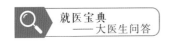
西南医院肝胆外科进修学习腹腔镜外科和肝胆外科。主要研究方向是肝癌的复发与转移，作为导师指导培养硕士生、博士生82名。主持和参与国家自然科学基金项目和省部级科研项目8项，获得山东省科技进步一、二、三等奖共7项，获山东省教委科技成果三等奖2项；发表医学论文（包括SCI收录论文）92篇，主编及参编著作7部，作为齐鲁名医入选"山东名医联盟"委员。

【 出诊信息 】

周二上午（国际医疗部特需门诊）、周四上午（专家门诊）、周四下午（知名名专家门诊）。

从事普通外科和肝胆外科专业已37年有余，每周二、四是我的门诊时间，每当此时，我都在思量："今日还不知有多少位胆囊患者，尤其胆囊结石患者来就诊呢？又要费尽口舌，做胆石症宣教了。"

就医者从十来岁的孩童到九十岁以上的老者，对胆囊结石的认知几乎一致，且众口同声：我要做"微创"，把石头取出来，保留我的胆囊！

"保胆"手术在西方国家几近绝迹，"切胆"手术才是正道。在我国为何还有那么多患者，甚或医界同道在坚持、认同并推广"保胆"呢？胆囊结石究竟"切胆"，还是"保胆"？诸多问题萦绕脑海，借此机会，与大家聊聊胆囊结石那些事儿。

胆囊是可有可无的吗？

孔子曰："身体发肤，受之父母，不敢毁伤，孝之始也。"难道是中国传统文化让国人产生了对胆囊切除的抵抗？毋庸置疑，人身体上的每个器官、组织，就像机器的每一个零部件，都是有用的。胆囊承载着许多生理功能，诸如贮存、浓缩和排泄胆汁，维系着肠肝循环，帮助消化，分泌免疫球蛋白，并且在调节整个胆道系统压力方面起着重要作用。在西方教科书里，把胆囊描述为"Reservoir"，即水库、蓄水池，可见胆囊绝不是可有可无之物。

胆囊结石，为何要"切胆"？

1882年，德国医生朗恩巴赫（Langenbuch）首开胆囊结石开腹胆囊切除术之先河，创立了胆囊温床学说，即胆囊切除不仅因为胆囊内有结石，而且还因为胆囊能生长结石,故只能行胆囊切除方能根治。我国著名的胆道外科之父黄志强院士曾对胆囊及胆囊结石做过很好的比喻和定论,即胆囊变成了一个装满石子、污泥的盲袋,一个不时发生感染的盲袋,一个纤维增厚、功能丧失、流通不畅的堰塞湖,这样一个结构该保留吗? 不该!

胆囊结石形成机制复杂,且胆囊也参与其中,绝不是无辜的"旁观者"。胆囊结石反复发作,且有可能引发急性胆囊炎(严重者可发生胆囊坏死或穿孔、腹膜炎)、急性胆管炎(重症者死亡率很高)、急性胰腺炎(重者,即使救过来了,所花医疗费用也很惊人)。

我曾救治过一例胆囊结石引发的急性重症胰腺炎患者,人是救回来了,花费却达数近万之巨! 我称这一例胆结石为"疯狂的石头"。胆囊结石远期最可怕的情况就是胆囊癌变。鉴于上述情形,一旦明确诊断,国际上的所有共识、指南均主张"切胆"。

胆囊结石,就不能"保胆"了吗?

绝大多数胆囊结石患者胸怀"爱胆"心,追求"保胆"愿,畏惧"切胆"术。在胆囊结石诊治的历史长河中,纵览中西方医学史,"切胆"与"保胆"之争纵贯古今,横穿西中。在我国,"切保"之争尤甚。其实,"保胆"远早于"切胆",且"保胆"也绝非中国首创,更非中国专利。可到了我国,为何就成了不可调和的问题了呢?

早在1676年就有人做"保胆取石"手术了(比切胆手术早210年),由于结石取净率低、复发率高、术后效果差等弊端,被后来涌现的"切胆"手术所替代,使"切胆"成为胆囊结石治疗的"金标准"。法国医生菲利普·莫雷特(Philip Mouret)于1987年首创的腹腔镜胆囊切除术,更是将胆囊切除手术推向了"微创"外科新时代,并大行其道,深受医界和病家的拥戴。当然,这期间国外也有学者开展了"腹腔镜胆囊切开取石术",终因"微创切胆"之呼声和优势远盖过"保胆"手术,在西方国家"保胆"手术几近销声匿迹。在我国,"微创"理念不仅深入我们医生脑海,也同样根植于大众心中。微创"切胆"和微创"保胆"在我国都做得风生水起,如火如荼。患者诉求的"保胆"能否实现,要考虑诸多因素,如有无症状,胆囊功能,结石大小、数量和形态,结石形成机制,胆囊壁和黏膜是否正常,胆囊管是否通畅,保胆术后的预防措施等,要多方考量,全面权衡与评估。鉴于"保胆"术尚存在诸多问题,虽有热衷者,但适用人群谱非常窄,绝不会成为主流。

胆囊结石:保胆取石之我见

"保胆"手术我也做过,但有极其严格的指征,不是随便一保了之。患者的

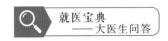

强烈"保胆"意愿,不能作为术式选择的依据。我曾写过有关保胆取石的经验体会《保胆取石之我见》,发表于《腹腔镜外科杂志》,对"切胆""保胆"的利弊及如何选择提出了自己的看法和观点。

2021年,我国胆道专业领域先后出台两个共识(指南),使我对胆囊结石的处置有了更新的理解和体会。《胆囊良性疾病外科治疗的专家共识(2021版)》系中华医学会外科学分会胆道外科学组、中国医师协会胆道外科医师专业委员会制定,《内镜保胆手术指南(2021版)》系中国医师协会内镜医师分会内镜微创保胆委员会制定。前者力主"切胆",且首选腹腔镜胆囊切除术;后者力争"保胆",推崇内镜、腹腔镜联合微创保胆术。由于理念、认知的差异,相信在一个阶段里,分歧和争议还将继续。我曾在省内、国内会议上多次呼吁,摒弃派别之争,做到"大一统"。在争议中达成真正的共识,施惠于患者。我的体会就是理性看待"切胆"和"保胆",能切尽切,需保才保,拥有"爱胆"心,切保共兼济。最后,我以一首小诗做终:

> 开放切胆历百年,功不可磨除病患。
>
> 微创切胆转观念,胆病治疗谱新篇。
>
> 保胆呼声乍又起,转变思想和理念。
>
> 切胆保胆何所依?胆囊功能是关键!
>
> 胆石成因仍未了,结石复发亦难免。
>
> 切胆赚得"过医"嫌,保胆凸显太片面。
>
> 切胆保胆仍争论,理念现实要顾全。
>
> 希冀大家齐协力,达成共识趋圆满!

──────── 【专家提醒】 ────────

胆囊结石是常见病,任何年龄均可发生。胸怀"爱胆"心无可厚非,可一旦发生结石并引发症状,在"切胆"与"保胆"间选择也的确很纠结。此时,一定要理性对待,对患者、对施术者均如此。理性"切胆"与"保胆","切胆"仍然是绝对主流,"保胆"虽有一席之地,但适用人群谱极窄。能切尽切,需保才保,拥有"爱胆"心,切保共兼济。

(作者:智绪亭)

胰腺囊性疾病是怎么回事？

【专家简介】

　　王磊，教授，主任医师，硕士研究生导师，山东大学齐鲁医院杰出青年医师、普通外科副主任、教研室主任、胰腺外科主任，兼任山东研究型医院协会胰腺专委会主任委员。

　　擅长胰腺胆道良恶性疾病的综合诊治，擅长普外科腹腔镜及微创手术治疗，对于微创手术提高胰胆恶性疾病的疗效和良性疾病保留脏器功能有较高造诣，参与制定全国多个胰腺疾病诊断治疗指南。

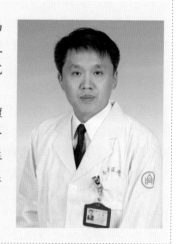

【出诊信息】

　　周一上午（知名专家门诊）、周一下午（专家门诊）。

　　门诊上经常有患者拿着一张 CT 片子来咨询："我的胰腺上长了一个囊肿，该不该做手术？"与肝脏、肾脏一样，胰腺上也经常出现囊性病变，随着查体和检查的普及，在进行胸部 CT 或腹部 CT 扫描时发现胰腺囊性病变的情况越来越多。但是与肝脏、肾脏不一样的是，胰腺的囊性疾病绝大部分不是单纯性囊肿，而是囊性肿瘤，即囊肿上皮存在一定的异型性。所以，对于胰腺囊性疾病，我们

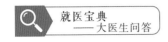

应该给予更多的关注和更积极的治疗。但是,也不是说一遇到胰腺囊性疾病,就"谈胰色变",认为得了"绝症",或匆匆忙忙去做手术,而是要根据患者病情进行个性化治疗。

常见的胰腺囊性疾病

(1)胰腺假性囊肿(PPC):多继发于急性、慢性胰腺炎,胰腺外伤及手术等导致的胰管破裂,胰液渗漏积聚,被周围组织及器官包裹后形成的囊性病变,为非肿瘤性疾病。胰腺假性囊肿可无症状,体积大者可出现压迫症状,合并出血。压迫胃、十二指肠可引起恶心、呕吐,影响进食;如继发感染可形成脓肿,出现发热及腹部压痛症状。对于直径小于5 cm、无症状的胰腺假性囊肿患者可动态观察,不予治疗。若囊肿体积大于5 cm,持续五个月以上有压迫症状或存在感染、破裂、出血等情况的患者则需干预治疗。

(2)浆液性囊腺瘤(SCN):多见于中老年女性,约50%发生在胰体尾部,绝大多数为良性,在胰腺囊性肿瘤里属于恶性程度低、预后良好的类型。通常建议患者定期检查和随访,当肿瘤最大径超过6 cm或出现相关症状、肿瘤位于胰头、无法排除恶性可能时应进行手术治疗。

(3)黏液性囊腺瘤(MCN):多见于中年女性,其具有恶变倾向。在手术切除的黏液性囊腺瘤中,约10%的术后病理伴有高度不典型增生或进展为胰腺癌。典型的黏液性囊腺瘤在CT、MRI上可清晰显示单腔或多腔囊性影。当患者CT表现为厚壁囊肿、囊壁或分隔有结节突起、周边区钙化、侵犯周围血管结构或有囊外侵犯时,应考虑恶变,建议进行手术治疗。

(4)导管内乳头状黏液性肿瘤(IPMN):多见于中老年人群,男性发病率高于女性,病变好发于胰腺钩突部位,可累及全胰。IPMN是起源于主胰管或分支胰管的上皮性肿瘤,根据肿瘤累及部位,可分为主胰管型、分支胰管型及混合型。其中,主胰管型恶变可能性较高。

(5)实性假乳头状肿瘤(SPN):常见于青年女性,属低度恶性肿瘤,以局部生长为主,可引起腹部不适及腰背部疼痛。实性假乳头状瘤的影像学表现为蜂窝状结构的囊性病变,肿瘤边界清楚。一旦确诊为实性假乳头状瘤,均应手术治疗,即使出现远处转移或复发,预后也相对较好。

从良恶性角度来说,黏液性囊腺瘤、主胰管型IPMN、实性假乳头状瘤是存在恶化可能的,应该积极手术治疗,而浆液性囊腺瘤、假性囊肿则不存在良恶性的问题,更需要权衡利弊,评估患者手术指征。

除此之外,胰腺囊性疾病中还存在大量其他病变可能。譬如,胰腺神经内分泌肿瘤囊性变、囊性腺泡细胞肿瘤、多囊性胰腺病变甚至是胰腺癌造成的潴留性囊肿,鉴别起来还是有一定困难的。

如何判断胰腺囊性疾病病变

大体上说,直径小的、多发性囊肿,或者多囊性、囊壁比较光滑的囊肿,一般不存在恶性病变。但是直径大的单发囊肿,特别是合并了胆胰管扩张者,就要警惕了。当然,这些方方面面,超过了一名患者的判断能力,甚至其他专业的医生也不一定能够回答,需要及时到胰腺外科的专科门诊就诊。

比起胰腺实性病变,囊性病变总体来说还是不值得患者"寝食难安"的,小结节不必多虑,特别是不到 1 cm 的小结节,后期随访即可。多囊性的病变一般是浆液性的,直径大一点也没有问题。但是 IPMN 近年来的发病率有很大提高,主胰管型患者虽然不一定有临床症状,但是还应该积极就诊甚至手术,所幸该病恶变率虽然高,恶性度尚不太高,患者及时手术应该无碍。

【专家提醒】

真正值得患者警惕的是 2~3 cm 的单囊性病变,临床没有症状,医生也觉得问题不大,但是这种病变,以黏液性居多,还是应该积极随访,一旦病灶变大或者出现囊内的变化(譬如出现附壁结节),应该果断手术。不管怎么说,大多数胰腺囊性疾病是良性病变,只是存在恶性的潜能,切除后更是极少会复发或者转移。所以,只要技术上可行,我们主张尽可能局部切除肿瘤,而不是连带损失更多的胰腺组织,甚至进行联合十二指肠、脾脏等周围脏器的切除,这多少有一点因噎废食的味道。山东大学齐鲁医院胰腺外科在致力于胰腺疾病诊治的基础上,在全国率先提出了"零损失"的胰腺囊性疾病治疗理念,将微创手术理念的临床实践做到极致,为患者最大程度地保留胰腺功能,收到了良好的社会效益。

当然,局部切除胰腺肿瘤是一个"看上去很美"的手术,收益与风险并存,需要先进的理念、娴熟的技术,最重要还是对胰腺这个脏器的深入研究,只有这样才能避免局部切除后,可能产生的严重并发症。

(作者:王磊)

121

肠道堵了怎么办?

【专家简介】

李鹏宇,医学博士,山东大学齐鲁医院急诊普外科副主任,美国阿肯色大学医学院及纽约Memorial Sloan-Kettering Cancer Center访问学者,是山东大学齐鲁医院第一位急诊外科医生,专业方向为普外科急危重症及疑难病例的诊治、普外科手术并发症处理及胃肠道疾病外科治疗。肠梗阻的诊治是目前的专业特色方向。

兼任山东省研究型医院协会肠梗阻分会主任委员、中华医学会急诊医学分会灾难学组副组长、中国医师协会腔内血管学专业委员会血管创伤专家委员会委员。

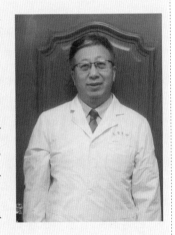

什么是肠梗阻?

所谓梗阻,就是不通畅。肠梗阻就是各种原因导致的肠内容物不能顺利通过消化道,进而引起一系列症状体征变化,是一种外科常见疾病,在急性腹痛患者中居于第三位,约15%急性腹痛患者病因为肠梗阻。

肠梗阻的分类比较复杂,从不同角度有不同的分类。根据梗阻发生的基本原因,肠梗阻可分为三大类:

(1)机械性肠梗阻:多种原因导致肠腔狭窄不通,如腹腔粘连、肠套叠、肠扭转、肠腔内异物、肠内肠外肿瘤占位性病变等,这也是最常见的肠梗阻。

(2)麻痹性肠梗阻:指肠管蠕动能力差,以致无力使肠内容物向下运行,常见于腹部大手术术后、弥漫性腹膜炎、腹膜后出血、血肿、感染等情况。

(3)血运性肠梗阻:肠系膜血管由于血栓等原因导致栓塞,肠管因血运障碍失去蠕动能力,肠管本身并无狭窄或阻塞。

肠梗阻的症状

不同原因导致的肠梗阻各有其特殊的临床表现,不能一概而论。但肠道有梗阻导致肠内容物不能顺利通过时,某些临床表现是一致存在的,这是肠梗阻的共性。各类肠梗阻的共同表现为腹痛、呕吐、腹胀、排气排便障碍。

腹痛一般是间歇性绞痛,初始较轻,逐渐加重,持续 1～3 分钟后再逐渐减轻,间歇一段时间后又重新发作。患者有时还能听到"咕噜咕噜"的肠鸣音,或自觉有"气"在腹内窜动,当感觉少量气体自肛门排出时腹痛会减轻甚至消失。

呕吐也是肠梗阻的一个主要症状,吐出物早期一般为发病前所进食物,呕吐后腹痛可稍微缓解。

梗阻位置偏下时可能会出现中下腹部的腹胀,麻痹性肠梗阻时腹胀为全腹性的,且有时非常严重。

由于肠道梗阻,肠内容物运行发生障碍,影响到肛门的排气、排便情况,梗阻越完全影响越大。完全性肠梗阻时可能全无排气、排便。有些低位的梗阻如结肠癌、直肠癌等,可能会出现肛门排出少量血性黏液的情况,患者遇到这种情况要高度重视。

肠梗阻的治疗

肠梗阻在治疗上有非手术治疗和手术治疗,需要医生根据梗阻的性质、类型、部位、程度及患者的全身情况进行判断。

1.非手术治疗

(1)输液:医生会根据患者的脱水量、生理需要等给予大量输液,24 小时输液量一般都会超过 2500 mL。

(2)胃肠减压:自鼻腔插入一根引流管至胃内或肠内,有效地减压可将积存的胃肠内容物引出体外,可能恢复肠道通畅,或减少手术困难,增加手术的安全性。

(3)抗感染治疗及中医中药治疗。

(4)前沿治疗:目前涌现出一些新技术新方法,如肠梗阻导管、结直肠金属支架等,部分患者疗效显著。

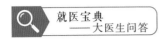

2.手术治疗

非手术治疗无效的患者往往需要手术探查。肠梗阻的手术方法多种多样，需要医生根据患者的梗阻时间、性质及术中探查情况决定具体的手术方式。常见的手术方式包括肠粘连松解术、肠切除吻合术、肠造瘘术、肠祥短路手术等。医生为了减少手术风险，需要一期行肠造瘘术，患者一般情况好转后再行二次肠还纳手术治疗。

肠梗阻的预后

肠梗阻的治疗近年来已取得很大进展，但目前仍有一定的死亡率，一般在5％左右。尤其是一些先天性肠道闭锁、肠系膜血管栓塞、年老体弱、极度膨胀的肠祥、肠壁广泛坏死的患者死亡率更高。

此外，经过积极治疗后恢复的患者复发率也较高。

肠梗阻的预防

对于存在腹盆腔手术史、腹盆腔内肿瘤放疗史、疝气等高危因素的人群，日常生活中应高度警惕肠梗阻，一旦出现腹痛、腹胀、呕吐、停止排气排便等情况应及时就诊。

腹部手术后的患者，应尽早下床活动，保证适量运动。

老年人容易发生便秘，粪石堵塞肠管也可能发生肠梗阻，因此老年人要养成良好的生活习惯，保持排便通畅。

定期查体，若患者发现肠道息肉、疝气等情况时应尽早处理，避免恶变或疝气嵌顿。

———————————————【专家提醒】———————————————

肠梗阻是外科常见病、多发病，一般经过积极治疗患者能达到基本恢复，但复发率较高。部分患者病情进展快，后果严重甚至可能危及生命。

（作者：李鹏宇）

为什么说便秘不可自行治疗?

【专家简介】

崔萌,主任医师,山东第一医科大学第一附属医院(山东省千佛山医院)肛三科主任,兼任山东省研究型医院协会盆底与便秘分会主任委员。

1991年毕业于山东医科大学临床医学系,从事肛肠科临床、教学、科研工作30余年,专业主攻便秘,尤其擅长治疗顽固性便秘。在复杂多样的便秘疾病综合治疗方面有一定造诣,在业内具有一定知名度。精通各种肛肠科疾病诊断及治疗,特别是肛肠手术的微创化、复杂性肛瘘的治疗、便秘的治疗,在国内肛肠专业学术界得到一致认可和好评。

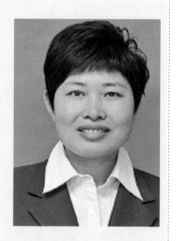

【出诊信息】

周二全天。

何为便秘?

便秘是指排便频率减少,一周内大便次数少于2～3次,或者2～3天才大便一次,粪便量少且干结。

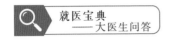
便秘在人群中的患病率高达 27％，但只有少部分便秘患者会到医院就诊，大部分患者会自行到药店或者超市买药解决。其实便秘是一个复杂问题，自己随便买药吃弊端很多。

便秘原因有哪些？

引起便秘的原因很多，主要有以下几个方面：

（1）摄入的食物纤维或水分过少，导致肠内的食糜残渣或粪便量亦少，不足以刺激结肠正常蠕动。

（2）肠道蠕动减弱或肠道肌肉张力减低。

（3）肠腔有狭窄或梗阻存在，使正常肠蠕动受阻，导致粪便不能下排。

（4）排便反射过程中任何环节有障碍或病变时均可发生便秘。

得了便秘怎么办？

便秘并不可怕，如果能够进行规范治疗，患者完全可以治愈。

1.一般治疗

对于患者来说，治疗原发病是关键。首先需要排除器质性疾病所导致的便秘，如肠癌、糖尿病、甲状腺功能低下等。

2.药物治疗

（1）容积性泻剂：主要包括可溶性纤维素和不可溶性纤维。容积性泻剂起效慢、不良反应小，故对妊娠便秘或轻症便秘有较好疗效，但不适于暂时性便秘的迅速通便治疗。

（2）润滑性泻剂：能润滑肠壁，软化大便，使粪便易于排出，使用方便，如开塞露、矿物油或液状石蜡。

（3）盐类泻剂：如硫酸镁、镁乳，这类药可引起严重不良反应，在临床上应慎用。

（4）渗透性泻剂：常用的药物有乳果糖、山梨醇、聚乙二醇 4000 等，适用于粪块嵌塞或作为慢性便秘者的临时治疗措施，是对容积性轻泻剂疗效差的便秘患者的较好选择。

（5）刺激性泻剂：包括含蒽醌类的植物性泻药（大黄、弗朗鼠李皮、番泻叶、芦荟）、酚酞、蓖麻油、双酯酚汀等。刺激性泻剂应在容积性泻剂和盐类泻剂无效时才使用，不适于长期使用。长期应用蒽醌类泻剂可造成结肠黑便病或泻药结肠，引起平滑肌萎缩和损伤肠肌间神经丛，反而加重便秘，停药后可逆。

（6）促动力剂：莫沙必利有促进胃肠动力作用，普卢卡比利可选择性作用于结肠，应根据情况选用。

3.器械辅助

如果粪便硬结,停滞在直肠内近肛门口处,以及患者年老体弱、排便动力较差或缺乏者,可用结肠水疗或清洁灌肠的方法。

4.生物反馈疗法

该疗法可用于直肠肛门、盆底肌功能紊乱的便秘患者,其长期疗效较好。

5.认知疗法

重度便秘患者常有焦虑,甚至抑郁等心理因素或心理障碍的表现,应予以认知疗法,使患者消除紧张情绪,必要时给予抗抑郁、抗焦虑治疗,并请心理专科医师协助诊治。

6.手术治疗

对严重顽固性便秘上述所有治疗均无效,若为结肠传输功能障碍型便秘,病情严重者可考虑手术治疗。在便秘这个庞大的病症群中,真正需要手术治疗的还是属于极少数。

【专家提醒】

未病可防,切断便秘发生链:

避免进食过少或食品过于精细、缺乏残渣,导致对结肠的运动刺激减少。应注意多吃些粗粮和杂粮,因为粗粮、杂粮消化后残渣多,可以增加对肠道的刺激,利于大便排泄。另外,要多食富含纤维素的蔬菜,如韭菜、芹菜等,正常人每千克体重需要 90～100 mg 纤维素来维持正常排便。

避免排便习惯受到干扰。由于精神因素、生活规律的改变、长途旅行、过度疲劳等未能及时排便的情况下,易引起便秘。

避免滥用泻药。滥用泻药会使肠道的敏感性减弱,形成对某些泻药的依赖性。多种药物长期服用会导致结肠神经节损伤,出现结肠黑变病。常见的泻药有果导片、芦荟、大黄、番泻叶,部分保健品和食品含有上述药物成分,选用时应注意观察。

合理安排生活和工作,做到劳逸结合。若进行适当运动,特别是腹肌锻炼,则有利于胃肠功能改善。例如,进行太极拳、体操、慢跑、散步、游泳、仰卧起坐、俯卧撑等运动,或每晚临睡前平卧于床上做腹式运动(深腹式呼吸),每次 10～15 分钟。也可进行自我腹部按摩,按摩方法宜采用顺时针方向,由右侧向左侧,持续 10～15 分钟,按摩时力度以透过腹壁刺激到结肠为好。

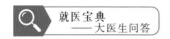
养成良好的排便习惯,每日定时排便,形成条件反射,建立良好的排便规律。有便意时不要忽视,及时排便。睡醒及餐后结肠的动作电位活动增强,将粪便向结肠远端推进,故晨起及餐后是最易排便的时间。排便的环境和姿势尽量方便,免得抑制便意、破坏排便习惯。

建议患者每天至少喝六杯(250毫升/杯)水,喝水要多次、少量,不能一次大量饮水,或口渴严重时才想起喝水。

及时治疗肛裂、肛周感染、子宫附件炎等疾病。泻药应用要谨慎,尽量不要使用灌肠、洗肠等强烈刺激方法。

避免精神抑郁或过分激动,使条件反射发生障碍;避免不良生活习惯、睡眠不足,或持续高度精神紧张状态。因此,治疗睡眠障碍及抑郁症也是治疗便秘的一部分。

便秘很复杂,治疗办法很多,有的便秘可能是肠癌引起,有的可能是药物长期使用的不良反应,所以患者一定要寻求专业规范治疗。

(作者:崔萌)

聊聊便血那些事儿

【专家简介】

　　戴勇，医学博士，教授，山东大学齐鲁医院结直肠外科主任医师，从事胃肠外科30多年，积累了丰富经验。兼任中华医学会外科分会结直肠外科学组委员、中国医师协会肛肠医师分会常委、结直肠肿瘤专委会副主任委员、山东省研究型医院协会结直肠外科学分会主任委员。

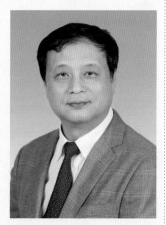

　　主要从事胃肠特别是结直肠、肛门的良、恶性疾病的诊治，疑难病例处理。对低位直肠癌保留肛门功能手术、结直肠癌规范化治疗、大肠癌肝转移的规范化治疗、胃肠间质瘤的诊断及治疗、胃肠神经内分泌肿瘤治疗、慢性便秘的外科治疗、炎症性肠病的外科治疗、痔及肛瘘的外科治疗、各种盆底疝或腹壁疝的外科治疗等方面均有深入研究。承担北京红十字会爱必妥援助项目注册医生、中华慈善总会安维汀慈善援助项目注册医生、中华慈善总会临床援助药品格列卫及中国癌症基金会临床援助药品索坦的医学认证工作。先后主持和承担省科技厅课题3项，发表SCI及核心期刊文章60篇，参编专著5部。

【出诊信息】

　　周三上午。

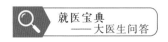

许多人看见血都会特别紧张,假如突然看到自己大便带血,更是不知所措。

那么,到底什么是便血?为什么会便血?如果发生了便血,又该如何去治疗呢?

便血是怎么回事?

便血,顾名思义,就是血液从肛门中随大便排出。

正常大便应该是黄色或黄褐色的软便或成形便,当便血发生时,最主要的改变就是大便的颜色发生变化。

鲜血便多为急性出血,颜色呈现鲜红色或紫红色,时间稍久后可以凝固成血块。

脓血便是指排出的粪便中既有脓液,也有血液。

黑便是大便呈黑色或棕黑色,这是因为血液经胃肠道消化,由鲜红色变成了黑色,所以黑便是上消化道出血最常见的症状之一。

如果肉眼看不出明显变化,那也不能排除便血的可能。少量出血不会引起大便颜色改变,仅在大便隐血试验时呈阳性,这种的就叫作隐血便。

为什么会便血?

血液好好地在体内流着,为什么就跟着大便排出来了呢?

简单来讲,便血就是胃肠道的内壁破了,血就自然而然地流出来了。所以说,便血不是一种单独的病,好多病都会导致便血的发生。

痔疮是引起便血最常见的病因,多发于年轻人,常表现为鲜血便,便后滴血,或者卫生纸上有血,大便与血液不混合。

肠息肉和大肠癌也会表现为便血症状,一般表现为暗红色的血便,可以与大便混合,可伴有黏液或者脓液。

肛裂也能导致便血,是直肠的黏膜破了,常引起肛门周围剧痛。肛裂的患者,常常合并有便秘,大便干燥,排便用力的时候,导致直肠黏膜破裂,形成肛裂。肛裂往往表现为鲜血便,以排便时滴血或便后纸上擦血为主,很少引起大出血。

胃、十二指肠、小肠等消化道上段部位出血的患者一般表现为黑色的大便,如果是极少量的出血,肉眼无法分辨,也就是前面说的隐血便。除了便血,患者还有可能有呕血、肚子疼等症状。

引起便血的疾病,除了消化系统疾病,还有可能是血液系统疾病或者其他全身性疾病,如白血病、急性传染病、中毒等。

发现便血了,怎么办?

前面说了那么多便血的原因,如果某天上完厕所发现自己便血了,应该怎么办呢?

假如出现大便带血,就得去医院看医生,明确是怎么回事,然后接受正规的治疗。

肛门和肛周的病需找肛肠科,对应的情况是便血鲜红,肛门疼痛难忍,或伴有肛裂。

呕血一般伴有黑便,患者出血量大、快时会有血便,这是上消化道疾病,需要找消化内科。一般大便的带血,可有黏液,伴有肚子疼、胀气、便秘或拉肚子等下消化道症状,属于消化内科范畴。

【专家提醒】

引起便血的原因很多,多数是不要紧的,请大家不要过于担心。但仍应重视,及时就医,以排除不好的疾病。最后,祝大家"肠"常快乐,身体健康!

(作者:戴勇)

为什么肛瘘不能拖延？

【专家简介】

　　辛学知，主任医师，教授，硕士生研究导师，山东第一医科大学第一附属医院（山东省千佛山医院）肛肠科主任，山东省肛肠病医院院长，山东省中医药能力提升工程第四批重点专科肛肠科学术带头人，山东省第三批中医药师承指导老师，山东省名中医药专家，英国圣马克医院访问学者，山东省肛肠名医、山东省肛肠专业杰出专家，兼任山东省研究型医院协会肛肠病学分会主任委员。

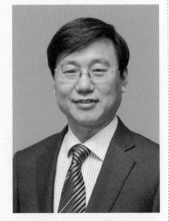

　　多年来，一直致力于肛肠疾病的诊断、治疗和基础研究，包括内外痔、混合痔、肛裂、复杂性肛瘘、高低位肛周脓肿、直肠脱垂、肠道息肉等疾病的微创手术治疗，并且对顽固性便秘、腹泻、溃疡性结直肠炎、克罗恩病、肛门瘙痒及湿疹、肠易激综合征、脱肛及肿瘤术后康复的中医中药治疗有独到见解；2014 年以全国票选第三名的身份荣获"2014 患者体验度"年度评选的"优秀医师"称号。

　　累计发表学术论文 69 篇，其中 SCI 收录 1 篇，主编著作 8 部，承担省部级科研课题 6 项，获得发明专利 2 项，实用新型专利 6 项。

【出诊信息】

　　周一、周三、周日（专家门诊），周五上午（知名专家门诊）。

特点:感染性疾病,迁延难愈,不规律发展

肛瘘是肛门直肠瘘的简称,属肛周感染性疾病,瘘是指被称为瘘管的病理性窦道,常因肛门直肠周围脓肿破溃或切开引流后逐渐缩小而成,主要与肛腺感染有关。其特点以肛门周围硬结、反复肿痛、破溃流脓、潮湿及瘙痒为主症,局部可触及或探及瘘管通向肛内。

肛瘘由原发性内口、瘘管和继发性外口组成,病情有蔓延和不规律发展的特性。瘘管可不断发展成多条不同程度的损伤括约肌,若任其发展,会带来一系列并发症,损害肛门功能,更有甚者会癌变。

肛瘘的治疗一定要尽早,最好是在脓肿期就切开进行充分引流。有些时间较久的肛瘘虽然疼痛等不适症状已不明显,但是它仍在暗中悄悄发展,瘘管范围不断地蔓延,侵犯的组织也越来越多,给后期治疗带来更大的难度。

带瘘生存,后患无穷

肛瘘自愈的可能性是极低的,自愈常见于2岁内的婴幼儿,而肛瘘多见于青壮年,所以该病一般不会自愈。有些患者因肛瘘并没有明显的疼痛及感觉异常,就产生了一种可以和它"相安无事、共度余生"的错觉,但实际上它会不停对患者造成伤害,余生的日子里,它定会好好地"指教"患者的身体,甚至带来以下"教训":

(1)肛门直肠狭窄:肛瘘病变常侵犯肛门直肠前壁末端,产生结缔组织,形成环形或半环形瘢痕,由于炎症常年刺激导致瘢痕挛缩,使肛门、肛管、直肠腔道狭窄,久而久之患者连正常的大便都难以维持。

(2)肛门失禁:肛瘘的瘘管反复发作不愈合,导致肛管直肠肌肉和软组织广泛感染,大量结缔组织增生、变硬,使肛门肌肉失去原有的弹性,从而引起肛门括约肌的功能,尤其是肛门的关闭功能退化,常见的就是对稀便难以控制,形成不完全性肛门失禁。

(3)肛门慢性湿疹:由于常年不愈的瘘管多有分泌物溢出,长期刺激肛周皮肤,导致肛周皮肤长期处于潮湿状态,容易引发细菌、真菌滋生,形成慢性湿疹,患者往往奇痒难忍。

(4)肛瘘癌变:这是所有并发症中最为严重的一种,经临床观察及国内外文献报道,肛瘘超过十年以上容易发生癌变。虽然是小概率事件但是也需要警惕,临床上我们也见过肛瘘数十年不治疗的患者,最后整个屁股都惨不忍睹,切除后病理结果也显示已经癌变,所以提醒大家,肛瘘一定要尽早治疗。

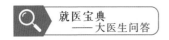
从好好排便开始，预防肛瘘

前面我们说到，引发肛瘘的原因主要是肛隐窝中肛腺的感染，而从临床上也不难发现，肛瘘和肛周脓肿的患者，普遍存在大便次数过多、大便不成形的问题，这样粪便反复多次的刺激极易引起感染后化脓形成脓肿继而引发肛瘘。所以预防肛瘘，必须从患者重视自身排便情况开始。

另外，大家应保持肛门周围清洁，少吃辛辣刺激的食品，不喝烈酒，进食清淡新鲜、易消化、富含纤维素的瓜果蔬菜，这对于肛瘘的预防也有很大的帮助。

———————— 【专家提醒】 ————————

如果察觉肛门及周围异常，一定要及时就医，不要因为害羞而错过了最佳诊疗时间。如果已经确诊为肛瘘或肛周脓肿，一定要听取医生建议及时选择最适合的治疗方式。目前肛瘘的手术方案有很多，不要因为一时的顾虑错过最佳治疗时机，给自己带来更多的麻烦。虽然肛门处在见不到阳光的地方，但是该处的健康问题也是很值得关注的。

（作者：辛学知）

泌尿篇

怎样才能早期发现患上了肾脏病？

【专家简介】

胡昭，山东大学齐鲁医院（德州医院）副院长，山东大学齐鲁医院内科主任，主任医师，教授，博士研究生导师，山东省肾脏病临床重点学科主任、学科带头人，山东省临床肾脏病大数据研究中心主任，山东省名医；兼任山东省研究型医院协会肾内科分会主任委员。

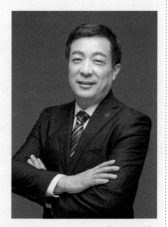

2020 年 2 月，带领山东大学国家援鄂医疗队赴武汉 60 天，圆满完成了抗疫任务，为山东大学、齐鲁医院争光，被湖北省委、省政府授予"最美逆行者"称号，被湖北省委宣传部授予"当代最可爱的人"称号；被山东省委、省政府授予"抗疫先进个人""优秀共产党员"，被山东省委宣传部授予"新时代楷模""抗疫榜样"，被山东大学评为"援鄂抗疫突出贡献奖""新冠肺炎疫情防控工作最美家庭"，被山东省总工会评为"工人先锋号"，被山东大学齐鲁医院评为"援鄂抗疫先锋"，被中华肾脏病学会评为"援鄂抗疫优秀肾科医生"，被中国医师协会评为"援鄂抗疫先进个人"，被中国康复协会评为"优秀共产党员""抗疫先进个人"，被中国非公立医疗机构评为"全国抗疫先进个人"等，共 21 项。

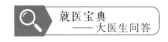
中国成年人慢性肾脏病（简称"CKD"）患病率为 10.8%，患者人数高达 1.29 亿。随着我国人口老龄化程度日益加深，人们生活方式的改变，高血压、糖尿病等疾病带来的肾脏损伤逐渐增加，使慢性肾脏病患病率进一步升高。

重视慢性肾脏病危害

肾脏是维持人体生命基本活动最重要的器官之一。慢性肾脏病起病隐匿，缺乏明显的临床症状，早期就诊率低，许多患者就诊时往往已进入中晚期，且伴有严重的并发症，死亡率高，治疗费用高。

慢性肾脏病犹如"隐身杀手"，它伴随着高血压、糖尿病、高血脂、痛风、心脑血管疾病（心肌梗死、心衰、脑出血、脑梗死）、感染等各种常见病，最终导致严重的肾脏损害，给社会、家庭、个人带来了沉重的负担。

慢性肾脏病可以早发现、早诊断

慢性肾脏病的病因呈多样性，对于具有慢性肾脏病危险的人群来说，需要特别关注以下因素，包括：年龄＞60 岁，患有糖尿病、高血压、高血脂、动脉粥样硬化、心脑血管病、自身免疫性疾病（系统性红斑狼疮、过敏性紫癜、结缔组织病等）、全身性感染、急性肾衰竭等疾病的人群，以及有肾脏病家族史的人群。

慢性肾脏病早期起病隐匿，一部分患者可能没有任何症状；另一部分患者可能会有眼睑或下肢浮肿、暮重晨轻，尿泡沫增多、乏力、纳差等症状，但不能引起患者足够的重视；更有一部分患者在体格检查时已经发现高血压、糖尿病、尿蛋白、尿潜血和肾功能指标异常（尿素氮、血肌酐、尿酸升高、肾小球滤过率降低）等情况，但没有及时进行诊断，从而失去了逆转治疗的机会。

怎么才能早期发现是否有肾脏病？

最简单的方法就是检测晨尿常规、尿微量白蛋白、尿红细胞位相、血尿素氮、血肌酐、肾小球滤过率、血胱蛋白酶抑制剂（Cystatin C）、肾脏超声等。

如果发现有肾脏病，则需要明确病因，需要患者做更详细的检查，包括免疫指标检测、肿瘤标记物检测、肾脏组织活检、CT、磁共振、核素肾脏扫描等。

我国慢性肾脏病前三位病因是慢性肾小球肾炎、糖尿病、高血压。治疗慢性肾小球肾炎时，需要明确是哪种病理类型。对于高血压、糖尿病患者应常规进行尿常规检测，定期复查尿微量白蛋白、肾功能指标，以便早期发现高血压、糖尿病所致肾损害。

慢性肾脏病可以早治疗

确定慢性肾脏病病因后，早期治疗手段是多样的：针对肾小球肾炎，有

RASI（肾素-血管紧张素转换酶抑制剂、肾素-血管紧张素转换酶受体抑制剂）、激素、各种免疫抑制剂、生物制剂、中成药等；针对高血压，在降压治疗同时，应用肾脏保护药物；针对糖尿病，除降糖外，还需要降压、降脂、减少蛋白尿、保护肾功能；针对其他病因，也有更多的治疗措施，如多囊肾、罕见病的治疗等。

随着诊断、治疗技术的不断发展，肾脏病已经实现早诊断、早治疗，相应地，其治疗率和控制率也在不断提高。

慢性肾脏病可以早预防

慢性肾脏病的早期诊断是防治的前提和基础。对于慢性肾脏病患者和具有慢性肾脏病高危因素的人群来说，充分认识慢性肾脏病危害，学会自我保护，具有重要意义。

（1）绝大部分慢性肾脏病患者可以保持正常的工作和生活，不必过分焦虑和担心，但应该注意在日常生活中尽量避免可能加重肾损伤的因素，如劳累、感染（病毒、细菌）、肾损伤药物、饮食因素等。

（2）定期查体，定期复查肾脏疾病，对于掌握病情变化，判断肾脏病进展具有非常重要的意义。

如何应对我国慢性肾脏病目前的情况

国家从以下四个方面给出应对措施：①提升人民群众对慢性肾脏病的认知；②推动慢性肾脏病公共卫生政策的完善；③大力发展自主创新医疗产品；④继续深入开展国家肾脏病医疗质量控制。

────────────────【专家提醒】────────────────

我们不仅要了解肾脏疾病，更要积极关注自身肾脏的健康状态。通过加强科普宣传，重视健康教育，提升人民群众对慢性肾脏病的认知；通过改善生活方式和生活环境，积极治疗糖尿病、高血压等减少相关慢性肾脏病的发生；通过对普通人群体检、高危人群早期筛查实现慢性肾脏病早期诊断和早期治疗；鼓励慢性肾脏病患者及家属主动参与肾脏健康检查，提升自我管理意识，实现规律随访和按需就诊相结合，从而延缓肾脏病进展和并发症的发生；鼓励患者参与社会活动，促进社会回归，提升患者及家属的生活质量。

（作者：胡昭）

内分泌篇

腔镜甲状腺手术是微创手术吗？

【专家简介】

曾庆东，山东大学齐鲁医院甲状腺外科主任医师，兼任山东省研究型医院协会甲状腺外科分会主任委员。

从事甲状腺外科30多年，在甲状腺疾病的诊治方面积累了丰富的经验；主编《甲状腺手术并发症》，编译《甲状腺及甲状旁腺外科学》，参编中国甲状腺外科指南与共识十余部，担任《中华内分泌外科杂志》《腹腔镜杂志》编委。

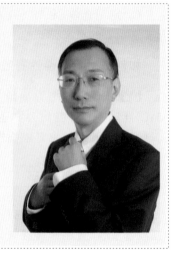

【出诊信息】

周三上午。

腔镜技术是指在腔镜辅助下完成外科检查或操作的外科技术。现代腔镜技术以其创伤小、外表美观、术后恢复快等优点迅速风靡世界，很快应用到普通外科、泌尿外科、妇产科、胸外科等各个外科领域。在腔镜技术不断发展和进步的前提下，腔镜甲状腺外科手术也应运而生。

　　腔镜甲状腺手术是指利用腔镜技术和腔镜器械的便利,将颈部切口转移至胸前、腋窝、口腔或其他较为隐蔽的位置,形成"颈部无瘢痕"的手术。由于术后患者颈部无任何瘢痕,美容效果良好,因此很多患者认为腔镜甲状腺手术是"微创"手术,那么这个说法正确吗?

　　首先,让我们看看腔镜甲状腺手术有哪些优势。腔镜甲状腺手术最大的优势就是"颈部无瘢痕",传统的开放手术会在颈部留有瘢痕,即使经过岁月的修复,也无法完全恢复,甚至一些患者还会出现瘢痕增生性改变。这对很多年轻女性、公众人物等造成很多困扰,并对其工作和生活产生巨大影响,而腔镜甲状腺手术完美地解决了这个问题,它将切口转移至隐蔽的位置,在治疗疾病的同时最大程度地保留了颈部原本的美丽。

　　其次,腔镜甲状腺手术利用腔镜的放大作用,可以将组织层次、血管、神经及旁腺更好地显露出来,减少"误伤"的发生。该手术的过程清晰,造成的出血量较少,便于医生观看交流及青年医师的学习成长。

　　腔镜甲状腺手术优势多多,每个患者都适合这个手术吗?要回答这个问题,就要注意以下三点:

　　第一,腔镜甲状腺手术的"腔"是人造腔,人体颈部无天然腔道,无论哪种腔镜甲状腺手术均需建立人工操作腔,其皮下游离的范围均大于传统开放手术,即使术后疼痛感无明显加重,但术后创面组织粘连程度均重于传统开放手术。

　　第二,腔镜甲状腺手术对于患者是有选择性的,无论是哪种腔镜手术均存在"死角"。选择这类手术,需要严格对患者进行术前评估,医生会根据超声检查(包括超声造影)和颈部增强 CT,明确肿瘤及转移淋巴结的大小和位置。目前,良性甲状腺结节、甲状腺微小乳头状癌未合并中央区淋巴结转移是较好的手术适应证。而对于术前怀疑远处转移、有过颈部放射治疗史、甲状腺癌术后复发,或合并口腔、胸部(包括锁骨)畸形者,在选择腔镜甲状腺手术时应慎重考虑。

　　第三,腔镜甲状腺手术对于医生是有选择性的,医生不仅要有丰富的传统甲状腺手术经验,更需要精通腔镜手术技能。若出现医生用力牵拉导致肿瘤种植播散,原位保留旁腺却无法保留旁腺血液供应,操作不当损伤皮肤气管等情况,均可能会给患者造成更大的创伤。

　　因此,基于"治病第一,美容第二"的原则,我们更多地将腔镜甲状腺手术归类于"美容需求"而不是微创手术。

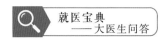
───【专家提醒】───

　　腔镜甲状腺手术只是一种"颈部无痕"的美容手术,因而只适合于在有相应条件医院治疗的一部分患者。因此,患者需要采用何种手术,需要到正规医院甲状腺外科咨询医师。

(作者:曾庆东)

揭开"桥本甲状腺炎"的神秘面纱

【专家简介】

姚玉民,主任医师,聊城市人民医院乳腺甲状腺外科、疝与腹壁外科行政主任,兼任山东省研究型医院协会甲状腺疾病病理与精准治疗分会主任委员。

1987年毕业于山东医科大学,一直从事普外科专业医疗、教学和科研工作,积累了丰富的临床经验。近十几年来主要从事乳腺疾病、甲状腺疾病,以及腹外疝疾病的诊断、手术和综合治疗。

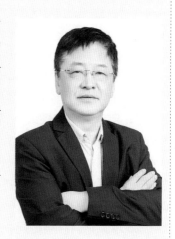

近年来,越来越多的人被"桥本甲状腺炎"盯上了,有的医生建议忌碘饮食,有的医生建议口服药物,有的医生建议定期复查,这到底是个什么病呢? 为什么同样得了这种奇怪的"炎",治疗方法却大为不同呢? 接下来我们就探索一下"桥本甲状腺炎"的秘密。

秘密之一:桥本甲状腺炎是什么?

桥本甲状腺炎(HT),也称"慢性淋巴细胞性或自身免疫性甲状腺炎",是一种自身免疫性甲状腺疾病,目前是甲状腺功能减退的主要原因。此外,桥本甲状腺炎患者更容易受到心血管疾病和恶性肿瘤的影响。桥本甲状腺炎在1912

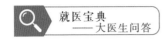
年由日本医生桥本（Haraku Hashimoto）首次描述，后来就以桥本的名字为之命名。

秘密之二：为什么会得桥本甲状腺炎？

目前认为桥本甲状腺炎的病因主要分为两大类：遗传基因因素和环境因素。一些基因已经被证实参与了桥本甲状腺炎的发病机制，同时桥本甲状腺炎的发病有家族性倾向。此外，硒缺乏可被视为饮食环境因素中的诱发因素，饮食中碘的过量可能决定了易感个体桥本甲状腺炎的发病，其他因素如吸烟、病毒感染等也可能对其发病起作用。桥本甲状腺炎更偏爱女性，女性的发病率是男性的 8～9 倍，高发年龄为 30～50 岁。

秘密之三：得了桥本甲状腺炎有哪些症状？

大部分患者并没有症状，小部分患者会出现甲状腺肿大、变硬，偶尔可见轻度疼痛或触痛，吞咽不适等症状。桥本甲状腺炎的发病隐匿，但对甲状腺功能的影响很大，可根据甲状腺功能的异常情况分为三个时期：

（1）甲亢期：由于机体免疫功能下降或紊乱，甲状腺组织被自身抗体攻击，导致正常储存在甲状腺滤泡中的甲状腺激素释放入血液循环，造成一过性甲亢，可引起心慌、手抖、出汗、腹泻、易怒、烦躁和失眠等甲亢症状。通常这个阶段时间较短，短期功能亢进后出现持续性功能下降或功能正常。

（2）稳定期：随着被破坏的甲状腺滤泡细胞内激素释放的减少，甲亢症状逐渐消失，此时甲状腺虽然仍遭受着持续的破坏，但还能维持正常功能，这个阶段可能存在时间较长，患者可能没有症状。

（3）甲减期：在甲状腺自身抗体的不断攻击下，甲状腺组织遭到破坏，功能逐渐下降，最终无法维持正常功能。此期患者会出现乏力、嗜睡、浮肿、腹胀、便秘、情绪低落、体重增加等甲减的表现。桥本甲状腺炎导致的甲减还会影响女性的受孕，增加流产、胎停的风险。

秘密之四：如何诊断桥本甲状腺炎？

桥本甲状腺炎的诊断基于临床症状、抗甲状腺抗体和组织学特征。甲状腺过氧化物酶抗体（TPOAb）被认为是桥本甲状腺炎最重要的特征，早期通常以甲状腺球蛋白抗体（TgAb）升高为主。超声常表现为甲状腺体积增大，呈弥漫性低回声，不均质改变，或呈"网格状"回声，血流信号丰富出现火海征等。细胞学检查不是常规的，当怀疑甲状腺结节有恶性转化时才进行检查。

秘密之五:桥本甲状腺炎怎么治疗?

大部分患者不需要治疗,甲亢期一般不主张服用抗甲状腺药物,稳定期如果合并甲状腺肿大,可适当补充甲状腺素减轻压迫感。甲减期需要服用甲状腺素替代治疗,治疗时应定期监测甲状腺功能,逐渐调整药物剂量。

秘密之六:含碘食物不能吃吗?

限制含碘食物的摄入,有助于减少桥本甲状腺炎的发生及发展。对于已经是甲减并且开始甲状腺激素替代治疗的患者,限制或不限制碘的摄入其实意义不大。患者应保持良好的生活习惯,加强体育锻炼,调节心情,营造稳定的免疫状态,这样更有助于桥本甲状腺炎的治疗。

(作者:姚玉民)

甲状腺结节:小结节,大问题

【专家简介】

刘学键,主任医师、博士、硕士研究生导师,山东省立第三医院两腺与血管瘤科主任,二级教授;享受国务院特殊津贴专家。

兼任中华医学会整形外科分会脉管学组常委、中国医师协会先天性脉管畸形专家委员会委员、山东省研究型医院协会血管瘤脉管畸形分会主任委员。

擅长头颈部肿瘤、乳腺、甲状腺疾病的诊治,尤其对血管瘤和淋巴管瘤的介入、硬化、手术治疗拥有极其丰富的临床经验和深厚学术造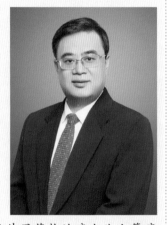诣。在国内首次提出并率先应用口服普萘洛尔及外用药物治疗小儿血管瘤的新理论、新方法,对复杂颌面部及四肢血管畸形治疗达到国内领先水平;慕名前来就诊的患者来自30多个省、市、自治区,还包括香港同胞及欧美华侨等,而其中大约三分之一是北京、上海、广州等大医院的知名专家介绍而来的疑难病例。先后获山东省科技进步奖8项、山东省发明创业一等奖1项,国家发明专利10项,实用新型专利20多项。

【出诊信息】

周一全天。

随着体检的普及、技术水平的提高,甲状腺结节的检出率正逐年上升,越来越多的人开始关注这类疾病。

近 30 年来的数据显示,全球多个国家和地区甲状腺疾病的发病率呈现出持续快速上涨的态势。2020 年,全球新发甲状腺癌病例约 58 万例,在所有癌症中位列第 11 位,预计 2030 年前后甲状腺癌将成为发病率位列第 4 的常见癌症。

病因多样化

甲状腺结节多为良性,如甲状腺瘤、结节性甲状腺肿等,是因甲状腺细胞在局部异常增生而形成的团块。导致甲状腺结节的原因有很多,如缺碘、遗传因素、放射暴露史、甲状腺炎症、自身免疫性疾病等。

甲状腺结节多发于女性和 40 岁以上的人群。有国内外研究表明,女性甲状腺肿和甲状腺结节患病率均高于男性,经过一些细胞和动物实验发现,雌激素可促进甲状腺细胞增殖,因此雌激素水平也可能是甲状腺结节的诱发因素。

早发现、早诊断

因为甲状腺结节早期无明显症状及体征,往往容易出现漏诊。若结节短期内迅速增大,则有恶性的可能。甲状腺癌晚期患者常有局部肿块疼痛,可压迫气管、食管,甚至出现声音嘶哑、吞咽困难或交感神经受压等症状,若侵犯颈丛神经,可出现耳、枕、肩等处疼痛等。伴随颈部淋巴结转移的患者,可触到颈部淋巴结肿大。

甲状腺髓样癌的患者由于肿瘤本身可产生降钙素和 5-羟色胺,还可引起腹泻、心悸、面色潮红等症状。

怎样做到早发现、早诊断?

目前甲状腺结节的首选筛查方法为超声检查。常规超声检查可以确定甲状腺结节是单发还是多发、结节的大小、位置、与周围组织器官的关系、形态特征、血供情况,进而评估其恶性风险。国际上根据甲状腺结节恶性风险的高低,制定了一整套的分类方法——甲状腺影像报告与数据系统(thyroid imaging reporting and data system,TI-RADS),并根据这一分类来决定是否需要下一步检查或治疗(如表 1 所示)。对于恶性风险较高的患者,可进一步采用超声引导下甲状腺细针穿刺(ultrasonic guided-fine needle aspiration,UG-FNA)来确定甲状腺结节的良恶性,原则上所有手术患者均需在治疗前获得该检测的明确结果。

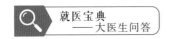

表 1　TI-RADS 分类

分类	评价	超声表现	恶性风险
0	无结节	弥漫性病变	0
1	阴性	正常甲状腺(或术后)	0
2	良性	囊性或实性为主,形态规则、边界清楚的良性结节	0
3	可能良性	不典型的良性结节	＜5％
4	可疑恶性	恶性征象:实质性、低回声或极低回声、微小钙化、边界模糊/微分叶、纵横比＞1	5％～85％
4a		具有 1 种恶性征象	5％～10％
4b		具有 2 种恶性征象	10％～50％
4c		具有 3～4 种恶性征象	50％～85％
5	恶性	超过 4 种恶性征象,尤其是有微钙化和微分叶者	85％～100％
6	恶性	经病理证实的恶性病变	100％

【专家提醒】

　　甲状腺结节多为良性,恶性结节为 5％～15％,即甲状腺癌。在甲状腺癌中,94％为分化型甲状腺癌,主要包括甲状腺乳头状癌、甲状腺滤泡状癌和嗜酸细胞癌。该类型的病情进展缓慢,患者的五年、十年生存率较高。

　　此外,甲状腺髓样癌约占 4％,未分化甲状腺癌占 1％～2％,侵袭性均较强且预后差。至于甲状腺良性结节是否会演变成恶性,目前还没有统一的结论,但恶性的结节也是逐渐发展并表现出来的。因此,对于甲状腺良性结节,监测至关重要,根据结节的形态大小、合并甲状腺疾病的情况以及个人意愿,来选择相应的治疗方法,如穿刺抽液治疗、消融治疗或手术治疗。对于甲状腺癌,手术治疗往往是第一选择,对疾病的预后起到至关重要的作用。在经过规范的手术治疗后,根据临床情况及病理结果合理制定后续治疗方案([131]I 治疗、促甲状腺激素抑制治疗、外照射治疗、化疗及靶向治疗等)。

（作者:刘学键）

查体发现甲状腺上长了结节怎么办？

【专家简介】

兀玉忠，医学博士，研究生导师，现任山东大学第二医院甲状腺外科主任，主任医师，普通外科教授，知名专家。

兼任中国医师协会山东分会腔镜委员会副主任委员、中国医学会山东分会快速康复外科学组副主任委员、山东省研究型医院协会秘书长。

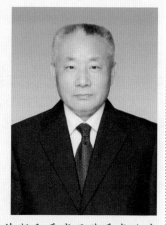

主要从事普外科临床、科研和教学工作，积累了丰富的经验，尤其在甲状腺结节、甲状腺肿、甲状腺良恶性肿瘤、甲状腺功能亢进症、甲状腺功能减退、亚急性甲状腺炎、桥本甲状腺炎、甲状腺疑难病症、颈部肿块、甲状旁腺疾病的诊断和手术及非手术治疗方面积累了丰富经验，完成甲状腺手术 3000 余例，并对术后的随诊及后续治疗方面进行了系统性的精准指导，做到对甲状腺疾病的诊疗达到个体化、精准化、规范化、系统化，不负仁心妙术、敢为"甲"先的行医格言。对甲状腺多次手术，以及甲状腺巨大肿块、胸骨后甲状腺肿及复杂性甲状腺肿瘤、甲亢的手术治疗达到了完美程度，得到了患者的好评，并将腔镜及微创技术应用于上述疾病的诊疗及推广中。

发表专业性学术论文 30 余篇，编写论著 4 部，作为承担者及参与者先后 6 次获山东省科学技术奖，多次获院"发展贡献奖""新技术奖""危重病人抢救成功奖"及荷花杯"优秀医师奖"。

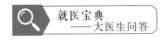

【 出诊信息 】

周四全天。

甲状腺是人体重要的内分泌器官,形如蝴蝶状,分为左右两叶及峡部,位于胸骨上窝、气管两侧,重 30～40 g。

甲状腺分泌的甲状腺激素,对人体的正常生理代谢起到非常重要的作用,分泌过多或过少,会出现甲状腺功能亢进或低下的症状。

甲状腺虽然器官不大,但功能重要,出现病变的概率也很高,最常见的是甲状腺结节。甲状腺结节在早期并没有症状,容易让患者忽略,从而延误病情,所以建议定期体检,及早发现病情,避免病情进一步恶化。

患者可首选超声检查,其他的检查方法有甲状腺功能、甲状腺抗体、甲状腺球蛋白、甲状腺 CT、同位素显像、PET-CT、细针穿刺细胞学检查等。

超声检查针对甲状腺结节进行甲状腺影像报告和数据系统(TI-RADS)分级,0～3 级分类考虑良性病变可能性大,4 级以上就存在恶性病变可能,可以根据实际情况决定细针穿刺细胞学检查或手术治疗。

大多数良性甲状腺结节,不需要特殊治疗,只需要定期复查超声即可。但如果甲状腺结节有压迫症状,怀疑恶性,或有胸骨后甲状腺肿,则需要进一步治疗。

甲状腺结节可以通过手术治疗,主要包括常规手术治疗、腔镜手术治疗、消融治疗等,具体的治疗方式需要根据患者情况制定。

常规手术治疗为传统治疗方式,于颈部取一 4 cm 长的弧形切口,手术结束时采用美容缝合方式减少瘢痕形成。

腔镜手术治疗是将腔镜技术应用于甲状腺手术治疗,具有放大图像、更精确辨认喉返神经和甲状旁腺、颈部不留瘢痕等特点,有助于实现手术精细化、切口微小化、美容化的目的。

消融治疗是将能够产生微波的特制针,在超声引导下精准地导入甲状腺结节位置,通过高温使病变组织凝固坏死,具有手术时间短、恢复快、不遗留瘢痕、不破坏甲状腺功能等优点。

大部分甲状腺术后患者需规律服用左甲状腺素钠片,剂量遵医嘱,早餐前半小时服用,每日一次,术后 4～6 周查甲状腺功能,部分术后患者需短期服用钙片。

近几年甲状腺癌的发病率逐年升高,甲状腺癌特别是乳头状癌、滤泡状癌,只要遵循正规治疗原则及治疗方法,规律服用左甲状腺素等药物,绝大多数患者预后良好,甚至可以治愈,十年存活率在90％以上。

【专家提醒】

　　因为甲状腺是一内分泌器官,所以,人们应保持良好的心态,避免过度焦虑,颈部避免放射性照射,尽量避免高碘或低碘饮食,可行常规性超声检查,做到早发现、早治疗。

（作者：亓玉忠）

2 型糖尿病患者如何避免夜间低血糖？

【专家简介】

陈少华，山东第一医科大学第一附属医院（山东省千佛山医院）内分泌科主任医师，教授、硕士研究生导师，主要兼任山东省研究型医院协会内分泌代谢疾病与衰老学会主任委员。

从事内分泌专业 30 多年，尤其擅长糖尿病、老年病、骨质疏松以及男性疾病的临床研究和治疗，现致力胰岛素抵抗综合征以及糖代谢和脂代谢机制的研究等，主持或参加省部级课题 10 项，已获奖课题 7 项。

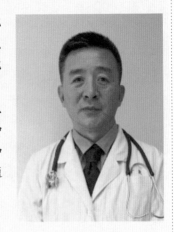

【出诊信息】

周一全天。

很多 2 型糖尿病患者治疗过程中发生过低血糖，表现为头晕目眩，出虚汗，有时还伴发心跳加快、恶心等症状，部分患者会在夜间睡眠时惊醒，出现心跳加快、恶心等低血糖现象。这给生活带来不便和恐慌，而且夜间低血糖往往可能诱发心脏疾患。

那么，患者为什么会出现低血糖？有什么方法可以避免夜间发生低血糖呢?

人体的血糖受多重因素的调节与控制,与进餐、运动、激素分泌关系密切。正常情况下,胰岛素、糖皮质激素和胰高糖素达到巧妙的平衡,使得我们既没有高血糖,又没有低血糖。

2型糖尿病患者的激素平衡被打乱,如果再加上降糖药服用不当,饮食运动不合理就会发生低血糖。

负责升糖的糖皮质激素分泌有昼夜节律,其水平往往在夜间呈低潮,所以夜间就更易引发低血糖,出现头晕、心慌等症状。该种低血糖危害比较大,中老年患者经常同步诱发心绞痛、胸闷、甚至心梗和脑梗。

究其原因可能有以下几个因素:

1.饮食

糖尿病患者晚上吃得太少或者太迟,都有可能出现低血糖。糖尿病患者饮食应该遵循定时定量进餐,避免饮酒,尤其烈性酒。酒精能够刺激胰岛素分泌,引起低血糖发生。

2.运动

患者晚饭后运动量过大,会出现低血糖现象。一般来说,糖尿病患者可以每天进行30分钟的中等强度运动。

3.药物

有些药物,如胰岛素、格列奇特、格列吡嗪、格列美脲、瑞格列奈等会造成低血糖的发生。如果患者频繁发生低血糖,应该调整降糖药物方案。

4.肝、肾功能不良

患者如果肝、肾功能不良,尤其是肾衰造成糖代谢途径紊乱,会频发低血糖和夜间低血糖。

【专家提醒】

如何才能防范2型糖尿病患者夜间低血糖发生:

(1)尽量按时吃晚餐。

(2)睡前监测血糖,如果血糖偏低,建议适当减少睡前的胰岛素用量。

(3)如果有晚餐后活动的习惯,建议适量增加晚餐。

(4)注意排除心脏疾病隐患,定期行心电图检查和肝肾功能检测。

(作者:陈少华)

小心糖尿病毁了您的"性福"

【专家简介】

　　管庆波，主任医师，二级教授，博士研究生导师，"泰山学者"特聘专家，山东第一医科大学附属省立医院（山东省立医院）内分泌代谢科主任，主要兼任中华医学会内分泌学分会委员兼秘书长，山东省研究型医院协会标准化代谢性疾病管理分会主任委员。

　　主要研究方向为糖尿病及其并发症的基础和临床，放射性^{131}I治疗甲状腺疾病，垂体肾上腺性腺疾病诊治，突出性腺内分泌特色。

　　先后主持国家自然基金4项，中国中医药局基金、中华医学会国际交流基金、山东省重点专项、山东省自然基金、卫生厅课题、中医药局课题等多项；获国家科技进步一等奖1项，卫健委三等奖1项，山东科技进步奖、山东医学科技奖、院级科技进步奖等多项；发表论文200余篇，SCI收录90余篇；主编、副主编专著5部，参编10部。

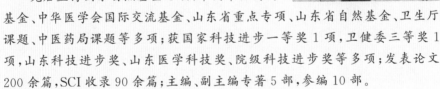

【出诊信息】

　　周一上午（性腺内分泌科门诊）、周一下午（内分泌科专家门诊）、周二下午（内分泌科知名专家门诊）、周三全天（山东第一医科大学附属内分泌代谢病医院专家门诊）。

张先生不过 30 岁出头,在一家网络公司担任技术总监,伴随着事业的成功,人也逐渐发福,1 米 72 的个头,体重却足有 200 多斤。一年前他在单位体检中查出患有糖尿病。由于工作比较忙,自己也没有任何症状,因此一直没有系统治疗。最近,妻子发现丈夫有些不对劲,无论自己多么温存多情,都很难唤起丈夫的回应,每次房事都力不从心,草草了事,全然不见了往日的激情。妻子开始怀疑丈夫可能"外面有人",甚至为此还打起了"冷战"。如今,张先生才意识到问题的严重性,遂下决心去医院检查。医生的结论是张先生患有糖尿病性勃起功能障碍(DMED)。

阴茎勃起功能障碍(erectile dysfucture,简称 ED),是指阴茎不能持续达到或维持充分的勃起,无法获得满意的性生活,主要表现为勃起不坚、插入困难,常伴有早泄、性欲减退、性高潮及射精功能障碍。

糖尿病可以损害血管及神经,导致各种各样的并发症,如心脑血管疾病、肾脏病变、视网膜病变、神经病变、糖尿病足等。除此之外,还有一种临床非常普遍,但人们往往羞于启齿的并发症——勃起功能障碍(俗称"阳痿")。患者主要表现为阴茎不能充分或维持勃起,以致不能完成满意的性生活。需要强调的是,ED 是心血管并发症的预测因子,出现 ED 的糖尿病患者要评估心血管系统,以进一步排除心血管疾病。

资料显示,50％以上的糖尿病患者在糖尿病发病 10 年内发生 ED,12％的患者是因为 ED 就诊时才发现患有糖尿病。随着年龄的增长和糖尿病病程的延长,ED 发生率也显著增加。糖尿病患者的 ED 发生率是非糖尿病患者的 3～5 倍,因此 ED 是糖尿病患者的常见并发症,并严重影响了患者的生活质量和自信。

那么,为什么糖尿病患者容易发生 ED 呢?

让我们先来简单了解一下阴茎勃起的生理过程。勃起是男性受到性刺激后阴茎海绵体发生的充血反应。正常男性性功能的维持有赖于下丘脑-垂体-性腺内分泌轴和神经、血管及心理等各方面的和谐统一。在阴茎勃起过程中,首先是由大脑将性刺激信号通过肾上腺素、乙酰胆碱和一氧化氮等化学神经递质传递至神经血管系统,使阴茎海绵体内的平滑肌松弛、小动脉扩张、海绵体血流和压力急剧增加,再加上阴茎的纤维弹性组织收缩,阻止海绵体平滑肌内小动脉的血液回流,从而导致勃起组织充分充血膨胀。以上任何一个环节出现异常都会导致阴茎勃起功能障碍。

糖尿病为何会导致勃起功能障碍?

糖尿病 ED 主要为糖尿病引起的高糖毒性,及其相关血管、神经和内分泌病

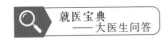

变,加之社会和心理等因素共同作用起病,同时肥胖、高血压、血脂异常、吸烟、饮酒等因素也参与了糖尿病 ED 的发生发展。患者出于对糖尿病并发症的恐惧以及对性生活引起血糖波动的担忧,还可导致心理性勃起功能障碍。换句话说,糖尿病性 ED 既有器质性因素,又有心理因素,是两者相互作用的结果。

(1)血管病变:长期高血糖会损害周围血管,导致血管内皮损伤、弹性减退、海绵体动脉血流供应减少,进而影响阴茎的勃起功能。

(2)神经病变:周围神经和自主神经在调节阴茎勃起的过程中起着重要的作用,前者负责刺激信号的接收和传递,后者负责调节血管舒缩。长期高血糖导致周围神经、自主神经以及周围动脉血管发生一系列病变,导致 ED。

(3)心理因素:由于对并发症的恐惧、经济上的巨大压力、长期控制饮食以及终生用药带来的种种不便,使得不少患者背负着巨大的精神压力,许多患者都存在不同程度的抑郁症状,这些心理问题同样会导致 ED。

(4)内分泌异常:糖尿病可引起雄性激素水平下降,而雄性激素在维持性欲上具有重要作用。

(5)其他:长期吸烟、酗酒及服用某些药物(如 β 受体阻滞剂、抗抑郁药等)也可诱发 ED。

影响 ED 的因素众多,相比之下,糖代谢紊乱所致的血管病变和神经病变是导致糖尿病性 ED 的主要原因。

如何诊断糖尿病性勃起功能障碍?

糖尿病 ED 的诊断主要依据两点:①有明确的糖尿病病史;②有勃起功能障碍的相关主诉。此外,还有多种辅助检查方式,如夜间阴茎勃起监测、阴茎彩色多普勒超声检查、动态阴茎海绵体灌注造影等。

根据严重程度,可将男性 ED 进行如下分级:

(1)无勃起功能障碍:勃起和维持勃起的能力不受影响,可以用小黄瓜来比喻阴茎勃起时的硬度。

(2)轻度勃起功能障碍:勃起和维持勃起的能力轻度受损,这时的硬度可以比作带皮的香蕉。此类男性只是偶尔对自己的性表现不满意。

(3)中度勃起功能障碍:勃起和维持勃起的能力中度下降,此时勃起的硬度如同剥了皮的香蕉。此类男性经常对自己的性表现不满意。

(4)严重勃起功能障碍:勃起和维持勃起的能力严重下降,硬度如同豆腐。具有严重勃起功能障碍的男性几乎没有满意的性表现。

糖尿病性勃起功能障碍如何治疗？

关于本病的治疗,应当根据发病原因,采取综合性、个体化治疗,主要包括以下几个方面。

1.基础治疗

在控制血糖的基础上采取综合治疗措施,包括改善生活方式(健康饮食、适当运动、禁烟限酒、心理平衡),严格控制高血糖、高血压、高血脂等心血管疾病危险因素,积极治疗糖尿病并发症和伴发疾病,保护血管、神经免受损害,可以阻止病情进一步发展。

除此之外,基础治疗还包括：

(1)心理干预:糖尿病性 ED 常合并心理因素,如焦虑、抑郁、心理压力过大等。对于这类患者,通过专业人员的心理分析、心理治疗、性行为训练及性教育等进行心理干预,必要时应配合服用抗抑郁或抗焦虑药物。

(2)雄激素:糖尿病影响雄性激素的合成与分泌。雄性激素在维持性欲上有重要作用。对睾酮水平低下者补充雄激素(如安特尔),可以改善勃起功能。多数研究显示糖尿病性 ED 患者单纯给予雄激素替代治疗的疗效欠佳,但与磷酸二酯酶(PDE5)抑制剂联合应用效果良好。

2.一线治疗

PDE5 抑制剂是糖尿病性 ED 治疗的一线药物,通过增加阴茎海绵体平滑肌内环磷酸鸟苷浓度,以松弛平滑肌,增加动脉扩张,提高阴茎海绵体的血流量,从而显著改善勃起功能,有效率高达 70％左右。此类药物包括西地那非、他达拉非、伐地那非、阿伐那非,可根据性交的频率和患者对药物用药体验选择。

(1)他达拉非(希爱力):该药服药 30 分钟后起效,作用时间可维持 36 小时,在这段时间内,患者如果接受性刺激,阴茎可以获得勃起。该药推荐用量为每次 5～20 mg,按需服用,性生活前一小时服用;也可每日服用 5 mg,可根据患者 ED 的严重程度和治疗效果进行剂量调整,重度 ED 可以从每日 10 mg 开始服用,之后根据治疗效果逐步减量。当自发性勃起恢复正常后可以改为按需用药,再根据治疗效果减少剂量,直至停药或用最小剂量维持。

(2)西地那非(万艾可,俗称"伟哥"),该药服药 30 分钟后起效,作用时间可维持 4 个小时,在这段时间内,患者如果接受性刺激,阴茎可以获得勃起。该药常规推荐剂量为 50 mg(半片),最大推荐剂量 100 mg(1 片),性生活前一小时服用;也可每天服用 50 mg,然后根据治疗效果逐步减量。

PDE5 抑制剂的不良反应包括头痛、面色潮红、消化不良、鼻充血、肌痛、视力异常及腹泻,但发生率低。该药必须在医生的指导下使用,禁用于正在应用

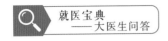
任何硝酸酯类药物治疗、有严重的心血管疾病、近期有过心脏病发作和卒中以及有体位性低血压的患者。伴有雄激素降低的患者应先提升雄激素水平,再联合服用磷酸二酯酶,可以提高疗效。

3.二线治疗

尿道内应用前列地尔,但长期治疗的依从性较差(30%)。海绵体内注射前列地尔5～40 μg,有效率约为70%,并发症包括阴茎疼痛、勃起持续时间延长(5%)及海绵体纤维化(2%)。

前列地尔、罂粟碱、酚妥拉明联合注射可增加疗效至90%,罂粟碱(与剂量有关)使用后阴茎海绵体纤维化的发生更为常见(5%～10%)。

真空勃起装置治疗的有效率高达90%,患者满意率为27%～94%。

低能量体外冲击波疗法可改善ED患者的阴茎血管内皮功能和神经修复功能,增加阴茎血流量,改善勃起功能,是一种非常有前途的治疗方法。

4.三线治疗

阴茎假体植入可用于药物治疗无效的患者,满意率达92%～100%,性伴侣满意率为91%～95%。其并发症是机械故障和感染。

5.其他

(1)改善微循环:胰激肽原酶、前列地尔、己酮可可碱及活血化瘀类中药等可用于改善海绵体微循环和勃起功能;前列地尔联合胰激肽原酶治疗有利于扩张血管和改善微循环,增加阴茎的充血和神经敏感性,缓解ED。

(2)抗氧化应激药物:硫辛酸。

(3)营养神经药物:如维生素B_1、甲基维生素B_{12}(弥可保)等。

(4)中医中药:采用中医理论辨证施治,实证者,肝郁宜疏通,湿热应清利,血瘀宜活血;虚证者,肾虚宜温补,结合养精;心脾血虚当调养气血,佐以温补开郁;虚实夹杂者,需标本兼顾。

──────────【专家提醒】──────────

糖尿病性ED一定要早预防、早发现、早治疗,注意心理疏导,避免使用可能诱发或加重阳痿的药物,如β受体阻滞剂、抗抑郁药物。此外,还要注意不要滥用壮阳药物,"伟哥"等PDE5抑制剂不得与硝酸酯类药物(如硝酸甘油、消心痛等)合用,否则有可能导致患者严重低血压而出现意外。

(作者:管庆波)

痛风，不该被忽视的"痛"

【专家简介】

姜秀云，医学博士，山东第一医科大学附属省立医院(山东省立医院)内分泌科主任医师，兼任中华医学会内分泌学分会第十一届委员会高尿酸学组委员、山东省研究型医院协会标准化代谢性疾病管理分会副主任委员，中华医学会糖尿病学分会第九届委员会糖尿病教育与管理学组委员。

擅长糖尿病、甲状腺疾病、痛风、骨质疏松症、身材矮小、肾上腺疾病、性腺发育异常等内分泌代谢性疾病的诊治；获厅局级科技进步一等奖1项、二等奖1项(第二位)，市级青年科技进步奖2次，山东省科技进步二等奖1项(第八位)；完成山东省自然科学基金1项，卫生厅科技发展项目1项，国家自然科学基金青年项目1项(第二位)；发表论文30余篇，主编著作2部，参编3部。

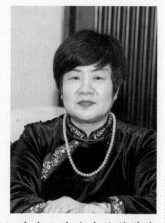

【出诊信息】

中心院区：周一全天。东院区：周三全天。

痛风是嘌呤代谢紊乱和(或)尿酸排泄障碍所致的一组疾病。

病初表现为关节疼痛，痛过之后，往往可以自行恢复，所以许多人不管不

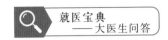

问,任其自生自灭,自以为可以相安无事。殊不知,这种痛却可以牵一发而动全身,它钻入关节,打入肾脏,悄悄侵蚀体内多个脏器,让人悔不当初。

那么痛风是怎么得的呢?

高尿酸血症是痛风最重要的生化基础。尿酸是人体嘌呤代谢的产物,体内嘌呤的来源又分为两种途径:内源性为自身合成或核酸降解(大约 600 mg/d),约占体内总尿酸量的 80%;外源性为食物中摄入(大约 100 mg/d),约占体内总量的 20%。无论男性还是女性,非同日测得两次血尿酸水平超过 420 $\mu mol/L$,则称为高尿酸血症。血尿酸超过其在血液或组织液中的饱和度可在关节局部形成尿酸钠结晶并沉积,诱发局部炎症反应和组织破坏,即痛风。另外,血尿酸可在肾脏沉积引发急性肾病、慢性间质性肾炎或肾结石,称之为尿酸性肾病。高尿酸血症和痛风是慢性肾病、高血压、心脑血管疾病及糖尿病等疾病的独立危险因素,是过早死亡的独立预测因子。

初步统计,中国高尿酸血症的总体患病率为 13.3%,痛风患病率为 1.1%,已成为继糖尿病之后又一常见的代谢性疾病。临床有 5%~12% 的高尿酸血症患者会发展为痛风,高尿酸血症与痛风是一个连续、慢性的病理生理过程,其临床表型具有显著的异质性。

高尿酸血症和痛风总体患病率呈现逐年升高的趋势,其中男性高于女性,且具有一定的地区差异,南方和沿海经济发达地区较同期国内其他地区患病率高,这可能与该地区人群摄入较多含嘌呤高的海产品、动物内脏、肉类食品以及大量饮用啤酒等因素有关。

痛风的分类及表现

痛风分为原发性、继发性和特发性三类。原发性痛风占绝大多数,与尿酸排泄障碍有关,少部分为尿酸生成增多导致,遗传因素有重要影响。继发性痛风主要见于某些遗传性疾病、血液病及恶性肿瘤化疗或放疗后、慢性肾病、使用某些药物如呋塞米、吡嗪酰胺后等。特发性痛风病因不明。

原发性痛风多见于中老年人,男性多见,女性多于绝经期后发病,近年发病有年轻化趋势,常有家族遗传史。其表现为高尿酸血症、反复发作急性关节炎、痛风石及慢性关节炎、尿酸性肾结石、痛风性肾病、急性肾衰竭,常伴有肥胖、血脂异常、高血压、糖耐量异常或 2 型糖尿病、动脉硬化和冠心病等。

痛风自然病程分为三个阶段:

(1)无症状性高尿酸血症。

(2)急性痛风性关节炎反复发作及间歇期,急性痛风性关节炎是原发性痛风最常见的首发症状,85%～90%的首次发作累及单一关节,以第一跖趾关节最常见,多于夜间起病,关节剧痛难忍,受累关节红肿热痛,常见诱因有受寒、劳累、饮酒、进食高蛋白高嘌呤食物、外伤、手术、感染等。其发作常呈自限性,多于数天或两周内自行缓解。症状消失后进入痛风间歇期,大多数患者在半年至两年内出现第二次发作。

(3)痛风石及慢性痛风性关节炎,痛风石是痛风的特征性临床表现,常见于耳郭,跖趾关节,指间、掌指、肘等关节,跟腱、髌骨滑囊等处。

病程较长的痛风患者可有肾脏损害,主要表现为痛风性肾病、尿酸性肾石病、急性肾衰竭。

痛风患者应进行血尿酸、尿尿酸、关节超声、X线、双源CT、磁共振,以及肝肾功能、血糖血脂等检查,并进行高尿酸血症及痛风的临床分型(肾脏排泄不良型、肾脏负荷过多型及混合型)判断。

如何治疗痛风?

血尿酸升高是高尿酸血症、痛风及其相关合并症发生、发展的根本原因。血尿酸长期达标可明显减少痛风发作频率、预防痛风石形成、防止骨破坏、降低死亡风险及改善生活质量,是预防痛风及其相关并发症的关键。患者教育、适当的生活方式干预和饮食习惯是痛风长期治疗的基础。适当运动、避免高嘌呤高糖饮食、避免饮酒及饮料、控制海鲜及肉类摄入、保持理想体重,可有效预防痛风。患者可每日饮水 2000 mL 以上,碱化尿液,使尿 pH 值维持在 6.2～6.9,常用药物为碳酸氢钠和枸橼酸制剂。秋水仙碱、非甾体消炎镇痛药和糖皮质激素也是急性痛风性关节炎治疗的一线药物。

别嘌醇、非布司他或苯溴马隆为痛风患者降尿酸治疗的一线用药,别嘌醇或苯溴马隆为无症状高尿酸血症患者降尿酸治疗的一线用药。所有痛风患者血尿酸水平应控制在<360 μmol/L,严重痛风患者<300 μmol/L,血尿酸不宜长期控制在 180 μmol/L 以下。别嘌醇具有良好降尿酸疗效,尤其适用于尿酸生成增多型的患者,应用中应特别关注超敏反应的发生,超敏反应一旦发生,致死率高。已经证实,别嘌醇超敏反应与 *HLA-B* 基因的改变(HLA-B * 5801 阳性)有关,汉族人群携带该基因型的概率为 10%～20%,因此对亚裔人群使用别嘌醇之前应进行 HLA-B * 5801 检测。

非布司他为特异性黄嘌呤氧化酶抑制剂,有良好的降尿酸效果,尤其适用于慢性肾功能不全患者,需警惕潜在的心血管风险。苯溴马隆通过抑制肾近曲小管尿酸盐转运蛋白1,抑制肾小管尿酸重吸收,促进尿酸排泄,特别适用于尿酸排泄减少的高尿酸血症和痛风患者。对于尿酸合成增多或有肾结石高危风

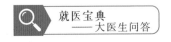
险的患者不易使用,服用苯溴马隆时,应注意大量饮水及碱化尿液。

痛风能治愈吗?

只能遗憾地说,答案是否定的,目前还不能实现痛风顽疾的根治。以当下的医疗水平和技术手段来看,尚没有"灵丹妙药"使高尿酸血症和痛风药到病除。

痛风的发生与不良生活习惯密切相关。"解铃还需系铃人",这就需要痛风患者痛下决心,与过去的恶习彻底"拜拜",遵医嘱用药,使血尿酸达标,牢牢扼住痛风的"喉咙",不给它作恶的机会,就等于驯服了它。

如今的医学水平可以帮助患者实现和达到与"治愈"等效的状态,并未将它"斩草除根"。因此需要患者保持清醒的头脑,将血尿酸控制达标持之以恒。其实痛风一直隐藏在暗处"虎视眈眈",一旦放松警惕,它就会像脱缰的野马"卷土重来"。如果能够长期控制血尿酸达标,就可以减少痛风发作,防止慢性痛风性关节炎的形成,避免关节损害和痛风性肾病的发生与尿酸结石形成,保持良好的肾功能。这样就可以与尿酸和平共处,达到"长治久安"。

痛风会遗传吗?

遗传是一件奇妙的事情,它的神奇在于每个人体内都有一套称之为"基因"的东西携带着所有的遗传密码,它确定了每个人的与众不同,在出生之前,父母已经书写好了这段神秘的基因代码,体质就由此确定了。引起高尿酸血症和痛风的先天性嘌呤代谢障碍有两个原因:肾脏排泄尿酸减少与体内尿酸生产过多,两者均有基因遗传缺陷的参与。所以有的人生来就属于尿酸"生产过剩型"或"排泄减少型",甚至两者兼有,这些人天生就具有高尿酸的"潜质"。许多代谢性疾病如痛风、糖尿病、高血压、血脂异常等都有一个共同的特点,那就是遗传和环境因素共同致病,有个形象的比喻:遗传因素将子弹上膛,环境因素扣动扳机。尽管患者无法改变易患痛风的"基因密码",起重要作用的生活习惯却可以达到"我的地盘我做主"的效果,通过后天的努力,保持良好的心态和生活习惯,同样可以对高尿酸血症和痛风"敬而远之"。

其实在人类进化过程中,从爬行到直立行走,丢失掉了一种叫作"尿酸氧化酶"的基因,缺少了尿酸氧化酶,尿酸就不能进一步变成溶解度更高的尿囊素排出体外。物理常识告诉我们,溶解度越高越不容易析出结晶,所以非灵长类生物不易得痛风,而人类嘌呤代谢的终产物是尿酸,容易析出尿酸盐结晶导致痛风的发生,所以我们人类本身就易患痛风。

【专家提醒】

　　痛风初次发作虽可自行缓解,看似"自生自灭",但其实一旦发作过痛风,它就已经在人体内"安营扎寨,伺机而动",并且容易引来它的几个"狐朋狗友"——高血压、血脂异常、糖耐量异常或2型糖尿病、动脉粥样硬化等一起兴风作浪。不过,即使有些人有痛风的家族史使"子弹上膛",也大可不必怨天尤人。只要保持良好的生活习惯,避开生活中导致血尿酸升高的甜蜜陷阱,如美食美酒、车马代步等,不给它"扣动扳机"的机会,也就避免了痛风的发病。如果不幸已经招惹上痛风这个"小恶魔",通过控制血尿酸达标,综合控制各项代谢指标,也可以和它"和平共处",尽享幸福健康人生。

(作者:姜秀云)

黏膜腺体分泌异常为哪般?

【专家简介】

齐峰,主任医师、教授、博士研究生导师、日本和歌山医科大学麻醉学博士,现任山东大学齐鲁医院麻醉科主任、山东省住培重点基地主任、山东大学第一临床学院麻醉教研室主任、山东省中美麻醉与脑代谢科技合作研究中心主任,兼任中华医学会麻醉分会气道学组委员、中国医师协会毕业后医学教育委员会麻醉科专委会委员、山东医学会麻醉分会副主任委员、山东医师协会麻醉分会副主任委员、山东省研究型医院协会麻醉治疗学专业委员会主任委员、山东中西医结合学会围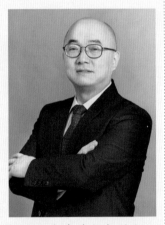手术期专业委员会副主任委员、山东医师学会减重与糖尿病外科分会副主任委员、山东省亚健康防治协会副会长、山东省体育运动训练中心健康顾问。

30余年临床工作经验,提出"齐点医学"理念——潜伏肌筋膜扳机点(齐点)慢性炎症致病假说,齐点慢性炎症是引起某些重大慢病的共同病因,采用齐点精准注射神经抗炎治疗方法,对治疗某些顽固性疼痛或黏膜腺体分泌异常等难治性疾病(包括术后顽固性疼痛、某些过敏性疾病、血管性疾病、神经性疾病及免疫性疾病)取得了较为满意的效果,开辟了麻醉治疗疾病的新理论、新思路和新方法。

2019 年 2 月,在山东大学齐鲁医院开设山东省第一个麻醉治疗门诊,也是国内开设的第二家麻醉治疗门诊;2019 年 8 月,成立山东省研究型医院协会麻醉治疗学专业委员会,并担任主任委员,是山东省第一个也是国家级学会中第一个与麻醉治疗相关的专业学术委员会;2020 年 12 月,组织召开省级继续教育"山东省麻醉治疗技术新进展培训班";2021 年,组织举办山东省麻醉治疗学术会议,山东官方媒体也给予了积极宣传,访问量达 240 余万人次,社会反响强烈;2022 年,将召开全国性的麻醉治疗技术新进展培训班。

【出诊信息】

齐鲁医院国际医疗部:周四下午。

什么是黏膜腺体分泌异常疾病?

该病是临床上最常见的疾病,也是临床上一类难治性疾病。

黏膜腺体分布于人体各个部位器官的内皮组织和皮肤组织,包括眼、耳、鼻、喉、气管黏膜,消化道、泌尿生殖腔道黏膜及皮肤黏膜腺体等部位。

该病在临床上分为两种类型:

Ⅰ型,又叫"黏膜腺体分泌增强型",常出现症状包括眼睛流泪、鼻塞流涕、咽部异物感、气管憋闷喘不动气、胃部胀痛、顽固腹泻、四肢关节肿胀、皮肤多汗等。

Ⅱ型,又叫"黏膜腺体分泌减弱型",主要症状有眼干、眼痒,鼻干、鼻痒,咽干、咽痒,气管干痒、顽固咳嗽,皮肤干燥、瘙痒,关节弹响,胃纳呆,便秘等。

引起黏膜腺体分泌异常疾病的病因有哪些?

该病病因多认为与自身免疫异常调节有关,此外细菌病毒感染、内分泌紊乱、过敏性体质,无菌性炎症等也是可能的原因。外界环境中的花粉、种子、螨虫、气候变化等,可能为该病的诱发因素。继而,多数患者往往找不到明确的病因。

患者血液化验检查可有免疫相关的指标异常,支气管镜检查、胃肠镜检查、膀胱镜检查以及影像学仪器检查(排除器质性病变占位外)多无异常发现。

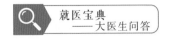

得了黏膜腺体分泌异常疾病如何治疗？

(1)一般治疗方法：现代医学采用口服静脉药物、经口经鼻喷雾吸入药物治疗，多数患者需要长期服药，临床治疗效果多为对症处理；传统医学常采用针灸、中药调节阴阳、气血、脏腑平衡等方法进行治疗。

(2)麻醉治疗方法："齐点医学"新理论认为，全身有630余条骨骼肌，任何一条肌肉损伤都可以形成扳机点，而潜伏的肌筋膜扳机点我们称之为"齐点"。齐点可卡压细小神经末梢，主要指交感神经末梢兴奋，导致肌肉支配相关区域黏膜腺体分泌异常，出现一系列黏膜腺体分泌异常症状，指诊查体可触及压痛结节或条索，但目前的影像学仪器检查还不能对此进行精准定位。

———— 【专家提醒】 ————

"齐点是引起黏膜腺体分泌异常的主要病因"，在此理论指导下，对于黏膜腺体分泌异常患者，不妨采用齐点注射神经抗炎修复疗法，经过1～3次精准注射治疗，可改变齐点的异常病理慢性炎症特性。应用此法的多数患者取得了较为满意的治疗效果，达到治疗黏膜腺体分泌异常疾病的目的。

(作者：齐峰)

为什么说体重是引起慢病的祸根？

【专家简介】

赵长峰，国家注册营养师，山东大学公共卫生学院营养与食品卫生学系原主任、硕士生导师。

兼任中国营养学会营养与慢病控制分会委员、山东省研究型医院协会营养医学专业委员会主任委员、山东省科普专家人才库首批卫生健康类专家、山东省科普专家团专家。

主要从事营养学、食品卫生学、预防医学的教学、科研工作，曾在医院临床营养科工作多年，擅长慢性病的营养治疗、亚健康人群的饮食营养调理、营养健康管理与科普。

近年来与健康管理机构共同开发了智慧化社区健康管理技术，在十余个省会城市推广实施。

主编《实用临床营养学》和《老年健康饮食督导》，参编国家"十三五"规划教材《营养与食品卫生学》、"十一五"规划教材《临床营养学》、"十二五"规划教材《食品营养学》等教材和著作。

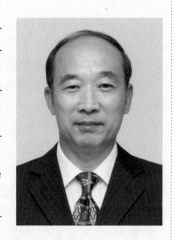

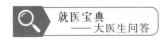
身有"包袱"心不惊吗？

肥胖是一种慢性"病"，且肥胖症是其他慢性病的"祸根"，肥胖的人群应该意识到自身存在着很高的健康风险。

虽然通过开展广泛的科普宣传教育，人们知晓当今慢性病高发趋势依然迅猛，其危害性也是"从头到脚，从里到外"无处不在，可有多少人有条件或下定决心减肥并远离慢性病呢？根据《中国居民营养与慢性病状况报告（2020年）》显示，城乡各年龄段居民超重率和肥胖率继续上升，有超过50％的成年居民为超重或肥胖，18岁及以上居民超重率和肥胖率分别为34.3％和16.4％。这些数据与前些年相比呈现出上升速度较快、流行水平较高、全人群均受影响的发展趋势。所以，积极防控肥胖应该成为"社会共治"的重要组成部分，也可以看作是实现"健康中国"战略目标的关键环节。

根据经验判定体型是否正常固然有一定道理，但经验认识会受到社会环境的影响而出现偏移，比如有些人看惯了肥胖病患者，就觉得自己不过就是超重，全然意识不到自己有一天会加入肥胖的行列中。营养医学工作者根据通用指标及判定标准对体型做出科学评判，体质量指数（BMI）作为最常用的观察指标，即BMI在18.5～23.9范围内为体型正常，BMI≥24为超重，BMI≥28为肥胖。因此，以"貌"取人不靠谱，以"数"定型才准确。

那么，体型与健康之间有什么关系呢？可以肯定地说，正常体重是健康的坚实基础，没有正常体重就没有健康保证。体形与疾病的关联可以参阅《超重或肥胖人群体重管理专家共识及团体标准》。我国首部《中国超重/肥胖医学营养治疗指南（2021）》提供了多达20种"医学减重干预方法"，可以作为超重或肥胖患者的参考。

一个发育正常的人，其身高和体重都有协调的生理值，赋予人体以美好的体形，这保证了身体能够进行正常基础代谢，有效发挥生理功能，胜任各项体力活动，因此，正常体重是健康体格的重要标志。如果患者由于饮食营养不足和某些疾病等因素导致了体重明显低于正常水平，这意味着身体非常虚弱，免疫抵抗力不强，通常表现为疲乏无力、精神萎靡、睡眠障碍、工作效率低下，严重者会发生蛋白质-能量营养不良等营养缺乏病，而且很容易感染上传染性疾病，其危害不言而喻。与之相反，如果饮食过度和缺乏体力活动，身体对能量的摄入超过了能量消耗水平，则身体成分的构成比例就发生改变，主要表现为大量脂肪蓄积在皮下和腹腔脏器周围，以致体重明显增加、腰围等测量值超标，失去原有的正常体形。更加严重的问题在于肥胖症患者的正常生理功能会受到损害，新陈代谢出现紊乱，进而会引发很多其他慢性病，即增加了高血压、血脂异常、冠心病、脑卒中、糖尿病、骨关节炎、睡眠呼吸暂停综合征等慢性病的发病风险，对于女性可导致月经不调、多囊卵巢综合征、子宫内膜癌、乳腺癌等疾病。此外，中、重度肥胖症患者还容易产生自卑、焦虑、抑郁等不良心理问题，因此说肥胖是引起慢性病的祸根并不为过。

俗话说"解铃还须系铃人"，无论是由饮食不足还是由饮食过度"吃出来"的营养相关疾病，都可以通过合理膳食、均衡营养的手段把那些慢性病"吃回去"。不过，事实证明，控制体重增长易如反掌，减去体脂塑身难于上天。这里的"易"是对有强烈健康意识的那些人而言，这里的"难"是对不畏慢性病危害的那些人而说。假设肥胖症患者看到这两句话后，其脑海里依然波澜不惊，无疑是定力高人，但其自身的慢性病祸根将很快"发芽"，而结出"恶果"也为期不远。那么，肥胖症患者如何做才能成功减肥呢？建议同时使用减重塑型的"十把金钥匙"：

(1)低糖少脂：减少全日能量摄入量，适度降低糖类和脂肪的供能比例，富含优质蛋白质的食物应该成为患者的首选。

(2)少炒多拌：配餐时要减少煎炸炒的油腻菜肴，增加清爽怡口的凉拌菜，烹饪加工时务必做到少油、少盐、无糖。

(3)三餐不缺：一日三餐都要吃，若少吃一顿就可能控制不住补偿性猛吃的渴望，以致全日进食总量并不少。必要时可实行早餐"膳食替代"，优化食物结构。

(4)合理节食：要根据减肥计划来合理节食，切实践行食不过饱。

(5)反向进食：改变通常的进食顺序，可依次为喝汤、吃较多蔬果、吃适量鱼、蛋、肉或脱脂奶、吃少量主食。

(6)细嚼慢咽：吃饭时切忌狼吞虎咽，须知细嚼慢咽的好处确实多，还容易通过使血糖逐渐上升来刺激下丘脑饱中枢兴奋，从而降低食欲，及时终止进餐，避免吃下过多的食物。

(7)少吃零食：要远离高油、高糖的蛋糕、甜点和坚果等零食，控制三餐之外的能量"潜入"。

(8)不喝甜饮：做到足量饮水并不难，但尽量不喝甜饮料则不易，为了重塑体型，忍痛割爱也值得。

(9)坚持运动：遵循中等强度、较长时间、较高频率三原则进行运动锻炼，最好结成同伴组合，相互协辅，坚持不懈。

(10)崇尚榜样：把自己身边拥有健美体型的人视作偶像，多向其讨教咨询，争取在短期内追赶上，与之相媲美。

如果有人对自身多出的体脂还是无动于衷的话，到时可别后悔"病魔"不期而至，它可不是仅仅来附身陪着喝酒聊天的，也不是来找伴儿一起玩游戏的，而

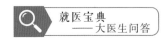
是来百般折磨患者的肉身和心灵的。

在生活环境里,趋利避害是人之常情,这同样适合于健康追求过程中。若患者经过一番努力,成功重塑了体型,减下来的是脂肪体重,但提升上去的却是财富、气质和风度,何乐而不为呢?卸载了沉甸甸的"包袱",降低了患其他慢性病的风险,便可身心轻松地走在健康大道上,岂不快哉?乐哉?福哉?

【专家提醒】

肥胖症和超重是百病之源,危害严重且深远。希望肥胖症和超重者用心了解身边的慢性病患者正遭受着哪些痛苦和烦恼,要明白营养健康的知识是有人用疾病乃至生命作为代价换来的,要知道健康是奋斗出来的,优美体形的背后是满满的自律与坚持。患者应主动去医院临床营养科看营养医生,他们会给其进行人体成分检测分析和营养健康评估,为其成功减脂降重提供专业指导。

(作者:赵长峰)

肥胖症与减肥

【专家简介】

　　刘少壮，医学博士、生理学博士后，山东大学副教授、副主任医师、硕士研究生导师，山东大学齐鲁医院减重与代谢外科主任，齐鲁卫生与健康杰出青年人才，国际肥胖与代谢病外科联盟(IFSO)会员，山东省体卫融合智库专家。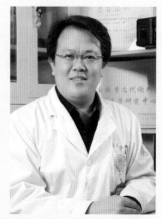

　　主要从事肥胖症及其并发症的外科治疗及相关研究，是668斤"中国第一胖"、620斤"中国第二胖"的主治医生，手术量位居山东省首位、国内前列；获得国家自然科学基金、中国博士后基金、教育部博士点基金、山东省重点研发计划、山东省自然科学基金等课题资助11项；发表SCI收录论文12篇；获得山东省科技进步一等奖、二等奖各1项；参编《中国肥胖及2型糖尿病外科治疗指南(2019版)》等指南、共识6部。

　　主要社会兼职为山东省研究型医院协会减重与代谢外科学分会主任委员。

【出诊信息】

　　周一全天。

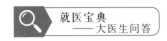
肥胖是一种病

肥胖是由体内脂肪堆积过多或分布异常导致的体重增加,是一种慢性代谢性疾病,位列世界卫生组织(WHO)十大慢性病的首位。早在1948年,WHO就将肥胖症列入了疾病分类名单。

我国是世界第一肥胖症大国,根据《中国居民营养与慢性病状况报告(2020年)》,我国成年居民的肥胖率为16.4%,6~17岁的儿童和青少年与6岁以下儿童的肥胖率分别为7.9%和3.6%。因此,肥胖症的防治刻不容缓。

肥胖症发生的原因包括遗传、饮食、运动、睡眠、精神心理、职业、药物等多种因素。遗传因素是肥胖发生的内因,父母双方有一方肥胖者,子女肥胖的可能性为40%~50%;父母双方肥胖,其子女肥胖的可能性为70%~80%。饮食、运动等因素是肥胖症发生的外因。《中国居民营养与慢性病状况报告(2020年)》明确指出,我国居民肥胖的主要原因有三个:糖太多、油太多、静态生活太多。饮用过多含糖饮料和乳饮料,以及普遍的在外就餐(食堂、外卖、餐馆)是膳食结构不合理的主要表现,也是导致肥胖的罪魁祸首。

肥胖症的诊断、分级和危害

肥胖症的诊断主要依据为体质量指数(BMI):BMI = 体重(kg) ÷ 身高(m)^2。

根据BMI(kg/m^2),人群的体重分级如下:

(1)低体重(营养不良),BMI<18.5。

(2)正常体重,18.5≤BMI<24.0。

(3)超重,24.0≤BMI<28.0。

(4)1度肥胖,28.0≤BMI<32.5。

(5)2度肥胖,32.5≤BMI<37.5。

(6)3度肥胖,BMI≥37.5。

除了BMI,腰围也是衡量肥胖,尤其是腹型肥胖的重要指标。根据我国人群特点,将男性腰围≥90 cm和女性腰围≥85 cm定义为腹型肥胖。腹型肥胖更容易导致肥胖相关并发症。

肥胖症的危害主要在于其并发症,严重的肥胖可以使人们的预期寿命减少8年,使其以健康状态生存的年龄减少近20年。

肥胖症有16种并发症,包括糖尿病、高血压症、非酒精性脂肪性肝病、睡眠呼吸暂停综合征、多囊卵巢综合征、女性不孕、男性性腺功能减退、骨关节炎、胃食管反流、压力性尿失禁等。值得重视的是,肥胖症的患者经常伴发精神心理疾病,包括焦虑症、抑郁症和双向情感障碍等。此外,肥胖症与 10 种恶性肿瘤明显相关,包括结直肠癌、乳腺癌、食管癌、子宫内膜癌、卵巢癌、甲状腺癌等。可以这么说,肥胖症是百病之源!

如何减肥

肥胖是一种病,所以减肥应该到医院就诊。山东大学齐鲁医院减重与代谢外科提出了肥胖症的体医融合综合治疗方案,即 ENHIM 方案。该方案包括饮食处方、运动处方、健康指导、行为干预和长期管理,是"五位一体"的肥胖症综合治疗方案。

对于超重和 1 度肥胖的患者,尤其是没有并发症的患者,应该采取"非手术"体医融合治疗方案。首先制定规范的饮食处方和运动处方,根据处方进行饮食调整和运动,同时进行行为干预和长期管理。饮食调整是减重最基本、最重要的要求。饮食调整要遵循"高蛋白、高纤维、低脂、低糖,总热量控制"的方案,严格限制患者甜食、饮料、精米面的摄入量,拒绝油炸等方法烹制的垃圾食品。建议多食用肉、蛋、奶、豆类等高蛋白食品,每日摄入足够的蔬菜、水果。

对于病态肥胖症患者,也就是 3 度肥胖或者合并严重并发症的肥胖症患者,建议首先选择代谢手术治疗,术后辅助规范的"体医融合"方案。668 斤的"中国第一胖"和 620 斤的"中国第二胖"都是在山东大学齐鲁医院通过"代谢手术联合体医融合管理方案"成功减重。

代谢手术治疗肥胖症及并发症

在国际上,代谢手术治疗肥胖症及其并发症已经有了 70 多年的历史,是病态肥胖症长期有效、安全的治疗方法。代谢手术不仅可以显著降低病态肥胖症患者的体重,还可以改善,甚至治愈肥胖症合并的糖尿病($>90\%$)、高血压(78.5%)、高脂血症($>70\%$)、多囊卵巢综合征($>90\%$)、睡眠呼吸暂停综合征(83.6%)等疾病。其中,代谢手术治疗糖尿病已经写入了 45 个国家和国际糖尿病组织的治疗指南中。对于肥胖的糖尿病患者来言,代谢手术的治愈率高达 80%,改善率超过 90%。手术通过快速改善胰岛素敏感性、增强胰岛功能起到治疗糖尿病的作用。目前,袖状胃切除术是全球开展最广泛的代谢手术术式,手术通过微创的方法进行,创伤小、恢复快,具有显著的减重、降糖作用。

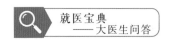
【专家提醒】

肥胖症是一种慢性代谢性疾病,我国是世界第一肥胖症大国。糖太多、油太多和静态生活太多是导致我国居民肥胖的主要原因。肥胖症的诊断主要依据为 BMI,其危害主要在于它的 16 种并发症,包括糖尿病、高血压、多囊卵巢综合征等。

减肥应该到医院就诊,采用"体医融合的综合治疗方案"。对于病态肥胖症患者,建议积极考虑代谢手术治疗,首选腹腔镜袖状胃切除术。代谢手术是病态肥胖症长期有效、安全的治疗方法,同时可以有效治愈糖尿病、多囊卵巢综合征等肥胖症并发症。

(作者:刘少壮)

孩子睡觉打鼾，警惕扁桃体腺样体肥大

【专家简介】

李学忠，耳鼻喉医学博士，山东大学齐鲁医院主任医师、病区主任、鼻外科主任，兼任山东省研究型医院协会鼻科学分会主任委员。

擅长功能性鼻内镜手术、各种鼻腔、鼻窦疾病的诊治及扁桃体腺样体肥大的手术治疗；主持省部级课题5项，发表SCI及中文核心期刊20余篇。

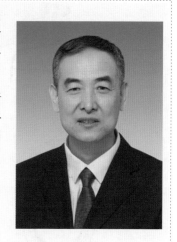

【出诊信息】

周二上午（专家门诊）、周四上午（知名专家）。

近年来，越来越多的家长意识到孩子张口呼吸、睡眠打鼾的问题，来咨询的患者家属络绎不绝。那么孩子睡眠打鼾到底是为什么？需不需要手术治疗？手术怎么做？术后需要注意什么呢？后文将对这些问题做出解答。

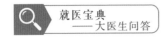

什么是扁桃体腺样体？

人体咽部具有非常多的淋巴组织,其中较大的部分分为两个环,称为内环和外环。内环共有六个组成部分,其中扁桃体、腺样体及咽扁桃体便是其中的重要成员。

扁桃体又称"腭扁桃体",常规情况下隐藏在扁桃体隐窝中,如图1所示。部分人扁桃体经常发炎,充血,肿大,按照扁桃体的肿大程度,分为Ⅰ～Ⅲ度,如图2所示。Ⅰ度肥大的扁桃体不超过扁桃体隐窝,Ⅱ度肥大的扁桃体超出扁桃体隐窝但未达到腭垂,Ⅲ度肥大的扁桃体指扁桃体达到或超过腭垂。

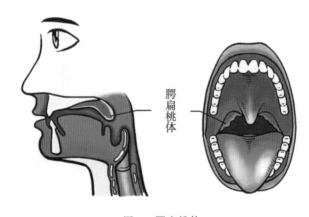

图1 腭扁桃体

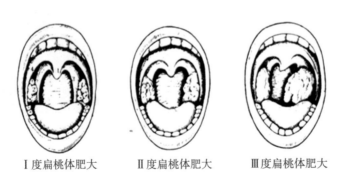

Ⅰ度扁桃体肥大　　Ⅱ度扁桃体肥大　　Ⅲ度扁桃体肥大

图2 扁桃体位置及大小分度示意图

在正常情况下我们是看不到腺样体的,因为它位于鼻咽部,位于鼻孔的后方,如图3所示。如果怀疑腺样体肥大,可采取腺样体侧位片或电子鼻咽镜的方法进行检查。

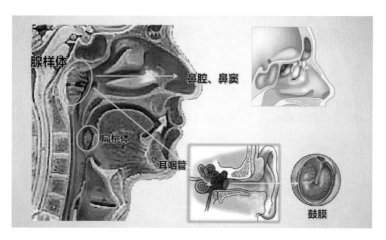

图 3　腺样体的位置

扁桃体和腺样体肥大是什么？

儿童在出生后，接触外界环境刺激后，咽部淋巴组织发挥免疫作用，会相应地增生肥大起来，称为生理性肥大。生理性肥大一般 6 岁左右达到顶峰，持续到 10 岁之后会慢慢萎缩。

鼻塞一定是腺样体肥大吗？

并不是所有的鼻塞都是腺样体肥大引起的。除腺样体肥大之外，鼻炎、过敏性鼻炎、后鼻孔息肉、鼻中隔偏曲等都有可能是鼻塞的病因。

扁桃体腺样体肥大都需要手术治疗吗？

不是所有的扁桃体腺样体肥大都需要手术治疗。若患儿具备张口呼吸、打鼾、呼吸暂停、分泌型中耳炎、鼻窦炎等症状，以及在检查过程中发现患儿具备扁桃体Ⅱ～Ⅲ度肥大，腺样体堵塞大于70％，才建议手术治疗。部分儿童可能同时合并后鼻孔息肉、鼻炎等，可同时治疗。

扁桃体腺样体肥大不治疗会怎么样？

长期张口呼吸可导致腺样体面容，表现为硬腭高拱，小下颌，牙列不齐，如图 4 所示。

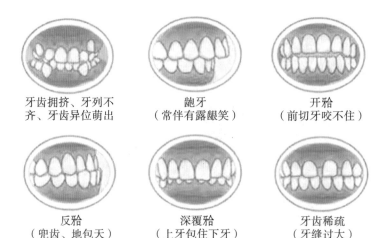

牙齿拥挤、牙列不　　　龅牙　　　　　　开𬌗
齐、牙齿异位萌出　　（常伴有露龈笑）　（前切牙咬不住）

反𬌗　　　　　　深覆𬌗　　　　牙齿稀疏
（兜齿、地包天）　（上牙包住下牙）　（牙缝过大）

图 4　腺样体面容

此外,腺样体肥大会压迫咽鼓管圆枕,导致分泌型中耳炎,表现为耳闷胀感,听力下降等。

扁桃体腺样体切除后,孩子免疫力是不是低了?

扁桃体腺样体在婴幼儿阶段,是具有一定免疫作用的,扁桃体腺样体切除后,患儿免疫力会有一定程度的下降。随着时间推移,一般术后 1～3 个月,患儿免疫功能逐步恢复正常,所以手术几乎不影响其免疫功能。

手术后打鼾一定会消失吗?

大部分孩子在手术后张口呼吸、打鼾等可以明显缓解,但是部分孩子仍然会合并鼻炎、鼻中隔偏曲、肥胖等问题,影响手术效果。且孩子在手术后和鼻塞解决后,不改掉张口呼吸的习惯,腺样体面容会继续进展。改变张口呼吸的习惯后,腺样体面容会不再进展,但是已经形成的牙列不齐等应采取相应的正畸治疗。

扁桃体腺样体手术后会复发吗?

扁桃体全部切除后不会再复发。腺样体切除基本可切除绝大部分腺样体组织,但是淋巴组织内环的其他组成部分会相应地代偿性增生,大部分增生不会影响呼吸,极少数增生明显的患儿需要二次手术。

【专家提醒】

　　扁桃体炎以及扁桃体肥大,是儿科常见病多发病,家长也不必担心,及时就医,进行积极治疗即可。不过对于儿童腺样体肥大需要早发现、早治疗,平时积极预防上呼吸道感染、感冒、鼻炎等疾病,增强孩子体质,做到均衡饮食,不偏食,多吃蔬菜和水果,少吃过多的肉和甜食。如果发现孩子出现张口呼吸、睡眠打鼾的情况,需要高度重视,尽早去耳鼻喉科诊治,确定孩子是不是发生了腺样体肥大,以免影响孩子正常发育。

（作者:李学忠）

眼里长"黄斑"了怎么办?

【专家简介】

秦雪娇,医学博士,现任山东大学第二医院眼科主任医师,兼任山东省研究型医院协会眼科疑难与精准诊疗学会主任委员。

从事眼科临床工作20余年,擅长眼外伤、眼底病(如玻璃体视网膜疾病、葡萄膜疾病、视神经疾病、黄斑疾病)的诊断与治疗,积极开展屈光性人工晶体植入术以及眼部遗传性疾病的临床诊治与基础研究。

曾在山东大学齐鲁医院工作24年并率先开展白内障超声乳化联合玻璃体切割手术、折叠式人工晶体悬吊术、人工玻璃体球囊植入术、组织型纤溶酶原激活剂(tPA)治疗视网膜下出血以及生物制剂治疗难治性葡萄膜炎等。

主持教育部及省市级科研课题9项,参与国家级及其他课题10余项,获省科研成果3项,院级新技术奖2项,在中外期刊发表论文30余篇,参编著作5部。

【出诊信息】

周一、周三上午(专家门诊),周一下午(知名专家门诊)。

眼睛里的黄斑是什么？

黄斑，其实是眼底视网膜的一个正常结构，位于视网膜中央，是视力最敏感区。黄斑可以比喻为眼睛的心脏，一旦受损、将严重影响视功能。

眼睛的疾病有很多，可以粗略地分为眼前节疾病和眼底病。举例来说，像大家熟知的结膜炎、白内障、青光眼等属于眼前节疾病，而飞蚊症、视网膜脱离、视神经炎等属于眼底病。黄斑是视网膜的一部分，所以黄斑疾病也属于眼底疾病。

常见的黄斑疾病有哪些？

黄斑是人眼的视觉中心区，如果黄斑区发生病变，对视力的影响是非常巨大的。在人的不同生命周期中，黄斑疾病有不同的特点，在婴幼儿期，以先天性疾病为主；在中青年时期，常见为中心性浆液性脉络膜视网膜病变和中心性渗出性脉络膜病变；中老年期是黄斑疾病的高发阶段，有一种病变叫"年龄相关性黄斑变性"，是老年人最常见的两种眼病之一（另一种是老年性白内障）。另外，糖尿病、高血压等全身性疾病也会导致黄斑水肿，发生病变。

这里重点介绍一下年龄相关性黄斑变性，也称"老年性黄斑变性"。该疾病多发于50岁以上人群，双眼先后或同时发病，进行性损害视力，严重影响老年人的生活质量，是西方国家老年人致盲的最主要原因，与种族（高加索族多）、性别、家族史等相关，并且与遗传因素、环境影响、视网膜慢性光损伤、营养失调、代谢障碍等相关。

该病在临床上分为萎缩型（或干性型）和渗出型（或湿性型）两种。研究发现，它的发病率与年龄呈正相关，在65岁以上的人群为10%，而在75岁以上的人群中高达25%，估计到2040年，全球该病的患病人数将为2.88亿。目前，该病已成为我国第三大致盲性眼病，所以说很多人尤其是老年人不要以为出现看不清东西的症状就是白内障，也可能是黄斑病变，一定要引起自身重视。

如何及早发现黄斑疾病？

想知道自己黄斑有没有问题，有一个简单的自查方法就是利用阿姆斯勒（Amsler）表。标准的Amsler表每一小格为5 mm^2，在距离30 cm处看时，约占1度视角。检查时用单眼看图，正常情况下可以看到该表线条笔直，每一小格呈正方形。有视物变形者在Amsler表中可以发现线条不均匀或格子不正方，有时患者甚至看不清或看不见这些线条或格子。

正常Amsler表，如图1所示：

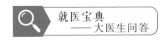

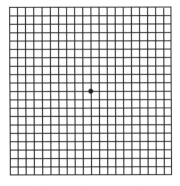

图 1　正常 Amsler 表

异常 Amsler 表,如图 2 所示:

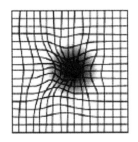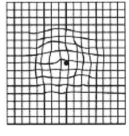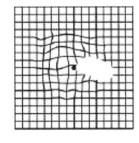

图 2　异常 Amsler 表

黄斑疾病的治疗

黄斑疾病不同于白内障,白内障手术是一种复明手术,患者早半年接受手术还是晚半年接受手术对预后影响不大。而黄斑疾病是只可控不可逆的,治疗该病的目的主要是为了防盲。如果不及时治疗,该病病情会越来越厉害,早期干预有可能治愈部分病例,但严重病例视力的损害是不可恢复的。因此,及早发现、及时治疗该病非常关键,除了先天性发育不良,目前黄斑疾病的治疗主要是眼内注药术,部分疾病需要手术。

———————————【专家提醒】———————————

　　当患者的矫正视力≤0.8,合并五高(即高血压、高血糖、高血脂、高度近视、高龄),或者出现视物有变形、遮挡、变色现象,就要及时到医院进行眼部体检。如果检查后无异常,建议一年或半年定期眼部体检。

(作者:秦雪娇)

青光眼

——光明的"杀手"，可治不可逆

【专家简介】

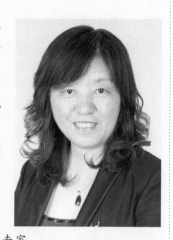

王建荣，主任医师，济南市眼科医院院长助理、青光眼、眼眶病首席专家。从事眼科专业30余年，年门诊量3000余人，技术全面，对眼科常见病、多发病及疑难病的诊治有丰富的临床经验，尤擅长白内障、青光眼、眼外伤、眼眶疾病等，曾获山东省优秀医师、济南市"三八红旗手"等多项荣誉称号。

兼任山东省医学会眼科专业委员会青光眼学组委员、山东省康复学会眼科专业委员会青光眼学组副组长、山东省眼科药学专业委员会委员、济南市医学会眼科专业委员会副主任委员，以及山东省医学会司法鉴定专家、山东省及济南市劳动能力鉴定专家、济南市残联伤残鉴定专家。

【出诊信息】

周一上午、周二下午、周四下午。

青光眼是一组以视乳头萎缩和凹陷、视野缺损和视力下降为共同特征的疾病，病理性眼压增高、视神经供血不足是其发病的危险因素。另外，视神经对压力损害的耐受性也与青光眼的发生和发展有关。

青光眼被称作盗取光明的"窃贼"，严重危害人们的视功能，是一种不可逆的

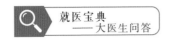
终身性疾病。引起青光眼的原因众多,按病因分为原发性、继发性和先天性等类型,进行性视力下降是它的主要特点,控制眼压是目前唯一有效的治疗方法。

哪些人容易患青光眼?

青光眼与眼内压有密切的关系,影响眼内压的因素很多,范围很广,从眼球结构到全身状况,从精神因素到环境因素都与眼内压密切相关,例如高度近视、情绪激动、精神抑郁、高血压、糖尿病、某些药物、天气因素等。对于小眼球、短眼轴、浅前房的人来说,在情绪激动、光线较暗等诱因下,可以引发急性闭角型青光眼;而患有高度近视,角膜偏薄,进行性视力下降的人要警惕开角型青光眼。若婴幼儿出现角膜增大,伴有畏光、流泪、眼睑痉挛的情况,往往是先天性青光眼的表现。

青光眼有哪些表现?

闭角型青光眼可以表现为眼睛酸胀、一过性的视物不清、虹视等,急性发作者可有视力下降、剧烈头疼的症状,严重者伴有恶心、呕吐。对于慢性期的患者,可以表现为进行性视力下降,向心性视野缩小。近视患者也可表现为近视度数不断加深。

青光眼的治疗方法有哪些?

青光眼的治疗主要是控制眼内压,方法为药物治疗、手术治疗和激光治疗。目前青光眼的治疗药物种类繁多,应在青光眼专业医生指导下,根据疾病的不同类型、不同时期选用不同的药物。青光眼的手术治疗仍为主要的治疗方法,经典的手术为"小梁切除术",另外也可根据青光眼的不同类型,选择联合白内障手术、引流器植入术,以及近些年开展的各种微创手术。激光治疗也各具不同,有保留视功能的激光方式,也有用于解除痛苦的激光治疗,还有用于辅助治疗的激光手术等。

青光眼患者应该怎么办?

既然青光眼是终身性疾病,得了青光眼的患者要做到以下几点:正确对待、积极治疗、遵守医嘱、定期随诊。青光眼是与情绪和性格有关的疾病,希望患者朋友能放松心情,养成良好的生活习惯,保持乐观的生活态度,看书、学习时保持光线充足,不要过久看手机,多进行户外运动,配合医生进行积极的治疗,与医生保持良好沟通,并遵照医嘱,定期随访。

———————————————— 【专家提醒】 ————————————————

患有青光眼的人群一定要早发现、早诊断、早治疗,终身随访。

(作者:王建荣)

孩子为什么会近视？

【专家简介】

曲毅，眼科学博士，山东大学齐鲁医院老年医学科副主任，主任医师，知名专家，山东大学教授，博士（后）研究生导师。

从事眼科临床工作 30 余年，在眼科常见疾病及疑难疾病方面具有丰富的临床诊治经验。

主要学术兼职有中华医学会第十一届眼科分会青年委员、山东省研究型医院协会眼科与视觉科学分会主委、山东省视网膜病健康医疗大数据科技创新联盟首席专家、山东省康复医学会视力康复专委会副主委、中国老年保健协会眼保健专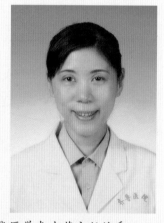委会委员、中国医药教育协会眼科专委会委员、中华医学杂志英文版编委。

承担国家及省部级课题 20 余项，以第一完成人获得山东省科技进步二等奖和三等奖，以第一作者或通讯作者发表 SCI 论文及中文核心期刊论文 70 余篇，拥有国家发明专利 2 项，主持翻译《Wills 眼科手册》第 4、5、7、8 版，总发行量近 2 万册；参译眼科学巨著《RETINA》，参编多部眼科学教材和眼科学专著，指导研究生中多人获国家奖学金及山东大学优秀毕业生。

现任国家自然科学基金、国家留学基金及国家博士后基金评审专家，多个省份自然科学基金评审专家，*Cancer* 以及 *British Journal of Ophthalmology* 等多家 SCI 收录杂志审稿人。

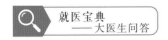
【出诊信息】

周一、周四上午(主任医师号),周二上午(知名专家号)。

每到寒暑假,门诊上就会出现很多孩子和家长,家长主诉最多的就是孩子上课看不清黑板、看东西眯眼、经常揉眼睛,有的孩子甚至小小年纪就已经戴上了眼镜。为什么现在孩子近视率这么高?相信这是不少家长的困惑。近年来,身边戴眼镜的孩子越来越多了,新形势下,如何早发现、早干预近视,是大家非常关注的问题。

近视是怎么发生的呢?

近视是指眼睛在调节放松的状态下,投射在 5 m 远的物体的光线进入眼内,聚焦于视网膜前,导致视网膜成像模糊,视物不清的病理现象,如图 1 所示。

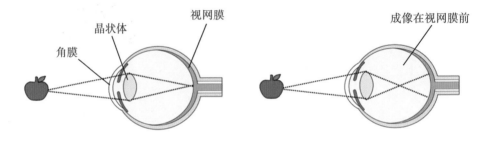

图 1 近视的发生

儿童的眼部发育有三个阶段,分别是生理性远视、正视和近视。在生长发育的过程中,新生儿以及学龄前儿童的双眼处于远视状态,使眼睛看到的景象呈现在视网膜后面的位置,这部分远视度数称为"远视储备"(见表 1)。随着年龄的增长和身体的发育,眼球的前后径相应延长,三岁时达到平均 22.5～23 mm,视力逐渐趋于正常,称为正视化过程。在此期间,如果孩子过度用眼,就会加速消耗"远视储备",从而使眼睛的发展趋向于近视。

表 1 "远视储备"对应年龄的屈光状态

年龄	"远视储备"
4～5 岁	210～220 度远视
6～7 岁	175～200 度远视

续表

年龄	"远视储备"
8 岁	150 度远视
9 岁	125 度远视
10 岁	100 度远视
11 岁	75 度远视
12 岁	50 度远视

近视的影响因素

1.遗传因素

近视具有一定遗传倾向,高度近视的遗传性比一般近视的倾向明显。高度近视有明显的家族遗传史,常为常染色体隐性遗传;双亲均为高度近视,其子代高度近视的概率在90%以上;双亲一方高度近视,另一方正视,其子代高度近视的概率约为50%;双亲均无高度近视,其子代高度近视的概率约为20%(可能与后天因素有关)。

2.环境因素

(1)用眼时间过长,比如学习到深夜,弹琴时间太长。

(2)用眼距离过近,坐姿不正确。

(3)过度使用电子产品。

(4)灯光照明过强或过弱。

(5)视觉剥夺:长刘海儿,倒睫,镜片起毛。

(6)不正确的验光配镜。

3.饮食因素

不良的饮食习惯,尤其是甜食,会影响视力的健康。糖吃多了,体内的维生素和钙质会被严重消耗,从而影响视力,但是存在于新鲜水果中的糖和奶类中的乳糖不包括在其中。

防控近视的方法

1.医学控制方法

(1)配镜光学矫正:①框架眼镜:有效、安全、经济,须到正规医院眼科验配,小于12岁的儿童青少年第一次验光必须散瞳。②框架周边离焦眼镜、多焦离焦软镜:采用周边视力近视离焦,达到防止眼轴增长,近视加深的效果,适用于全年龄段,近视散光度数－10.00 D 以内的人群。③角膜塑形镜:利用高透氧的硬性角膜接触镜,使角膜表面中央曲率变平,焦点后移,夜间佩戴,白天不用戴,裸眼视力可恢复到 0.8 以上。该方法适用于 8 岁以上儿童,近视度数为－0.75 D～－6.00 D。

(2)低浓度阿托品滴眼液:近年研究发现,低浓度阿托品滴眼液可以延缓儿童近视的发展。但是有些儿童用后可能出现不良反应或用药无效,因此浓度的把控需要遵医嘱,并门诊随访,严密观察。

2.预防

(1)积极进行健康教育,建立青少年屈光发育档案,定期检查视力,发现减退及时纠正治疗。

(2)养成良好的爱眼用眼习惯:①选择适宜的桌椅,端正坐姿,做到"三个一",即"一拳、一尺、一寸":一拳,胸前与桌子间隔一拳(一个拳头的距离);一尺,眼睛与书本距离一尺(33 cm 的距离);一寸,握笔手指要离笔尖一寸远。②不歪头或躺着看书写字,不走路看书,不在晃动的车船上看书。③晚上用台灯时,可选用 25 瓦的白炽灯(光线较柔和,反光不强),亦可选用 8 瓦左右的日光灯,光线应从左前方射来,人与灯的距离应在一尺以上,不宜太近。室内还应再开一大灯,以减少明暗差。④坚持做眼保健操,也可以每天坚持打一会儿乒乓球或羽毛球等。⑤遵循"20-20-20"口诀,也就是说看近 20 分钟,注视 20 英尺(6 m)以外 20 秒以上。

(3)每天不少于两小时的日间户外活动。

(4)饮食结构应营养均衡:眼睛的生长发育需要丰富的营养,多吃水果蔬菜,摄入鱼类、豆制品和鸡蛋等优质蛋白,也可多食用胡萝卜、蓝莓等富含对眼睛有益维生素的食物,还应少吃甜食和含糖饮料。

(5)劳逸结合,睡眠充足。

近视眼的激光治疗

1.近视激光手术的原理

目前,应用于角膜屈光矫正手术的激光主要有两种:准分子激光和飞秒激光。准分子激光是波长 193 nm 的超紫外线激光。飞秒激光是一种以脉冲形式发射的红外线激光,能够在聚焦点产生极高的瞬间功率。这两种激光均通过作用于角膜组织,改变角膜的屈光状态,使外界光线能够准确地在视网膜上聚焦成像,达到矫正近视的目的。

2.近视激光手术的发展阶段

(1)激光光学角膜切削术(简称"PRK",见图 2):利用波长 193 nm 的超紫外线激光准确切削角膜光学区,除去角膜前弹力层和浅层基质,重塑角膜表面曲率。该方法适合近视<600度,角膜薄的近视患者,但术后疼痛感明显,可能发生角膜上皮下雾状混浊。

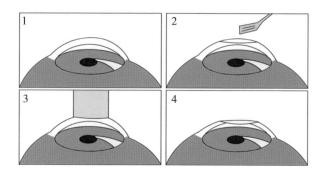

图2　激光光学角膜切削术

(2)准分子激光原位角膜磨镶术(简称"IK",见图3):用自动微型角膜板层刀制作一角膜瓣,准分子激光对角膜瓣下基质层进行屈光性切削,最后将角膜瓣复位,以达到矫正近视的目的。该方法适用范围较广,患者恢复快。

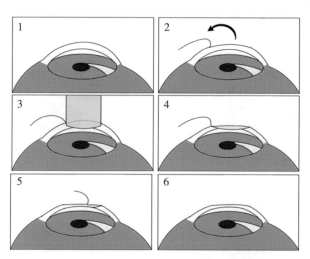

图3　准分子激光原位角膜磨镶术

(3)准分子激光上皮下角膜磨镶术(简称"EK",见图4):用特殊浓度的酒精松解角膜上皮,形成一个完整的上皮瓣,掀开上皮瓣后用准分子激光进行切削来改变角膜的屈光度从而达到矫正近视、散光的目的,而后进行上皮瓣复位。该方法与PRK相比,疼痛较轻,适合近视度数低、角膜薄的近视患者。

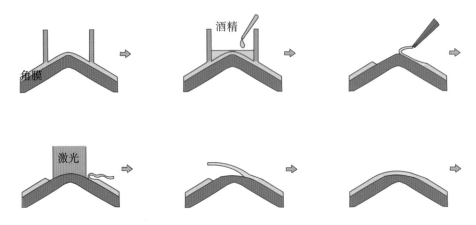

图 4　准分子激光上皮下角膜磨镶术

(4)波前像差引导准分子激光手术(简称"TK")：是针对 IK 的更新,可以矫正高阶相差,解决了 IK 手术难以克服的误差问题,让手术变得更精确、安全和完美。

(5)半飞秒激光(见图 5)：手术分为两个步骤,第一步使用飞秒激光制作角膜瓣,第二步使用准分子激光切削角膜,然后将角膜瓣复位。该方法精准度高,治疗范围广,但不适合有干眼症、散光及角膜较薄的患者。

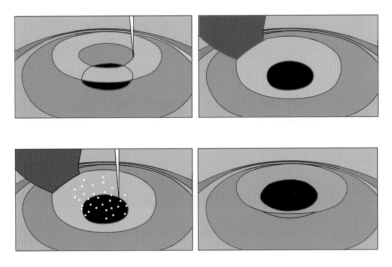

图 5　半飞秒激光

(6)全飞秒激光(见图6)：手术先后两次使用飞秒激光对角膜的基质层进行不同深度的激光爆破，制作一个角膜透镜，然后通过2～4 mm的切口将透镜取出。该方法无需制作角膜瓣、切口小、效果稳定、手术时间短，全过程实现了真正意义上的微创化，保证了手术后"无切口"状态。全飞秒激光与普通激光的区别，如图7所示。

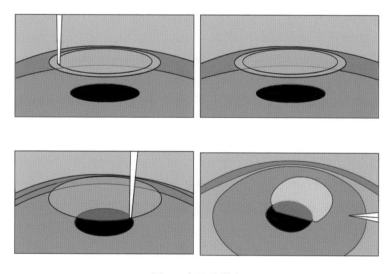

图6　全飞秒激光

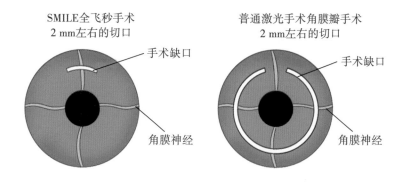

图7　全飞秒激光与普通激光的区别

近视激光手术可以治愈近视吗？

近视激光手术是通过切削角膜厚度变相地改变眼轴长度，使外界光线成像于视网膜上，并没有从根本上改变眼球的生理结构，所以激光手术只是矫正近视。如果近视度数不稳定，是不建议手术的，因为这样的患者容易出现"反弹"。

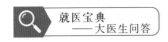

其实所谓的"反弹",本质是近视度数继续加深,抵消了手术效果,所以稳定的近视度数是激光手术的前提条件之一。

近视激光手术的时机是何时?

(1)年龄为 18～50 岁。

(2)近视度数为 100～1500 度,散光度数在 600 度以内,视力度数稳定时间达两年以上,每年加深不超过 50 度。

(3)做全面的术前检查:要求有足够的角膜厚度,一定要>450 μm,无其他眼科疾病。

(4)排除全身疾病,如心脑血管疾病、结缔组织病及严重自身免疫性疾病,并停戴隐形眼镜两周以上。

近视激光手术的风险和后遗症

(1)干眼症:可以用人工泪液类的滴眼液缓解症状。

(2)眩光、夜间视力差:晚上出去看对面来车,光晕可能较大,部分患者开车会受一定的影响。

(3)屈光回退:是指手术后过一段时间又出现近视。回退后可以验光戴眼镜,若角膜厚度足够厚,可以进行第二次手术。

(4)眼部受到外力冲击可能引起角膜瓣裂开。

(5)感染:是非常严重的并发症,可能需要角膜移植。

(6)圆锥角膜:要做好术前筛查,严重的圆锥角膜需要进行角膜移植。

──────── 【专家提醒】 ────────

近视激光手术作为目前比较成熟的矫正近视的技术,要客观对待,根据自身实际情况,谨慎合理选择。患者进行全面且规范的术前检查以及与手术医生的充分沟通,是确保近视激光手术安全的必要条件。

(作者:曲毅,吴晓莉,周翔宇)

皮肤篇

科学"战痘"，青春美丽

【专家简介】

焦健，主任医师，硕士研究生导师；兼任中国医师协会痤疮皮肤病学组委员、山东省中医药学会皮肤病专业委员会副主任委员、山东省研究型协会皮肤性病分会副主任委员、山东中西医结合委员会皮肤性病分会副主任委员及痤疮学组组长、山东省激光协会皮肤分会副主任委员。

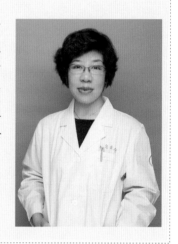

【出诊信息】

周二、周四全天。

痤疮，民间俗称"暗疮""青春痘""青春美丽疙瘩痘"等，是毛囊皮脂腺的慢性炎症性皮肤病。好发于青春期男女出油较多的部位，如面部、前胸、后背。80％～90％的青少年患过不同程度的痤疮，该病发病率高、持续时间长，严重时

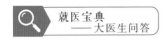
会形成永久性瘢痕造成损容,严重影响患者的容貌和心理健康。

为什么会长痤疮?

痤疮主要有四个发病原因,如图1所示。

(1)遗传因素与雄激素:遗传因素在痤疮尤其是重度痤疮发生中起到了重要作用。雄激素是导致皮脂腺增生和脂质大量分泌的主要诱发因素,使得皮脂腺过度分泌油脂,即出油增多。

(2)毛囊皮脂腺导管角化异常:导致油脂不能顺利排出,造成毛孔堵塞,就形成我们所说的"白头粉刺",堆积的油脂等物质被空气氧化后变成"黑头粉刺"。

(3)痤疮丙酸杆菌等毛囊微生物增殖。

(4)炎症和免疫反应:痤疮丙酸杆菌等微生物繁殖,导致炎症反应,形成了炎性丘疹、脓疱,如果炎症反应进一步加重,深达真皮,就会形成结节、囊肿,甚至留下炎症后色素沉着和瘢痕,也就是大家说的痘印和痘坑。

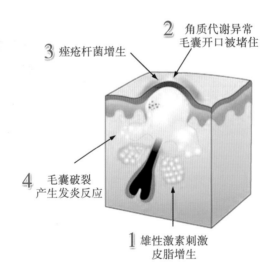

图1 痤疮的发病原因

除此之外,高脂高糖饮食、不规律作息、压力、暴晒、化妆品使用不当等行为也会诱发或者加重痤疮。

痤疮有哪些临床表现?

根据痤疮的严重程度我们把痤疮分为三度四级,如图2所示。

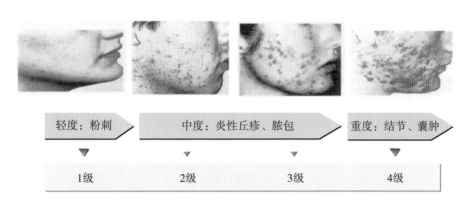

轻度：粉刺	中度：炎性丘疹、脓包	重度：结节、囊肿

| 1级 | 2级 | 3级 | 4级 |

图2　痤疮分级

痤疮需要治疗吗？

痤疮当然需要治疗，而且要科学规范地治疗，早干预、早治疗，分阶段、分轻重，全程管理，科学"战痘"。

轻型痤疮早期规范治疗可以根治，重型痤疮早期治疗也可避免留下永久性痘印和瘢痕。

长痘后患者及家长要有正确的态度，不能认为青春期长痘是正常现象不需要干预，更不能焦虑不安、乱涂乱治，以免造成患者毁容，追悔莫及。

痤疮如何治疗？

任何一种方法都难以全面、有效地覆盖痤疮发病的所有环节，所以治疗它需要多种方法的联合。医生需要根据每个人的具体情况来制定个体化的治疗方案，才能达到满意的治疗效果。

1.轻度痤疮（白头粉刺、黑头粉刺）

一般不需要口服药物，可以外用药或抗粉刺类护肤品为主，包括：维A酸类药物，如阿达帕林凝胶等；抗菌药物，如过氧化苯甲酰、夫西地酸乳膏等。同时患者可配合化学换肤及粉刺挤压治疗。化学换肤包括果酸、水杨酸及复合酸等，减少痤疮的同时可以调节油脂分泌、改善皮肤质地。

2.中度痤疮（丘疹、脓疱）

患者可内服抗生素类或维A酸类药物：抗菌类，如多西环素、米诺环素等；维A酸类，如异维A酸、维胺酯等。患者外用药可配合水杨酸或复合酸治疗、火针、中药倒模等联合应用。

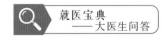
3.重度痤疮(结节、囊肿)

通常采用联合治疗,炎症明显者先口服抗生素,如美满霉素、多西环素,同时配合口服丹参酮,待炎症改善后改用口服异维 A 酸治疗。对伴有多囊卵巢综合征或高雄激素表现并有避孕要求的女性患者可选择口服达英-35、螺内酯。红蓝光有抗炎、杀菌作用,对炎性痤疮效果好,囊肿、结节型痤疮可联合光动力治疗。

———————————— 【专家提醒】 ————————————

痤疮是慢性病,治疗时间需要 1.5～6 个月甚至更长时间,患者需要定期复诊,以便及时调整治疗方案,取得最佳治疗效果。

得了痤疮也不要紧张,需要注意以下几个问题:

(1)养成良好的生活习惯:不需要特别忌口,但要限制高糖、油腻饮食及奶制品的摄入,适当控制体重、规律作息、避免熬夜及过度日晒。

(2)科学护肤:日常护肤应注意清洁、补水、保湿、防晒,但不能过度清洗,忌挤压痘痘,伴有皮肤敏感需选择合适的护肤品配合使用。

(3)定期随访。

(作者:焦健)

关于"牛皮癣"的那些事儿

【专家简介】

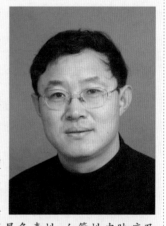

史同新,主任医师,硕士研究生导师,现任青岛市市立医院(集团)皮肤病诊疗中心主任兼皮肤科主任。

兼任山东省研究型医院协会皮肤美容与皮肤外科专业委员会主任委员、山东省医学会皮肤病学分会副主任委员、山东省医师协会皮肤医师分会副主任委员。

从事皮肤科临床科研教学工作30余年,尤其擅长皮肤组织病理诊断皮肤科少见、疑难病,指导科室利用皮瓣、植皮等技术开展皮肤恶性肿瘤的手术及术后修复;对皮肤激光美容有深入研究,组织科室开展色素性、血管性皮肤病及各种瘢痕激光治疗;具有丰富的高危性行为人群的艾滋病、性病防治经验。

在《中华皮肤科杂志》等核心期刊以第一作者或通讯作者发表论文50余篇,主编、主译、参编专著10余部;首位承担山东省自然基金及青岛市科技局课题5项,首位获山东省医学科学技术三等奖1项,山东省教育厅三等奖1项,青岛市科技进步二、三等奖各1项。

【出诊信息】

东院区:周一、周二上午。皮肤病院:周四、周五上午。

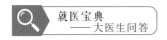
什么是"牛皮癣"？

"牛皮癣"医学上称为银屑病,是一种遗传和环境因素共同作用诱发的,免疫介导的慢性、复发性、炎症性、系统性疾病,典型临床表现为白色厚层鳞屑性斑块,鳞屑容易刮去。

"牛皮癣"一般可分为四种类型:寻常型、红皮型、脓疱型、关节型。其中,寻常型银屑病最常见。

"牛皮癣"会遗传吗？

"牛皮癣"有一定的遗传概率,大约 31.26％的银屑病患者有家族史。父母一方患银屑病时,其子女的发病率约为 16％,父母双方都患有银屑病时,其子女发病率高达 50％。

"牛皮癣"会传染吗？

"牛皮癣"不会传染。

"牛皮癣"需要忌口吗？

"牛皮癣"要不要忌口,应视个体情况而定。如果患者过度忌口,会出现营养不良的现象,本身皮疹不断的脱屑会使患者的蛋白质大量丢失,造成低蛋白血症,反而不利于病情好转。

我们建议患者在日常生活中要注意忌烟酒和辛辣刺激性的食物,少吃牛羊肉,在脱屑较多时,应注意充分补充优质蛋白(如新鲜鱼、瘦肉、蛋清等),以补充丢失的营养物质。在日常生活中,患者应注意观察,如某种食物每次服用后均加重,则需要忌口,反之就不用忌口。

哪些因素可能会加重"牛皮癣"？

可以诱发或加重"牛皮癣"的因素很多,比如季节变化(大部分"牛皮癣"患者在冬季或春季加重,夏季减轻)、精神紧张、压力过大、潮湿、外伤、手术、妊娠、感冒、扁桃体发炎等,部分降压药(如β受体阻滞剂、钙通道阻滞剂、卡托普利)、降糖药(如格列本脲)、抗疟药、抗真菌药(如特比奈芬)、精神类药(锂剂)、降脂药等,也可能会导致"牛皮癣"加重。若患者在口服药物时出现"牛皮癣"加重的情况,则需考虑停用或更换药物。

"牛皮癣"能根治吗？

"牛皮癣"到目前为止还没有根治的方法，对该病的治疗以控制皮疹、瘙痒，改善患者生活质量为主，通过规范合理的治疗，所有类型的"牛皮癣"在经过正规治疗后都可以得到有效控制，可以部分或完全消除皮疹，但无法做到不复发。

如何治疗"牛皮癣"？

"牛皮癣"的治疗强调规范、安全、个体化原则，需要在专业皮肤科医生的指导下根据患者的年龄、"牛皮癣"类型、皮损严重程度、部位、病程、既往治疗药物等多种情况来制定合理的治疗方案。

轻度患者以外用药物治疗为主，中重度可联合使用系统治疗（包括阿维A、免疫抑制剂、光疗、药浴、中医药等）。常规治疗无效的患者，可选用生物制剂。生物制剂效果良好，部分患者的皮疹可被完全清除。

──────────【专家提醒】──────────

　　一定要在正规医院皮肤科医生的指导下规范用药，不可乱信"偏方""秘方"。部分"偏方""秘方"中可能含有重金属、激素等，短期使用效果非常好，但停药后会快速反弹并使"牛皮癣"由轻的寻常型转化为重的脓疱型或红皮病型，长期使用"偏方"可能导致皮肤癌、肝肾功损伤，甚至尿毒症等。目前，所有的"根治""永不复发疗法"的宣传都是骗人的。

（作者：史同新）

如何拯救脸上的"黑斑"？

【专家简介】

张春敏，医学博士，主任医师，硕士研究生导师，山东大学第二医院皮肤科主任。兼任山东研究型医院协会皮肤性病分会主任委员、山东老年医学学会中西医结合皮肤性病分会主任委员、中国医疗保健国际交流促进会皮肤科分会委员。

从事皮肤科学的临床、教学及科研工作35年，擅长中西医结合治疗痤疮、银屑病、脱发、面部色素性皮肤病、大疱性皮肤病等。

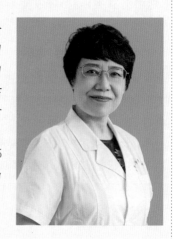

【出诊信息】

周一、周三、周五全天。

随着人们生活水平的提高，大家对外在美的要求越来越高，对面部的斑斑点点、疙疙瘩瘩更加关注，尤其是对面部的"黑斑"，如雀斑、脂溢性角化斑、黄褐斑、日光性角化、色素痣等，以褐色、黑色、黑褐色斑点、斑丘疹、斑片为表现的皮肤病尤为重视。

雀斑

雀斑是一种非常常见的色素性疾病,通常为常染色体显性遗传,皮损主要分布在颜面部,尤其是鼻与两颊最为常见,表现为米粒大小淡褐色、深褐色斑点,数量不等。雀斑在日晒、暴晒后会加重,通常夏季加重、冬天减轻,发病率较高,主要影响美观。

目前多采用 Q532 nm、Q755 nm 激光或强脉冲光(IPL)治疗(见图 1),可以达到良好的控制。

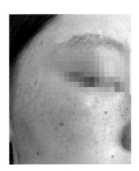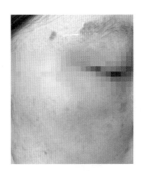

图 1　IPL 治疗 2 次,皮损明显改善

脂溢性角化病

脂溢性角化病,又称"老年斑",是一种角质形成细胞成熟迟缓所致的一种良性表皮内肿瘤,多发生于 50 岁以上的中老年人,也可见于 30 岁以内的年轻人。皮损表现为多少不等的黑色或褐色斑点、斑片、扁平丘疹;可发生于体表任何部位,一般不影响健康,但若发生于面颈部,会影响美观。

目前有多种治疗方法,如冷冻、脉冲二氧化碳(CO_2)激光、点阵激光和 IPL 等。

图 2、图 3 为 IPL 联合 CO_2 激光治疗效果和光动力治疗效果。

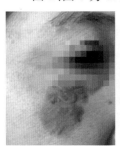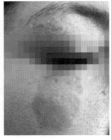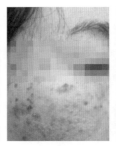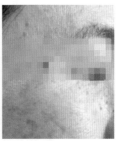

图 2　IPL 联合 CO_2 激光治疗一次后　　　　图 3　光动力治疗两次后

光线性角化病

光线性角化病,又名"日光性角化病""老年性角化病",是一种因长期日光照射或电离辐射引致的癌前期病变,多见于面、耳、手背、前臂等光暴露部位,最常见于皮肤白皙的成人。其临床表现为淡红色、褐色的扁平丘疹,表面覆黏着性鳞屑,可伴有皮肤萎缩、干燥、色素沉着等老化表现。本病可发展成鳞状细胞癌,因此应引起患者高度重视,早期识别,及早治疗。

本病治疗方法包括光动力治疗(见图4)、手术治疗、冷冻治疗等,可根据不同情况选择适合的方法。

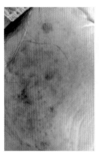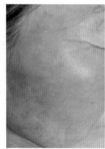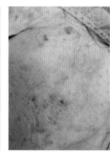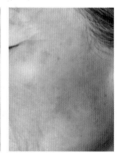

图4 三次光动力治疗后,皮损消除,皮肤质地明显改善

色素痣

色素痣,又称"黑素细胞痣",是一种由痣细胞组成的良性新生物,为人类最常见的良性皮肤肿瘤,可以先天性存在,也可以后天发生,表现为大小不等的棕色、褐色、黑色等颜色不一的斑点、斑片或丘疹。因为色素痣颜色较深,很影响外在形象,大家往往采取多种手段将其去除,如药物腐蚀、冷冻治疗、激光治疗等,有的治疗不彻底还会出现复发、瘢痕发生,甚至个别患者出现恶性变现象。因此,色素痣一般无需治疗,如若影响美容,建议采取手术治疗(见图5),并切除后进行组织病理检查。

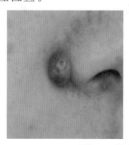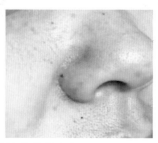

图5 手术治疗前后对比

黄褐斑

黄褐斑是一种好发于中青年女性颧颊部的蝶形黄褐色斑片,发病原因比较复杂,可能与紫外线照射、化妆品、妊娠、内分泌紊乱、口服避孕药、皮肤屏障功能下降等多种因素有关,好发于春夏季和日晒加重时。一般无自觉症状,但却严重影响患者的外在形象

目前本病的治疗具有挑战性,需要寻找病因及诱因,注意防晒,注意皮肤屏障修复。外用药可以选择抑制或减少色素形成的药物,如氢醌乳膏、壬二酸霜、复方熊果苷乳膏等,口服药可以选择维生素 C、维生素 E、氨甲环酸、中药等。另外,也可以联合果酸焕肤或光电治疗以取得良好效果。

———————— 【专家提醒】 ————————

面部的色素性皮肤病有很多种,特别是随着年龄的增长,皮肤的老化所导致的黑色斑点及增生物逐渐增多,特别影响美观。随着皮肤医学的发展及光电技术的进步完全可以有效解决皮肤的大部分问题,但患者一定在有经验的皮肤科医师鉴别诊断后,选择恰当的治疗方法。

(作者:张春敏)

🔍 骨科篇

断了肋骨，该不该手术？

【专家简介】

范兴龙，医学博士，主任医师，山东大学副教授，山东大学齐鲁医院（青岛）胸外科主任，兼任山东研究型医院胸壁外科分会主任委员、欧洲胸外科学会（ESTS）会员、德国柏林 ELK-Berlin Chest Hospital 访问学者、山东省医学会胸部创伤学组副组长。

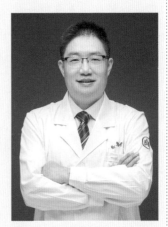

擅长肺癌早期诊断及微创胸腔镜手术治疗，食管和纵隔良性、恶性疾病的胸腔镜手术，食管癌、食管裂孔疝及贲门癌、贲门失迟缓的经胸腔镜、腹腔镜手术及术后并发症的处理，胸腺肿瘤及重症肌无力的微创外科治疗，小儿漏斗胸的微创外科手术矫治（Nuss），重症胸部外伤的救治。

目前以第一作者及通讯作者发表 SCI 论文 10 余篇，主持山东省自然科学基金项目 1 项、青岛市级项目 1 项，院内重点基金项目 1 项，柔性人才引进项目 1 项，参与国自然项目 1 项。

【出诊信息】

周一上午、周四上午。

典型案例

这天下午,秦大爷在家劳作时,不慎从四米高处坠落,随即出现了胸痛、呼吸困难等症状,生命体征极不稳定,家属立即将其送至医院急诊。

胸外科值班医生接诊后第一时间进行了对症处理,当时秦大爷胸部 CT 检查结果显示:左侧第 3～7 肋骨多发骨折、左侧血气胸、创伤性湿肺。肋骨骨折导致患者肋间血管破裂,伴有血气胸,如不及时处理将会导致失血性休克。

另外,患者骨折的肋骨需要复位,否则肋骨畸形愈合,可能会影响到患者肺功能,易发生肺部感染。时间紧迫,患者年龄较大且病情危重,随时可能有生命危险。在对患者进行了认真细致的诊察后,发现患者伤处位置比较特殊,在肩胛骨下方,如果采用传统的手术修复,创伤较大,并且可能会由于异物遮挡等原因无法很好地完成修复以及处理其他病症。于是胸外科团队决定为秦大爷实施创伤小、恢复快的胸腔镜肋骨骨折修复术。

胸腔镜肋骨骨折修复术手术空间小,转向难以控制,操作相对比较困难,所以对医生手术技巧和解剖经验的要求较高。胸外科团队克服重重困难,在做好肋骨骨折修复的同时,对患者的血气胸和肺损伤进行了妥善处理。手术历时约一小时,过程非常顺利。术后两天,秦大爷便能下地活动,经过护理团队的精心护理,各种症状明显缓解,身体逐渐恢复。术后第 10 天,秦大爷在家人的陪同下高高兴兴地办理了出院手续,比用传统手术方式治疗的患者提前近一周出院。

哪种情况的肋骨骨折需要手术?

因为肋骨骨折的多样化,病情轻重不一。多数肋骨骨折可以通过肋骨带外固定、止痛等保守治疗而达到痊愈目的,而一些严重的骨折则需要外科手术治疗。由于缺乏多规模、多中心的临床研究数据支持,所以肋骨骨折还没有明确的治疗指南。国内胸外科专家为此制定了专家共识,认为以下情况需要手术治疗:

(1)连枷胸,胸壁不稳定,导致患者呼吸困难或者难以脱离呼吸机。

(2)多根骨折造成胸壁软化塌陷,胸廓畸形明显,导致患者呼吸功能受限,或者患者有美观的要求。

(3)三根及以上的肋骨骨折,骨折断端移位明显。

(4)肋骨骨折断端移位明显,合并有血气胸或其他脏器损伤,需要剖胸探查的,可以同期行肋骨骨折手术。

(5)单处的肋骨骨折数量达五根以上,断端移位不明显,但患者疼痛较重,可以建议手术。

(6)三根以下的肋骨骨折,断端移位较重,有损害重要脏器、血管的风险。

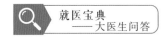

相同程度的肋骨骨折情况下,65 岁以上的老年人较年轻人更容易发生休克、肺炎等并发症,住院时间、ICU 停留的时间更长,病死率更高,应积极进行手术治疗。

合适的手术时机

因为肋骨骨折往往合并有其他脏器或系统的损伤,因此在肋骨骨折的早期,往往伤情不明确,很多患者生命体征不稳定,这时候是不适宜手术的。而过晚手术会导致患者的延迟恢复,同时由于骨痂的形成及周围组织的粘连,会造成手术困难、手术效果不理想的后果。有研究报道,伤后 24～72 小时手术能减少呼吸机使用时间、缩短患者 ICU 住院时间、减少气管切开的发生率,并减少相关并发症的发生率。因此,如果可以排除一些危及生命的并发症,尽早地进行手术治疗可以给患者带来更多的益处。

手术后的恢复策略

一般肋骨骨折术后 7～9 天就可以拆线出院,如果术后恢复良好,也可以早期出院,到期后在门诊换药拆线。

患者出院后的康复以休息和呼吸功能锻炼为主,饮食上应该多吃鱼类蛋奶等优质蛋白,多吃水果蔬菜,少吃辛辣刺激的食物,戒烟戒酒。患者应有意识地进行呼吸功能训练,充分的咳痰,避免肺部感染;平时适当运动,以散步等舒缓的运动为主,三个月内避免剧烈体力劳动;随着身体的恢复,循序渐进地加大活动量;如有再次受伤或手术部位异常隆起应及时就诊复查。

【专家提醒】

肋骨骨折是常见的胸部钝性外伤之一,胸部外伤合并肋骨骨折的发生率高达 20%。轻度肋骨骨折的主要症状是疼痛,深呼吸、咳嗽、打喷嚏、体位变化时尤为明显,使得患者生活质量严重下降,甚至由于咳痰的不力导致肺炎。而严重的肋骨骨折,尤其是三根以上的多根、多段的肋骨骨折会导致胸壁软化塌陷,胸壁运动及呼吸力学改变,引起呼吸矛盾运动,也就是临床上说的"连枷胸"。患者如不及时治疗会造成呼吸衰竭,暴力外伤导致的肋骨骨折还可能造成锐利的骨折断端穿破肺组织,导致血气胸,严重者需开胸止血,抢救生命。

(作者:范兴龙)

扭了脚踝怎么办？规范治疗很要紧！

【专家简介】

胡勇，主任医师，硕士研究生导师，山东大学第二医院手外科/足踝外科主任，山东大学足踝外科研究中心主任，英国伦敦足踝外科中心访问学者，兼任山东省研究型医院协会足踝医学专业委员会主任委员。

主持国家重点研发计划子课题 1 项、省部级课题 3 项、济南市课题 1 项、横向课题 2 项，发表 SCI 学术论文 19 篇，参与编写专家共识 6 项，专利3项；获省部级奖励二等奖 1 项（首位），担任 *Foot And Ankle Surgery*《中华医学杂志》《山东大学学报（医学版）》《足踝外科电子杂志》审稿专家。

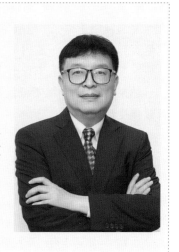

【出诊信息】

周一上午（专家门诊）。

特点：发病率高，治疗不规范

急性踝扭伤（acute ankle sprain，AAS），俗称"崴脚"，在我国，每天每万人中就有一人发生 AAS，占所有运动损伤的 10％～15％。

AAS 好发于运动人群，在篮球和足球运动中的发生率高达 40％和 25％。

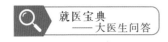

跑跳过程中,脚踝所承受的压力能达到体重的三倍,如果脚踝疲软无力,就使得缓冲能力和动作效率下降,从而增加踝关节受伤的风险。一般程度的扭伤会拉伤关节囊和韧带,严重者可能会导致韧带断裂,甚至骨折。

AAS中,外侧副韧带损伤占90%以上,然而只有大约50%的AAS患者会寻求医疗援助。所以10%～30%的AAS患者会因治疗不及时或方法不恰当最终发展为慢性踝关节外侧不稳。

规范治疗,减少并发症

踝关节扭伤较轻时,不会出现严重的水肿和韧带的严重损伤,而且可以通过加压、固定、冰敷和休息得到缓解,后期再通过系统的康复锻炼,以改善踝关节周围肌肉力量和本体感觉,最终可基本恢复正常。

对于严重的踝扭伤则会出现韧带的撕裂、断裂,甚至骨折,受伤后应首先确定患者是否存在骨折。目前推荐受伤人群参照渥太华原则自行判断:①踝内侧骨性突起及以上6 cm范围是否存在压痛。②踝外侧骨性突起及以上6 cm范围是否存在压痛。③足内侧突起处是否存在压痛。④足外侧突起处是否存在压痛。⑤是否能负重步行至少四步。

如果患者自行判断可能存在骨折,则需要及时就诊,进一步明确诊断和遵医嘱接受后续治疗。

对于排除骨折的患者,48小时内可采用"RICE原则"(休息、冰敷、加压、抬高)处理,切忌早期进行热疗、按摩、酒精或红花油搓敷等;短期内(小于14天)可使用非甾体抗炎药以减轻疼痛;早期可使用外部固定装置而不是单纯卧床休息;受伤2～3周,可将外固定装置更换为动力性支具如"Aircast行走靴",逐渐开始关节活动度的锻炼,防止踝关节僵硬,同时逐渐负重行走。

受伤4周至1年,开始恢复运动,训练本体感觉和姿势控制能力。总体来说,对于大多数急性踝关节扭伤患者应首先考虑规范的非手术治疗,但对于踝关节扭伤导致外侧副韧带断裂的专业运动员可选择手术治疗以确保更快更好恢复,重返运动赛场。

警惕慢性不稳,及早就诊

对于伤情较重或者未经规范治疗的患者,可能会发展为慢性踝关节外侧不稳(chronic lateral ankle instability,CLAI),其表现为:①扭伤后仍坚持参与高负荷的体力活动。②首次发生扭伤后2周内无法完成跳跃和着地。③动态姿势控制不稳。④踝关节扭伤8周后仍有关节松弛不稳定。

首次受伤后12个月及以上仍伴有持续症状的患者(如出现反复的踝关节

扭伤、走路"打软腿"、影响日常或体育活动、感觉到脚踝异常）要高度警惕慢性踝关节不稳。而明确诊断则需要医生详细的检查，以及 B 超、MRI 等相关影像学检查的支持。

CLAI 分为功能性不稳与机械性不稳。功能性不稳常由踝关节扭伤处肌肉、肌腱及韧带等结构的本体感受器受损引起，可通过本体感受器功能训练及肌力训练等改善患肢功能，通常不需要手术治疗。而机械性不稳由踝关节外侧副韧带复合体损伤引起，其中距腓前韧带最易受损，跟腓韧带次之，而距腓后韧带极少受损。对于机械性不稳定，如保守治疗 3～6 个月后无效则需行手术治疗。在过去的 40 年里，CLAI 的手术方法经历了一系列快速变革。修复类手术及各种改良式式、开放性非解剖及解剖韧带重建术式，以及关节镜下修复类和重建类术式的发展日新月异。不同的术式各有其特有的优缺点，针对患者不同病情采取最恰当的治疗术式对术后患肢功能的恢复至关重要。

科学运动，关爱足踝

AAS 容易被忽视且危害很大，因此我们呼吁和提倡科学、规范地进行体育活动。经常运动的人，必须掌握正确的训练方法和运动技巧，科学地增加运动量。

在实际工作中，我们发现许多运动损伤是由于准备活动不足引起的，因此，有必要在训练前为活动做准备。运动时提供更多的外部保护，特别是有过脚踝扭伤的人，更要注意踝关节的保护。运动过程中也要根据自身情况适度增加强度并循序渐进，多增强肌肉力量锻炼，防止 AAS 的发生。最后敬告各位热爱运动的朋友，只有科学的运动方式，才能让你不再担心可能造成的足踝损伤。

【专家提醒】

平时多注重科学运动，掌握正确的训练方法和运动技巧，科学地增加运动量，可防止发生踝关节扭伤。

如果不慎扭伤了踝关节，首先要及时自行判断伤情轻重，是否存在骨折等。对于较轻的损伤可按照"RICE 原则"自行处理，早期护踝固定；对于较重的损伤或对伤情无法判断时，应尽快就医，明确诊断并遵医嘱接受规范的治疗。

假如后期发展成慢性踝关节外侧不稳，也不要担心，此阶段仍可保守治疗 3～6 月，保守治疗无效时则选择手术治疗，治疗后仍有希望恢复到伤前的运动水平。

（作者：胡勇）

腰腿疼就是腰椎间盘突出吗？

【专家简介】

张凯宁，骨科学博士，山东大学教授，硕士研究生导师，山东第一医科大学第一附属医院（山东省千佛山医院）脊柱外科主任，主任医师，德国海德堡大学附属医院骨科访问学者、客座主治医师。

兼任山东省研究型医院协会脊柱脊髓外科分会主任委员，山东省康复医学会脊柱脊髓疾病专业委员会副主任委员，山东省医学会骨科专业委员会委员、脊柱学组副组长。

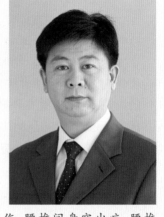

从事骨科及脊柱外科、骨肿瘤的临床诊治工作近30年，专注于颈椎病、脊柱骨折及脊髓损伤、腰椎间盘突出症、腰椎管狭窄症、脊柱侧凸和后凸畸形、脊柱肿瘤及结核、腰椎滑脱的诊治工作。开展了颈椎和腰椎疾病的脊柱侧凸矫形、脊柱和椎管肿瘤切除重建、人工椎体置换、腰椎减压融合固定及弹性固定、人工颈椎间盘置换等高难度手术，同时擅长脊柱压缩骨折及肿瘤的骨水泥椎体成形术和腰椎间盘镜、腰椎间孔镜、颈腰椎微创通道镜等多种脊柱微创手术治疗，另外对强直性脊柱炎和脊柱结核的诊断和治疗有独到之处。在国家级杂志发表论文20余篇，SCI论文4篇，专著2部，参编图书1部。

【出诊信息】

周一全天(专家门诊)。

随着时代和社会的发展,人们对自身健康和生活质量要求的提高,越来越多的人开始关注自己的日常生活。而"腰腿痛"这一问题,正困扰着不少老年人,持续的腰腿疼痛不适,严重地阻碍了老年人迈向快乐老年生活的道路,也大大影响了老年朋友的生活质量。同时,"腰腿痛"也不再是只属于老年人的专利,越来越多的年轻人也开始被这一问题深深困扰。

什么是腰椎间盘突出症?

1932年,美国医生巴尔(Barr)首先提出腰椎间盘突出可能是发生腰腿疼的原因。1934年,米克斯特(Mixter)经病理切片证实了坐骨神经痛的原因。1939～1944年,英国和新西兰最早在世界上开展了椎间盘突出症手术。1975年,日本医生土方贞久发明了经皮穿刺椎间盘切吸技术,开了微创技术之先河,使该技术从此走进了高科技时代。1946年,我国方先之医生做了中国第一例腰椎间盘突出症手术并获得成功,之后国内手术普遍开展。

"我真的得了腰椎间盘突出症?"这应该是很多人特别是年轻人拿到自己检查报告的第一反应。

那么需要明确一点,腰椎间盘突出不等于腰椎间盘突出症。腰椎间盘突出是一种影像学上的描述,指髓核、纤维环或终板组织超越了相邻椎体边缘,造成了椎间盘局部外形异常。医生仅凭 MRI 或 CT 影像即可做出诊断,但不作为临床疾病的诊断。

而我们常说的腰椎间盘突出症是指在腰椎间盘突出的病理基础上,由突出的椎间盘组织刺激和(或)压迫神经根、马尾神经所导致的临床综合征,表现为腰痛、下肢放射痛、下肢麻木、下肢无力、大小便功能障碍等。

因此,当患者看到自己的报告提示腰椎间盘突出时,不用过于紧张,更应关注自己的下肢感觉和活动,一旦发现异常立即就医,才是对待本病的应对之道。

腰椎间盘突出症发病率高,误诊率同样也高。随着医学技术的进步,CT 和 MRI 的应用对本疾病的诊断提供了强有力的帮助。由于人类的个体差异,对有经验的脊柱外科医生来讲,根据患者的临床表现和神经症状的查体结果,再结合 CT 和 MRI 检查可以做出正确诊断。

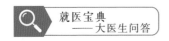
腰椎间盘突出症该怎么治疗?

很多人会问,得了腰椎间盘突出症可以不做手术吗? 答案是肯定的,现在已经有大量的研究表明,大部分腰椎间盘突出症的患者经保守治疗后症状均能得到改善。对于不伴有显著神经损害的腰椎间盘突出症患者,首选方案便是保守治疗。但是需要注意的是,保守治疗虽能缓解症状,但仍有较高的复发率。

一般来说,腰椎间盘突出症患者经过 6～12 周保守治疗后,症状均能得到缓解或改善。

保守治疗的方法如下:

(1)适当卧床休息并注意日常活动姿势,避免扭转、屈曲及过量负重。

(2)疼痛较重时,可以辅助药物治疗,如非甾体抗炎药、肌肉松弛剂等。

(3)进行运动治疗,包括核心肌群肌力训练、方向特异性训练等,常见的动作包括"小燕飞""五点支撑""三点支撑"等。

(4)腰椎牵引,是治疗腰椎间盘突出症的传统手段,但需要由专业康复科医师进行治疗。

(5)中医治疗,如热敷、针灸、按摩、中药等对缓解腰椎间盘突出症的症状均有一定的效果,但治疗需注意保护腰背部皮肤,避免破损感染。

那么,是不是通过保守治疗,就不用手术了?

答案是否定的。所有的治疗的都有自己的适应证,一般手术的适应证包括以下几点:

(1)腰椎间盘突出症病史超过 6～12 周,经系统保守治疗无效,或保守治疗过程中症状加重或反复发作。

(2)腰椎间盘突出症疼痛剧烈,或患者处于强迫体位,影响工作或生活。

(3)腰椎间盘突出症出现单根神经麻痹或马尾神经麻痹,表现为肌肉瘫痪或直肠、膀胱出现症状。

腰椎间盘突出症的手术方式有哪些?

近年来,随着医疗技术的发展,脊柱微创技术也日益完善。大量的微创手术也在临床中广泛开展,使腰椎间盘突出症的微创治疗成为可能。

目前,微创式式有着相对严格的适应证,一般适用于发病时间短,腰椎没有明显退变、失稳,椎间盘退变不重,症状主要由脱出髓核引起的患者。相较于开放腰椎融合术,微创式式仍有复发的可能性。

目前开展较多、效果肯定的术式包括:

（1）显微内窥镜腰椎间盘切除术，是一种半开放的手术方式，创伤较小。

（2）经皮椎间孔镜技术，椎间孔镜技术近年来发展迅速，效果成熟具有创伤更小、恢复更快的优点。

（3）单侧双通道内镜技术（UBE）是近年来新开展的术式，损伤小，且开展门槛低，大量医院均有开展。

另一方面，对于腰椎融合术目前仍然是腰椎间盘突出症的经典术式和"金标准"手术，患者一般为：①腰椎间盘突出症伴明显的慢性轴性腰背痛；②巨大椎间盘突出或钙化、腰椎不稳；③复发性腰椎间盘突出，尤其是合并畸形、腰椎不稳或慢性腰背痛的情况，多见于病程时间长的老年人；④合并椎管狭窄和腰椎滑脱者。开放融合手术相对微创手术来说创伤大，出血多，但能起到根治作用，并且能够重建腰椎稳定性。随着技术的发展，目前已经可以通过椎间孔镜技术或 UBE 技术，还有微创通道进行微创融合术，在保证手术效果的前提下大大减少了手术创伤。

【专家提醒】

手术只是整个治疗方案的一部分，术后的康复训练及复查均对患者十分重要。术后早期康复多以床上锻炼为主，如"小燕飞""五点支撑""三点支撑"等动作，辅以腰围保护下的适当下地活动。患者定期复查非常重要，可以明确恢复情况。患者恢复到一定程度，可在医师指导下摘除腰围活动及进行腰背肌锻炼，其中，完全恢复并强化腰背肌力量，是整个治疗过程的重中之重。

（作者：张凯宁）

为什么说骨质疏松症是静悄悄的"杀手"？

【专家简介】

陈诗鸿，医学博士，教授，主任医师，博士研究生导师，山东大学第二医院内分泌科主任，英国卡迪夫大学高级访问学者，曾在美国哈佛大学、梅奥医学中心进行研修交流，兼任山东省研究型医院协会内分泌学分会主任委员。

主要从事内分泌代谢性疾病的临床工作及相关研究，在骨质疏松症和疑难罕见骨病的诊治方面有丰富的经验；获评山东省卫生计生系统先进个人、山东省优秀科主任、山东省十佳女医师；主持国家自然科学基金面上项目 4 项，其他省部级科研课题 10 余项，主译著作、参编学术专著多部，发表 SCI 等学术论文 50 余篇；获山东省科学技术进步二等奖、山东医学科技创新成果奖、山东省高等学校科学技术奖、山东省自然科学学术奖创新奖等多项奖励。

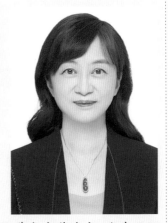

【出诊信息】

周一、周三全天（专家门诊），周四上午（知名专家门诊）。

什么是骨质疏松症?

骨质疏松症是最常见的骨骼疾病,是一种以骨量低、骨组织微结构被破坏,导致骨骼脆性增加,以易发生骨折为特征的全身性骨病。

骨质疏松症可以发生于任何年龄,但多见于绝经后女性和老年男性。

骨质疏松的症状和危害是什么?

骨质疏松症早期往往没有明显症状,容易被大家忽视,很多患者直到发生脆性骨折之后,才知道自己得了骨质疏松症。因此,骨质疏松症也被人们称为"静悄悄的杀手"!

骨质疏松症可引起腰背疼痛或全身骨痛,并可出现肌肉痉挛,甚至活动受限。而骨质疏松症最严重的危害在于骨质疏松性骨折,骨折最常见的部位是胸腰椎、髋部、前臂远端和肱骨近端。胸腰椎压缩性骨折会导致明显疼痛、弯腰驼背、生活自理能力下降,甚至引发胸廓变形,胸腔和腹腔脏器受压。而髋部骨折包括股骨颈、股骨头、转子间骨折,是致死率最高的骨质疏松性骨折,严重影响老年人活动能力和生活质量。由于骨骼脆性增加,若不及时采取有效治疗,骨折会反复发生。

如何诊断骨质疏松?

目前,双能X线吸收检测法测定骨密度是骨质疏松症诊断的"金标准",不仅可以用来诊断骨质疏松症,而且可以反映治疗效果。其射线量很少,患者可以放心检查。

此外,医生需要进一步结合患者病史、体格检查、必要的血液学和X线检查,进行骨质疏松症的诊断和鉴别诊断,从而制定合理的治疗方案。在治疗过程中,还可以根据骨密度和实验室检查,评估治疗效果和调整治疗方案。

哪些人需要使用抗骨质疏松的药物?

对于有以下情况的患者,需要积极使用药物进行治疗:

(1)发生椎体或髋部脆性骨折者。

(2)双能X线吸收法骨密度(腰椎、股骨颈、全髋部或桡骨远端1/3)T值≤-2.5,无论是否有过骨折者。

(3)骨量低下者(骨密度:-2.5<T值<-1.0),具备以下情况之一:①发生过某些部位的脆性骨折(肱骨上段,前臂远端或骨盆);②FRAX工具计算出未来10年髋部骨折概率≥3%或任何主要骨质疏松性骨折发生概率≥20%。

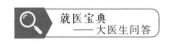

患了骨质疏松症,应该怎样补充钙剂和维生素 D?

骨质疏松的治疗包括基础治疗和药物治疗。基础治疗主要用于骨质疏松预防,包括调整生活方式和补充钙剂、维生素 D 等。骨骼的强健离不开钙,我国骨质疏松诊疗指南推荐成人每日元素钙摄入量为 800 mg,50 岁以上人群则应适当增加至每日 1000~1200 mg。

常见的富含钙的食物有奶和奶制品、豆类和豆制品、鱼虾等海产品、肉类、蛋类,还有多种蔬菜、水果和干果等。其中,牛奶含钙量高,是最好的天然钙源,每 100 mL 牛奶约含 100 mg 元素钙,推荐每天至少摄入一袋牛奶。同时,需要摄入充足的维生素 D,增加钙的吸收、促进骨骼矿化。

我国指南推荐维生素 D 补充量为成人每日 400 IU,65 岁以上人群每日 600 IU,而骨质疏松症患者应增加至每日 800~1200 IU,并建议患者增加日晒时间,促进机体合成维生素 D。

骨质疏松症仅仅补钙就足够了吗?

骨质疏松症补充钙和维生素 D 远远不够,还需要强有效的抗骨质疏松药物治疗。抗骨质疏松治疗药物的主要目的是维持或提高骨量或骨密度,防止已存在骨量减少的患者发生骨质疏松,更重要的是降低骨质疏松症患者发生骨折的风险。临床上主要分为两类:一类是骨吸收抑制剂,另一类是骨形成促进剂。骨吸收抑制剂的主要作用是降低骨的吸收,减少骨的破坏,包括双膦酸盐、地舒单抗、降钙素、雌激素类药物以及选择性雌激素受体调节剂。

促骨形成药物的主要作用是增加骨量,目前已上市的主要是甲状旁腺素类似物特立帕肽。

【专家提醒】

骨质疏松症成为越来越多中老年人面临的严重健康挑战。但是,必须强调,骨质疏松症是可防、可治的。我们建议广大中老年病友及时就诊,早期诊断骨质疏松症,并在医生的指导下接受强有效的抗骨质疏松药物治疗。

"莫道桑榆晚,为霞尚满天",珍爱健康,呵护骨骼,从现在开始。

(作者:陈诗鸿)

老年人脆性骨折是怎么引起的？

【专家简介】

马万里，医学博士，副主任医师，山东大学第二医院骨科专家，兼任山东省研究型医院协会智能微创骨科技术推广分会主任委员。

主要擅长骨盆骨折和脊柱疾病的微创治疗，以及髋、膝关节置换手术治疗，在各种老年骨折、骨关节和腰椎间盘突出等脊柱疾患的手术治疗方面积累了丰富的经验。

完成山东省卫健委科技发展项目1项，以第一作者发表SCI论文5篇，主编著作1部，参编参译著作1部。

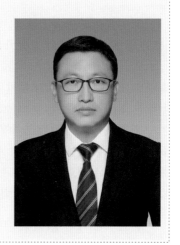

【出诊信息】

周五下午。

什么是脆性骨折？

脆性骨折又称"骨质疏松性骨折"，是骨质疏松症的严重后果。而骨质疏松症是一种全身性的骨骼系统疾病，特征是骨量减少和骨组织显微结构退化，导致患者骨骼脆性增加，骨折风险增高。

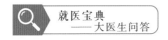
脆性骨折的特点

脆性骨折是大部分骨质疏松患者的首发症状和就诊原因。该类骨折是日常活动或轻微创伤(从站立或更低高度跌倒,甚至腰背部用力过度)时发生的骨折,常见的发生部位是胸腰段椎体、髋部、桡骨远端和肱骨近端。当然患有骨质疏松症的老年人任何部位发生的非暴力骨折都可认为是脆性骨折。

发生了脆性骨折怎么办?

脆性骨折可造成疼痛和伤残,其中髋部和椎体骨折可降低预期寿命,长期卧床者致死率可达 20%、永久致残率可达 50%,因此对于这类骨折的治疗主要以外科手术治疗为主。

常见部位骨折的手术治疗

椎体骨折的患者大多数可以进行经皮椎体成形术或经皮椎体后凸成形术(椎体压缩严重需要球囊撑开),该术式应用微创穿刺技术向骨折的椎体内注入骨水泥,骨水泥在椎体内弥散并凝固从而加固骨折椎体的强度,同时也有效地减轻患处的疼痛,通常术后 1~2 天患者可直立活动。也有少数患者受伤后会出现椎体的爆裂骨折,需内固定手术,术后则需要更长时间的康复过程。

老年人最常见的髋部骨折有股骨颈骨折和股骨粗隆间骨折,老年股骨颈骨折的手术以人工髋关节置换为主,术后 3~5 天可下床直立活动。股骨粗隆间骨折的手术治疗现在还是以骨折复位内固定手术为首选(部分患者可行人工关节置换手术),术后通过卧床康复后方可下床活动。

脆性骨折手术康复后治疗就结束了吗?

患者一旦发生脆性骨折,再骨折风险明显高于没有脆性骨折病史的患者,可以比普通患者高 2.7 倍,且该风险通常在骨折后两年才趋于稳定。我们将脆性骨折发生后的 24 个月称为脆性骨折再骨折的"高风险期",这说明脆性骨折患者术后立即开始规范化的抗骨质疏松治疗是十分重要的。

脆性骨折术后规范化的抗骨质疏松治疗推荐意见

(1)充分认识骨质疏松症的危害。

(2)补充的钙剂和维生素 D 对于膳食摄入量不足的患者建议使用钙和维生素 D 补充剂作为基础治疗,能从饮食摄取足量钙的患者不需额外补钙。

(3)身体条件允许时合理锻炼,锻炼可以增加骨的合成代谢,建议骨质疏松

症患者选择可负担且能够长期坚持的负重锻炼方式

（4）戒烟、避免酗酒。吸烟和酗酒均可加速骨流失，并影响抗骨质疏松药物的疗效。

（5）遵医嘱长期服用抗骨质疏松的药物。

（6）定期复查评估抗骨质疏松治疗的效果以决定后续治疗方案。

——————————【专家提醒】——————————

建议老年人保持良好的生活习惯，戒烟限酒，坚持活动锻炼，定期查体时注意骨密度检测。对于患有骨质疏松症的老年人在受到轻微伤而且有疼痛不适者建议及时到医院就诊，切莫大意，尤其脆性骨折患者应更加重视抗骨质疏松治疗的规范化和长期性。

（作者：马万里）

老年人髋部骨折怎么处理？

【专家简介】

王鲁博，医学博士，硕士研究生导师，山东第一医科大学附属省立医院（山东省立医院）骨科主任医师，创伤一科主任、创伤中心副主任，知名专家，兼任山东省研究型医院学会创伤骨科分会主任委员。

从事骨科相关工作30余年，致力于创伤骨科疾病诊疗，尤其擅长脊柱脊髓损伤、老年人髋部骨折、骨折畸形愈合等方面的治疗。

在骨科创伤方面有诸多成果，在颈椎、胸椎、腰椎骨折，脊柱骨折并截瘫，骨盆骨折，上肢、下肢骨折，骨髓炎，截骨搬运，股骨颈骨折，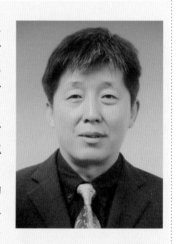人工关节置换术等方面造诣较深。多次赴美国、德国、澳大利亚和英国等国家参观学习。参与编写《骨盆创伤学》《脊柱外科并发症》等专著，发表论文数十篇，多次获山东省科技进步一等奖，二等奖。

【出诊信息】

周一上午（知名专家门诊）、周二上午（专家门诊）。

随着年龄增长，老年人的骨量逐年下降，遭受轻微的暴力，如摔倒、扭伤，即可导致髋部骨折。

老年人髋部骨折主要包括两种类型：股骨颈骨折和股骨转子间骨折（股骨粗隆间骨折）。

股骨颈骨折与股骨转子间骨折因发生部位不同，临床表现、处理方式也不相同。股骨颈骨折是指股骨头下到股骨颈基底部的骨折，属于囊内骨折；而股骨转子间骨折则是指股骨颈基底部到小转子水平的骨折，为囊外骨折。

两种类型的骨折均可出现患肢外旋、短缩畸形，患处压痛、纵向叩击痛，但由于髋关节区域肌肉、韧带的分布导致两种骨折的临床表现有所差别。

股骨颈骨折受到髂骨韧带的束缚，外旋畸形一般在 45°～60°，而转子间骨折远端不受这种束缚，外旋畸形甚至可达 90°，通过体格检查或者 X 线等影像学检查可以对两者做出鉴别。

髋部骨折若选择保守治疗，则需长期卧床，这会给患者带来一系列的伴发性疾病，如下肢静脉血栓、压疮、肺炎等，严重者会导致死亡。正因高并发症率、高死亡率，老年人的髋部骨折通常又被称为"人生的最后一次骨折"。因此，近几年医生多主张早期手术干预治疗髋部骨折。

两种骨折手术目的均是对骨折进行坚强固定，让患者尽早恢复活动，缩短卧床时间，以最大限度降低并发症发生率。由于骨折类型、骨折端血运等差异，两种骨折的治疗方式也不相同。对于股骨颈骨折，年龄小于 65 岁的患者通常可选用闭合复位内固定术，年龄大于 65 岁的患者可采用人工股骨头置换术或人工全髋关节置换术。对于股骨转子间骨折，目前主要有两种方式，传统方法为侧方加压钢板结合髋拉力螺钉组合而成的动力髋系统。

近年来，由于科技的发展，推出了创伤更小的髓内钉系统，但最佳手术方案需根据患者年龄及骨折类型决定。

股骨颈骨折采取人工股骨头置换术或全髋关节置换术，患者情况允许时，可在术后第二天开始下地活动。对于其他类型手术，固定牢靠且患者全身状态允许时，可适当早期下地，但骨折完全愈合前，应尽量避免完全负重。

【专家提醒】

任何损伤都应防患于未然，我们还应关注平时的预防，可以通过有效的食疗、运动、药物补钙等减少骨丢失以预防骨质疏松。

有效的食疗包括食用一些高钙、高磷的食物，如鱼、虾、牛奶等，忌烟、酒、浓茶等。患者平时可适当健身以增强骨强度及骨生物力学特性，还可选择药物补钙，如葡萄糖酸钙、乳酸钙等，同时补充维生素 D，以促进钙的吸收。

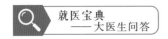

　　此外,当受到外力即将摔倒时,若可及时调整臀部着地为双手撑地,也有减少髋部骨折发生的可能。合适的预防措施可降低髋部骨折的发生率,但骨折一旦出现,若患者情况允许,一定要及时手术,才能降低骨折并发症,尽早恢复患者生活质量。

(作者:王鲁博)

妇产科篇

宫颈癌能不能消除？

【专家简介】

张师前,妇产科学博士,山东大学齐鲁医院妇科主任医师,教授,博士研究生导师,博士后合作导师。

兼任中国医师协会微无创妇科肿瘤专业委员会主任委员、中国抗癌协会妇科肿瘤专业委员会副主任委员、山东省研究型医院协会妇科创新与发展分会主任委员。

擅长并长期潜心于妇科疑难性、复杂性、难治性、复发性妇科恶性肿瘤的诊治,是全国优秀科技工作者、山东省人民政府妇女儿童智库专家、山东省优秀科技工作者;参与国家自然基金2项,主持山东省自然科学基金等省部级科研课题4项,发表SCI收录论文及中文核心期刊论文100余篇;主编国家"十五""十一五"、"十二五"规划教材11部,副主编英文版《妇产科学》教材1部,参编著作20部;获省部级、厅局级技进步奖15项。

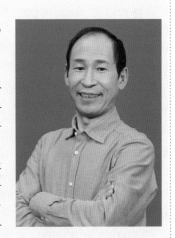

【出诊信息】

周一下午(国际门诊部特需门诊)、周三上午(专家门诊)、周四下午(知名专家门诊)。

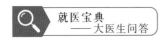
特点：病因明确，有望被消除

我国宫颈癌的发病年龄呈年轻化趋势，且有明显的地域分布性，经济欠发达地区的发病率和死亡率明显高于经济水平高的地区。

与其他恶性肿瘤不同的是，宫颈癌病因相对明确，主要是高危型人乳头瘤病毒（HPV）持续感染所致。因此，宫颈癌将可能成为第一个被消除的恶性肿瘤，主要措施是接种 HPV 疫苗和进行宫颈癌筛查。

所谓消除宫颈癌，是指通过有效手段使发病率低于 4/10 万，并采取措施长期维持。2020 年 12 月，我国宣布支持世界卫生组织"加速消除宫颈癌全球战略"，这一全球战略目标可概括为"90-70-90"：到 2030 年，实现 90％的女孩在 15 岁之前全程接种 HPV 疫苗，70％的妇女在 35～45 岁接受至少一次高质量的宫颈癌筛查，90％确诊宫颈疾病的妇女得到治疗（90％癌前病变患者得到治疗，90％浸润性癌患者得到科学管理）。

接种疫苗，针对病因进行预防

高危型 HPV 持续感染是引起宫颈癌前病变及宫颈癌的主要原因。80％的妇女一生中可感染 HPV，通常在 8～10 个月内自然清除，只有 5％的妇女呈持续感染状态。此外，宫颈癌也存在多种高危因素，如多个性伴侣、过早开始性生活（<16 岁）、初产年龄小、多孕多产、吸烟、营养不良、卫生条件差等。宫颈癌的预防应从去除病因和高危因素开始，即接种 HPV 疫苗，避免过早开始性生活、不洁性行为、无保护性行为，注意个人卫生，戒烟等。

《人乳头瘤病毒疫苗临床应用中国专家共识》优先推荐 9～26 岁女性接种 HPV 疫苗，特别是 17 岁之前的低龄女性；同时推荐 27～45 岁有条件的女性，都接种 HPV 疫苗。

在 HPV 疫苗接种率较高的国家，已达到显著的预防效果。在我国，由于群众对 HPV 感染与宫颈癌发生的关系及 HPV 疫苗认识不足，且 HPV 疫苗供应不足，所以 HPV 疫苗接种率较低，需要加大宣传普及力度，采取加大政策支持、提高进口疫苗的可及性、加速国产疫苗的批准上市等有效措施，共同提高 HPV 疫苗接种率。

目前市场上的 HPV 疫苗供不应求，尤其是进口九价 HPV 疫苗。事实上，二价和四价疫苗的保护力已足够，国产疫苗也可以起到很好的预防效果。如果大家预约不到九价疫苗，不必过于执着，可以能预约到哪种，就先接种哪种，三类疫苗的对比如表 1 所示。毕竟 HPV16、HPV18 型是宫颈癌的主要致病因素，尽早接种二价或四价疫苗，可以尽早起到保护作用。即便患者已感染某种亚型的 HPV,仍可接种 HPV 疫苗,以避免感染其他亚型的 HPV。值得一提的是,注射 HPV 疫苗并非可以完全避免宫颈癌的发生,接种后仍需进行定期筛查。

表 1　三类 HPV 疫苗对比

HPV 疫苗类型	二价	四价	九价
适用年龄	9～45 岁	9～45 岁	9～45 岁
预防的 HPV 亚型	16、18 型	6、11、16、18 型	6、11、16、18、31、33、45、52、58 型
预防的疾病	近 80％的宫颈癌	近 80％的宫颈癌,90％的尖锐湿疣	90％的宫颈癌,85％的阴道癌,90％的尖锐湿疣

定期筛查,阻止宫颈癌的发生

宫颈癌发展较为缓慢,患者从宫颈感染高危型 HPV 发展至癌前病变,再发展至宫颈癌,一般需要十余年。在此期间,患者可以通过定期筛查及时发现病变,进而及时采取有效的治疗措施,阻止宫颈癌的发生。

女性自 25 岁以后应定期进行宫颈癌筛查,检查方法包括宫颈细胞学检查、HPV 检测、阴道镜下宫颈组织学活检,即"三阶段筛查法"。

宫颈上皮液基细胞学检查(TCT)结果分为正常范围细胞、炎症细胞(包括微生物感染)、不明意义的不典型鳞状细胞(ASC,包括 ASCUS 与 ASC-H)、低度鳞状上皮内瘤变(LSIL)、高度鳞状上皮内瘤变(HSIL)、鳞癌(SCC)、不明意义的不典型腺细胞(AGC)、腺癌(AC)等。

HPV 检测是取宫颈脱落细胞,通过基因检测判断细胞内是否有 HPV 感染。

以上两种检查均无痛、无创、操作简单、准确性高,结果有异常者需要进行阴道镜检查。通过阴道镜检查,医生可以直接观察患者阴道和宫颈的形态,若发现患者宫颈病变,还可以进行多点活检和宫颈管搔刮术,确诊宫颈癌及癌前病变。

目前,宫颈癌前病变的主要治疗措施包括宫颈环形电切(LEEP)术和冷刀锥切术。随着技术的不断进步,血清学检查、影像学检查等诊断技术也逐渐被用于宫颈癌的早期筛查中,有助于提高宫颈癌的筛查效率,避免漏诊及误诊。

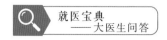
治疗:更注重提高生活质量、保留生育功能

近 20 年来,随着发病年轻化及生活水平的提高,宫颈癌患者对治疗后的生活质量要求也较高。宫颈癌的治疗不再是"一刀切",而是根据临床分期、患者年龄、生育要求、全身情况等综合考虑,一般采用以手术和放疗为主、化疗为辅的综合治疗方案。随着微创技术的不断发展和应用,在根除疾病、提高生存率的基础上,宫颈癌的治疗正在尽可能地实现微创化。同时,保留生育功能的宫颈锥切术或广泛宫颈切除术、保留卵巢内分泌功能的卵巢移位术、保留女性正常性生活的腹膜代阴道术等手术方式,新化疗方案,以及靶向治疗、免疫治疗等综合治疗措施,都有助于保留患者的生殖内分泌功能、生育功能及生理功能,可提高患者的生活质量。

宫颈癌治疗结束后,患者应当规律随访:治疗结束后 2 年内,每 3～6 个月随访一次,治疗结束后 3～5 年,每 6～12 个月随访一次。

──────── 【专家提醒】 ────────

为了预防宫颈癌,所有适龄女性都应尽早接种 HPV 疫苗,有性生活的女性应重视体检,定期进行宫颈癌筛查,当出现不规则阴道流血、阴道异常排液、性生活后出血、经期延长、月经量增多等症状时,应及时就诊。如果不幸患上宫颈癌,也不要灰心,只要积极配合治疗,坚持定期随访,就可以获得治愈的希望。

(作者:张师前)

痛经：女性难以启齿的痛

【专家简介】

王小元，医学博士，山东第一医科大学第一附属医院（山东省千佛山医院）妇科副主任、妇科肿瘤科主任、主任医师，硕士研究生导师，美国亚利桑那大学妇科肿瘤高级访问学者，兼任山东省研究型医院协会妇科肿瘤学分会主任委员。

擅长妇科良恶性肿瘤及子宫内膜异位症的腹腔镜和机器人腹腔镜微创手术治疗，尤其是早期子宫颈癌、子宫内膜癌、卵巢癌及深部浸润型子宫内膜异位症的腹腔镜和机器人腹腔镜微创手术治疗。

主持山东省自然科学基金等省部级科研课题 2 项，发表 SCI 收录论文及中文核心期刊论文 10 余篇。

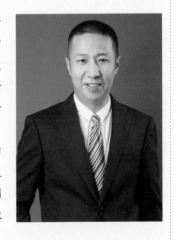

【出诊信息】

周一全天。

痛经是指伴随着月经周期的疼痛，是最常见的妇科症状之一，也是困扰很多生育期女性朋友的问题。月经期前后或经期出现下腹部疼痛，常表现为痉挛

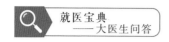

样疼痛,可伴有腰酸、头痛、头晕、乏力、恶心、呕吐、腹泻、腹胀等不适症状,以及非月经期性生活时剧烈疼痛,严重者甚至影响生活和工作。

痛经分为原发性痛经和继发性痛经两种,原发性痛经指没有器质性病变的痛经,占痛经的90%以上;继发性痛经则指子宫内膜异位症或子宫腺肌病等疾病引起的痛经。

原发性痛经的病因目前尚未完全明了,痛经的发生主要和月经来潮时子宫内膜前列腺素含量增高有关,增多的前列腺素引起子宫平滑肌过强收缩、血管痉挛,造成子宫缺血、缺氧,是导致痛经的主要原因。此外,痛经还受精神、神经因素影响,疼痛的主观感受也与个体痛阈有关。治疗方面,首先,患者的心态很重要,要认识到月经期间轻度不适是生理反应,是正常的,消除不必要的紧张和顾虑;其次,疼痛厉害时可口服布洛芬和双氯芬酸等前列腺素合成酶抑制剂类止痛药,不用担心药物成瘾的问题。如果有避孕要求可正确服用短效口服避孕药,也可有效改善痛经。

继发性痛经常常是子宫内膜异位症或子宫腺肌病引起的,尤其是子宫内膜异位症,除了引起疼痛外,还可导致不孕。若痛经越来越严重,止痛药无效,或月经期排便疼痛,或性生活时疼痛,需要及时上医院就诊。专业医生通过基本的妇科检查、妇科超声及肾脏输尿管超声可帮助判断有无子宫内膜异位症,必要时需要盆腔磁共振检查进一步明确诊断。患者需要重视输尿管子宫内膜异位症导致的输尿管狭窄引发肾积水腰痛的情况,防止肾功能静悄悄地丢失。确诊子宫内膜异位症时可选择药物治疗,无效或严重时需要腹腔镜微创手术治疗,切除病灶后可显著消除疼痛,术后辅助药物治疗,避免疼痛复发。

痛经的预防措施主要是注意经期卫生、避免剧烈运动及过冷刺激,保持乐观心态及健康规律生活方式,加强锻炼;定期进行妇科检查,若患者早期发现子宫内膜异位症或子宫腺肌病,应及早治疗,解除痛经的烦扰。

【专家提醒】

痛经影响女性朋友生活质量,痛经时不必强忍不适,健康规律的生活可预防痛经的发生,合理的药物治疗也可缓解痛经。继发性痛经加重时,患者应及时就诊。目前,腹腔镜微创手术和药物均可治疗解除痛经,让患者轻松度过月经期。

(作者:王小元)

反复性阴道炎重在预防

【专家简介】

刘培淑，妇产科学博士，山东大学齐鲁医院妇产科主任医师，教授、博士研究生导师，山东省妇科泌尿工程实验室主任。

兼任国家自然基金、科技部、卫健委、省科技厅评审，中华医学会盆底学组委员，山东省医学会妇产科分会盆底学组首任组长，山东省研究型医院协会女性盆底学分会主任委员。

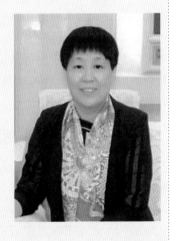

擅长并长期潜心于妇科良性肿瘤、恶性肿瘤、子宫内膜异位、女性盆底功能障碍(子宫脱垂、尿失禁等)、生殖器官畸形等疾病的诊治，熟练掌握妇产科各种新技术。

曾获全国、山东省三八红旗手、山东大学优秀教师；兼任《山东大学学报(医学版)》及《现代妇产科进展》等杂志编委；主持国家自然基金项目2项、山东省部级项目16项；共发表论文100余篇，其中SCI收录40余篇；共获得山东省科技进步二等奖2项、三等奖6项，山东省科技创新成果奖、山东高等学校优秀科研成果奖自然科学类、山东省教育委员会科学技术进步应用成果奖等多项。

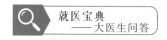
【 出诊信息 】

　　周一全天(专家门诊)、周二下午(知名专家门诊)、周五上午(国际门诊部特需门诊)。

特点：反复发作，病因复杂，阴道微生态紊乱

　　阴道炎作为女性常见疾病，其发作时阴道分泌物增多，伴或不伴外阴阴道瘙痒或疼痛，严重影响女性的生活状态。反复发作的阴道炎，复杂的药物及治疗程序，更是反复摧残女性的生理和心理，使女性成为医院的"常客"。

　　常见阴道炎根据病因可分为四种：细菌性阴道病、阴道毛滴虫病、外阴阴道假丝酵母菌病和需氧菌性阴道炎。阴道毛滴虫病在我国发病率低、病因明确、治愈率高。其他单种致病菌的阴道炎在规律用药后大部分能治愈，少数患者出现复发，反复性阴道炎往往需要更规范的治疗程序。混合性阴道炎是由两种或两种以上的致病微生物导致的阴道炎症，因其诊断难度较大，并且因常伴随着复杂的阴道微生态环境，极易导致感染反复发作和治疗失败，是反复性阴道炎的常见原因。

规律复查，针对病因，规范治疗

　　(1)反复性外阴阴道假丝酵母菌病：性伴侣应同时检查，必要时给予治疗。根据分泌物培养和药物敏感试验选择药物，强化治疗达到真菌学治愈后，应巩固治疗半年。应重视治疗后随访，初次外阴阴道假丝酵母菌病的患者在治疗结束后 7～14 天和下次月经后进行随访，均为阴性即达到治愈标准。复发性外阴阴道假丝酵母菌病的患者在治疗结束后 7～14 天、1 个月、3 个月和 6 个月各随访一次，均为阴性方为治愈。

　　(2)复发性细菌性阴道病：寻找并纠正细菌性阴道病的高危因素，注意排除细菌性阴道炎混合其他感染，并针对感染进行干预治疗；规范用药，遵循医嘱采用口服结合阴道放药联合治疗；改善患者阴道微生态，恢复阴道微生态平衡。

　　(3)复发性需氧菌性阴道炎：根据阴道细菌培养及药敏结果遵医嘱用药，对于阴道黏膜萎缩的需氧菌性阴道炎患者，可阴道局部应用雌激素制剂(需排除激素使用禁忌证)；补充乳酸杆菌制剂恢复正常的阴道微生态，可减少阴道炎的复发。

　　(4)混合性阴道炎：明确诊断，根据致病菌种调整用药；先治疗症状明显的致病菌种，改善症状，再治疗其他病原体；纠正微生态失调、加强随访，定期进行阴道微生态检查。

关注阴道微生态,养成良好的清洁习惯

阴道炎作为女性私密性疾病,患者往往由于生理性及心理性因素并不重视,没能在第一时间就医,从而延误了阴道炎的诊断和治疗。更有甚者,有些患者自己乱用药,起到了相反的作用,使原本脆弱的阴道微生态平衡更加紊乱。所以,患者应及时就医,明确引起阴道炎感染的致病菌,在初治时就能对症用药,才可以有效预防反复性阴道炎的发生。

对于已经出现反复性阴道炎的患者,要做到以下几点:

(1)要规范用药,遵医嘱进行随访及复查。

(2)养成良好的清洁习惯,杜绝过度清洗阴道。阴道有其自净能力,并且益生菌为优势菌种时方能抵抗机会致病菌的感染,过度清洗阴道可能导致益生菌的失活甚至流失。

(3)恢复阴道微生态平衡,必要时采用益生菌制剂阴道内用药,改善患者阴道微生态。

(4)对于复杂的反复性阴道炎,鼓励性伴侣进行相关检查,必要时共同治疗。

(5)保持积极乐观的生活态度,避免过度摄入甜食,穿着棉质内裤和宽松透气外裤,保持一定的户外体育锻炼。

【专家提醒】

阴道炎的患者需要注意以下四个方面:

(1)生活方面的调整,不要吃辛辣或有刺激性的食物,太甜、太油腻、太热、太烫的食物也要禁忌,同时要穿宽松、全棉的内裤,不要穿紧身的、化纤的内裤。

(2)心理上要进行调节,比如不要焦虑、抑郁、过度劳累、熬夜等。

(3)阴道炎治疗期间不要同房,同房可能会导致病情加重,同时也可能会把疾病传染给男方,因为某些阴道炎是通过性交进行传播的,比如滴虫性阴道炎等。

(4)一定要在医生的指导下应用药物,并且要按疗程应用,以免引起疾病的复发。

(作者:刘培淑)

为什么说子宫内膜到处跑？

【专家简介】

张萍,医学博士,山东大学硕士研究生导师,主任医师,山东大学第二医院妇科副主任,妇产科教学主任。

兼任中国性学会私密整形与产业分会常务委员、中国医师协会盆底与盆腔疼痛专业委员会委员、山东省研究型医院协会子宫内膜异位症分会主任委员。

从事妇科临床、教学和科研工作 20 多年,积累了丰富经验,尤其擅长诊治妇科肿瘤、盆底疾病和子宫内膜异位症等。

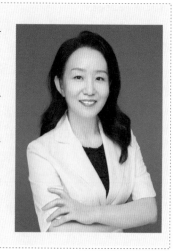

【出诊信息】

周一全天(普通专家门诊)、周四上午(知名专家门诊)。

什么是子宫内膜异位症?

女性到了青春期之后,每个月总有那么几天特别的日子,有的人能顺利度过,有的人却饱受痛经困扰。对于痛经,我们还需要考虑一种疾病,那就是子宫内膜异位症。

子宫内膜异位症,简称"内异症",是指子宫内膜组织在子宫以外的部位出现、生长、浸润、反复出血,继而引发疼痛(包括经期疼痛、深部性交痛,慢性盆腔痛)、不孕及结节或包块等。

子宫内膜异位症,简单来说,就是子宫内膜逃脱到子宫腔以外的地方。异位内膜最常出现的部位是卵巢、直肠、阴道壁、剖宫产伤口等,也有出现在肺、横膈等处,具体发病机制至今仍不清楚。这是一种无处不在的疾病,就像癌症可以蔓延泛滥到全身各处一样。这是一种如谜一样的疾病,有时导致延误诊断、延误救治的时间长达数年之久。

什么情况下需要考虑内异症?

内异症的早期诊断非常重要,临床可表现为以下症状:

(1)痛经。

(2)慢性盆腔痛。

(3)性交痛或性交后疼痛。

(4)与月经周期相关的其他系统症状,如排便痛、尿痛、血尿等。

(5)合并以上至少一种症状的不孕。

患者若具有以上一种或多种症状可以被临床诊断为内异症。

子宫内膜异位症能根治吗?

对于该病来说,想要"除根"是很难实现的。它的病因不明,病变多样,极具侵袭性,难以彻底去除,并且该疾病具有性激素依赖的特点,复发性极高。对于这种难缠的疾病,患者更要做好规范治疗,将其视为一种慢性病并做好打"持久战"的准备,遵循"减灭和去除病灶,缓解和消除疼痛,改善和促进生育,减少和避免复发"的方针,分年龄阶段进行长期管理。

育龄患者如何长期管理?

对于育龄期内异症患者,应将保护卵巢功能、指导和促进生育放在首位。对于有生育要求的患者,应先进行生育力的评估,积极指导受孕。对合并不孕的内异症患者,排除其他不孕原因后,如已出现卵巢储备功能的下降,则建议直接使用辅助生殖技术。手术适应证需严格把控,使患者手术获益最大化,腹腔镜手术为内异症的首选术式。

如患者已完成生育或无生育要求,术后长期管理重点在预防复发。患者应选择有效、安全、耐受性好的药物治疗,建议患者持续用药至绝经或有妊娠计划时。

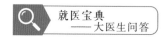
青少年及围绝经期患者如何长期管理?

青少年内异症以控制疼痛、保护生育、延缓进展、预防复发为目标,临床诊断后即可尽早进行药物治疗。对于卵巢型内异症患者,鉴于手术对卵巢功能的影响及术后的高复发率,应严格把握手术适应证。对于围绝经期患者,应警惕恶变风险,有手术指征时行积极彻底的手术治疗。

───── 【专家提醒】 ─────

子宫内膜异位症严重影响了女性的生活质量,希望能通过多渠道的科普,加强患者对疾病的了解,提高患者治疗的积极性,达到长期管理的目的。

(作者:张萍)

细说子宫肌瘤

【专家简介】

马迎春,医学博士,主任医师,山东第一医科大学第一附属医院(山东省千佛山医院)妇科副主任,山东第一医科大学、山东大学、潍坊医学院硕士生导师,美国安德森癌症研究中心、贝勒医学院、德国沃尔姆大学高级交流学者,美国腔镜协会会员。兼任山东省研究型医院协会妇科微创技术研究分会主任委员、山东省医师协会宫腔镜分会副主任委员、中国医师协会妇科专业委员会委员。

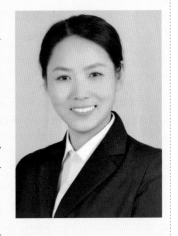

在妇科疾病诊治方面积累了丰富的经验,尤其擅长妇科微创外科技术,单孔腹腔镜技术达国内领先水平。首次面向全国举办千佛山单孔腹腔镜培训班,承担中华国际交流基金会面向全国县级医院妇科腹腔镜技术培训项目。入选省卫健委与山东大学联合推出的创新大数据联盟,先后负责省部级、厅级、地市级科研项目4项,负责国家级教研项目1项,获厅级科技进步奖三等奖,地市级科技进步二等奖及三等奖。以第一作者或通讯作者发表SCI文章7篇,影响因子最高为7.329,并在国内核心期刊发表文章10余篇。2017年获全国手术视频决赛一等奖,2020年获山东省医学科学院于金明科技创新基金科技创新奖。

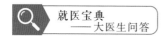
【出诊信息】

周三上午(专家门诊、宫内疾病门诊)、周四全天(专家门诊、子宫内膜异位症专病门诊)。

子宫肌瘤是女性最常见的良性肿瘤,育龄期妇女发病率为 25％,在围绝经初期妇女中,发病率可达 70％。尽管子宫肌瘤有如此高的发病率,但它并没有我们想象的那么可怕。通过这篇文章,大家会对子宫肌瘤有更多的了解,不再谈"瘤"色变。

子宫肌瘤好发于哪些情况?

子宫肌瘤目前尚无明确的病因和发病机制。有研究表明,子宫肌瘤的发病与遗传有关。此外,子宫肌瘤的发展依赖于性激素水平,因此子宫肌瘤青睐三四十岁的中年女性。妊娠期女性体内雌激素、孕激素分泌量增多,肌瘤有增大的可能。未孕未育、性生活失调、性情抑郁、外源性摄入雌激素过多都会引发子宫肌瘤。现在很多女性为了"美",喜欢吃阿胶、蜂王浆等美容养颜的补品,殊不知这些补品增加了子宫肌瘤发生的风险。其实,保持健康的生活方式和乐观的心态对女性生殖健康十分重要。

子宫肌瘤的分类

子宫肌瘤虽说都长在子宫上,但根据肌瘤生长部位的不同,我们把肌瘤分为以下三类(见图 1):黏膜下肌瘤、肌壁间肌瘤、浆膜下肌瘤。我们都知道子宫是一个空腔器官,如果把子宫比作一个空心的椰子壳,那浆膜下肌瘤就好比生长在椰子硬壳外面,凸向腹腔;肌壁间肌瘤就生长在椰子厚厚的果肉之间;而黏膜下肌瘤附着于椰子的果肉表面,凸向宫腔内。

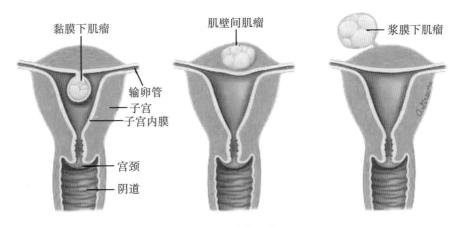

图 1　肌瘤的分类

临床表现：根据症状自查，及时就诊

根据肌瘤生长部位、大小和有无变性，会有不一样的临床表现。其中主要包括：经量增多或经期延长、下腹包块、白带增多和出现压迫症状。

(1)经量增多、经期延长：是子宫肌瘤最常见的症状，也可出现非经期的阴道流血。这多是由于体积较大的肌壁间肌瘤和黏膜下肌瘤影响子宫收缩。长期的经量增多可导致患者继发性贫血，随之而来的是头晕、乏力、心悸等症状。

(2)下腹包块：大部分患者多难以察觉此症状，很多女性感觉自己肚子变大，误以为是"发福"了，尤其是体格较胖的女性更要警惕。此时患者可以在清晨空腹平卧后略弯双膝，按压腹部，由浅入深，可触及较大的肿块。当肌瘤逐渐增大使子宫超过三个月妊娠大时，可从腹部触及。

(3)白带增多：子宫肌瘤患者由于宫腔面积增大，内膜腺体分泌物增多，导致白带增多。严重者可出现大量脓样、血性白带，或有脓液流出。

(4)压迫症状：当较大的浆膜下肌瘤凸向腹腔压迫到邻近器官时患者可能会出现尿频、排尿困难、便秘等症状。

(5)其他：子宫肌瘤也可发生坏死。一旦坏死，患者可出现急性腹痛、呕吐、发热等症状。黏膜下肌瘤和肌壁间肌瘤可引起患者不孕或流产。

目前针对子宫肌瘤常用的检查方法有超声检查、MRI 检查。其中最常用的是经阴道超声检查，具有较高的特异性和敏感性。MRI 常作为超声检查的补充手段，它对于体积较小的多发性肌瘤及其位置、数量等有较高的分辨能力。

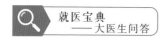

期待疗法：无明显症状，定期随诊

大多数子宫肌瘤患者不需要治疗，尤其对于绝经期妇女，体内性激素水平下降，肌瘤不再生长，多可以萎缩或者症状消失。但子宫肌瘤有变性的风险，需要每年定期行超声检查观察肌瘤发展情况。

药物治疗：缓解症状，缩小瘤体

除了无意愿手术或存在禁忌证的患者，药物治疗也可达到术前控制症状、妊娠前缩小瘤体以及术后预防复发的目的。对于经量增多的患者可以采用非甾体抗炎药和止血药来控制其症状。口服避孕药或宫内放置有药物治疗作用的避孕器也可达到调整月经周期，减少出血量的目的。促性腺激素释放激素激动剂（GnRH-a）和米非司酮可以缓解症状，也可缩小瘤体，但需长期使用，一般推荐连续使用三个月。

手术治疗：微创手术的盛行

手术是治疗子宫肌瘤的主要手段，目前主要采用子宫全切术和子宫肌瘤剥除术两种手术方式。子宫全切术对于没有生育要求的绝经后妇女来说是一种较好的根治手段。子宫肌瘤剥除术是在保留子宫的基础上将肌瘤一个个剔除，对于有生育需求或强烈保留子宫意愿的患者可选择该术式，但术后有残留和肌瘤复发的风险。

此外，行子宫肌瘤剥除术后的患者不能很快怀孕，需警惕子宫破裂的发生。临床医生会根据患者的生育需求、肌瘤大小、位置及临床表现等来评估患者是否需要手术治疗及其手术方式。随着医疗技术发展及微创手术在临床上的应用，我们常用的几种手术操作方式（见图 2）包括宫腔镜、腹腔镜、经阴道及开腹手术。腹腔镜手术又包括传统多孔、经脐单孔、经阴道单孔腹腔镜手术。传统腹腔镜一般于下腹部取 3～4 个穿刺孔即可完成；经脐单孔腹腔镜，为脐部取一孔完成手术，经阴单孔腹腔镜为经阴完成腹腔镜手术，实现了体表完全无疤痕，且患者术后疼痛轻，恢复快。

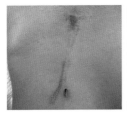 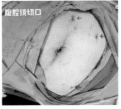 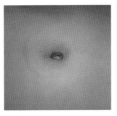 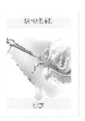

开腹手术　　　传统多孔腹腔镜手术　　经脐单孔腹腔镜手术　　经阴手术

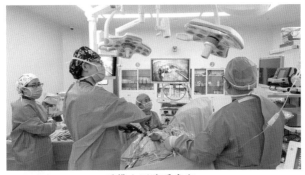

千佛山医院手术室

图2　常用手术方式

近年来,越来越多的医生不再采取传统的开腹手段,而是选择微创手术。因为微创手术减少了患者手术时间、出血量及住院时间,也满足了大部分女性对于美观上的需求,因此在临床上被更多患者所接受。

───── 【专家提醒】 ─────

子宫肌瘤虽然是良性肿瘤,却有很高的发生率。我们在发现子宫肌瘤后一定要定期行妇科超声检查,时间以 3～6 个月为宜。平时注意尽量以清淡饮食为主,无需刻意服用保健品,保持良好的心态。一旦患者出现月经周期改变、贫血、下腹痛,尿频、便秘等压迫症状时要及时就诊。

(作者:马迎春)

反复胚胎停育是病吗？

【专家简介】

郭伟，医学博士，教授，山东大学博士生导师，英国爱丁堡大学访问学者。现任山东第一医科大学第一附属医院（山东省千佛山医院）妇产科副主任兼产科主任。兼任山东省研究型医院协会母胎医学分会主任委员、山东省医学会理事、山东省医学会妇产科分会副主任委员。

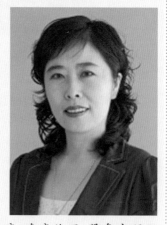

从事产科临床、教学与科研工作 30 余年，擅长围产期保健、复发性流产、优生与遗传咨询、妊娠合并症及疑难危重患者的诊治和抢救；精通各类复杂产科手术：凶险性前置胎盘的手术治疗、难产处理、紧急宫颈环扎术、剖宫产术美容缝合等。

曾获"中国医师奖"、首届"山东省优秀医师奖"以及"中国平安好医生"、山东省"十佳女医生"、山东省"巾帼建功"、全省卫生系统"文明服务明星"等荣誉称号。

【出诊信息】

周二上午（知名专家门诊）、周三全天（普通专家门诊）。

你身边是否有这样的朋友，怀孕对她并不是难事，可每次却均以失败告终：第一次胚胎停育，"嗯嗯，没关系，养好身体我再来"；第二次胚胎停育，"噯噯，这是什么情况？"一脸迷茫；好不容易鼓起勇气，小心翼翼，可第三次依旧胚胎停育，导致情绪崩溃，怀疑自己、怀疑人生，再也不敢怀孕了……

反复胚停是病吗？

答案是肯定的。自然流产通常是指一定孕周前的妊娠过程失败，主要包括生化妊娠、空孕囊、胚胎发育逐渐停止、胚胎或胎儿死亡以及附属物排出等表现，其中 80％为早期自然流产（发生于 12 周之前）。

《自然流产诊治中国专家共识（2020 年版）》建议将连续两次或两次以上的流产定义为复发性流产，包括连续发生的生化妊娠。

这种病离我很遥远吧？

自然流产是妇产科最常见的妊娠并发症之一，育龄期女性发生一次自然流产的风险为 10％左右，复发性流产的发生率为 1％～5％，复发风险将会随流产次数的增加而上升，曾有三次以上连续自然流产史的患者再次妊娠后胚胎丢失率为 40％～80％。这是多么可怕的数字，因此，受到该病困扰的人绝不在少数！

怎么检查治疗呢？

近些年来复发性流产规范性的诊治已成为生殖健康领域所关注的热点话题。要想做到精准治疗，首先我们要做的就是如抽丝剥茧一般明确复发性流产的病因。下面就简单地介绍一下专业医生会从哪几方面分析病因：

1.病史及家族史

详细询问病史有助于更有针对性地进行病因学筛查，主要包括夫妻双方的年龄、月经婚育史、家族史、手术史等。

2.胚胎因素

胚胎染色体异常是早期流产最常见的原因，占 50％～60％，因此出现复发性流产后应该对流产物进行染色体检查，必要时夫妻双方也应该进一步检查。

3.免疫因素

免疫因素包括自身免疫因素及同种免疫因素，常见的自身免疫性疾病有抗磷脂综合征、系统性红斑狼疮、未分化结缔组织病、干燥综合征等。检查指标包括狼疮抗凝物、抗心磷脂抗体、抗 β2 糖蛋白 1 抗体、抗核抗体谱等。同种免疫因素是指有些流产的反复发生与母胎免疫耐受有关，但是目前无国际公认的特异性诊断标准。

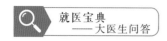
免疫因素是复发性流产最为重要且可以治疗的病因之一,上述描述专业性强,可能比较难懂,通俗来讲,胚胎毕竟有一半的基因来自父亲,母体免疫功能紊乱,对胚胎产生免疫排斥反应,就可能破坏这种"和谐"的生长环境。

4.易栓症(血栓前状态)

根据病因分为遗传性或获得性两种。遗传性易栓症主要包括抗凝蛋白缺陷症、凝血因子Ⅴ基因Leiden突变、遗传性高同型半胱氨酸血症等。获得性易栓症主要包括抗磷脂综合征、获得性高同型半胱氨酸血症,以及各种易于血栓形成的结缔组织病如系统性红斑狼疮、控制不良的高血压、糖尿病等。如果存在血栓前状态,可能会导致子宫-胎盘循环血液灌注不良,最终造成流产。

5.解剖因素

该因素分为先天性和后天获得性,如果子宫有解剖方面异常,不能给胚胎创造一个良好的生存环境,流产就可能发生。

先天性解剖因素异常中,子宫先天性异常占复发性流产患者的8.4%～12.6%,包括纵隔子宫、双角子宫、单角子宫、双子宫等,其中纵隔子宫最常见。获得性解剖异常主要有宫颈机能不全及人工流产后宫颈或宫腔粘连等。

6.内分泌因素

患者存在多囊卵巢综合征、高泌乳素血症、甲亢、甲减等内分泌疾病,也可能通过影响卵母细胞发育进而增加流产率。

7.男性因素

男性精子畸形率升高、DNA碎片异常也可能是流产的原因,但目前尚无明确证据。

8.其他因素

心理压力过大、不良的生活作息、不良的环境因素暴露可能也与流产相关。因此,我们建议备孕的夫妇要保持规律作息,放松心情,远离不良环境。

【专家提醒】

复发性流产不仅会对女性身体产生伤害,同时还会对女性心理、夫妻关系及家庭生活造成沉重打击。因此,必须要重视自然流产,尤其是复发性流产。为了避免过度检查和检查不足,在流产发生的时候不应迷茫、退缩,而是要寻找专业且有经验的医生查找病因,只有这样,才能精准治疗,为好孕保驾护航。

(作者:郭伟)

试管婴儿是代数越高级越好吗？

【专家简介】

任春娥，潍坊市政协副主席、致公党潍坊市委主任委员，潍坊医学院三级教授、硕士研究生导师，潍坊医学院生殖医院院长、潍坊医学院生殖医学研究所所长。

兼任国家人类辅助生殖技术管理专家委员会委员、中国医师协会生殖医学专业委员会常务委员、山东省研究型医院管理协会副理事长。

主要研究领域为不孕症的病因诊断及治疗、生殖内分泌疾病、人类辅助生殖技术（人工授精、体外受精-胚胎移植及其衍生技术）、复发性流产的病因诊断及治疗。

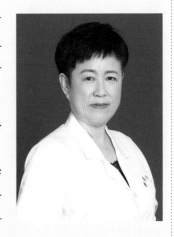

曾荣获全国五一劳动奖章、全国"白求恩式好医生"、全国卫生系统先进个人、山东省富民兴鲁劳动奖章、山东省优秀医师等，荣获山东省科技进步二等奖1项、三等奖2项，山东省高校优秀科研成果自然科学类二等奖1项、三等奖1项，潍坊市科技进步奖10余项；近五年承担并参与省部级、厅局级课题10余项，发表文章40余篇，SCI收录文章15篇。

【出诊信息】

周一、周三、周五上午。

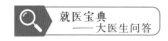
随着试管婴儿技术的逐渐成熟,大家对辅助生殖手段的了解也越来越清楚了。然而,还是有一部分人对试管婴儿不是很了解,总会觉得一代、二代、三代试管之间是升级版的关系。很多患者会说:"我要技术最好的那一代!我要最高级的!"其实试管婴儿的代数,不是大家想象的那种电子产品迭代方式。那么第一、二、三、四代试管婴儿到底有什么区别呢?

什么是试管婴儿?

试管婴儿并不是真正在试管里长大的婴儿,而是从卵巢内取出几个卵子,最早在实验室试管里让它们与男方的精子结合,形成胚胎,然后转移胚胎到子宫内,使之在妈妈的子宫内着床,所以称为试管婴儿。虽然现在已多用培养皿而不是试管进行操作,但"试管婴儿"的名称却一直流传了下来。

体外授精-胚胎移植(IVF-ET)俗称"试管婴儿",指通过超促排卵药物使不孕女性的卵巢同时有多个卵泡成熟,在适当的时机,经过阴道B超介导下穿刺取卵,在实验室将取出的卵子与男方的精子进行受精,培养成胚胎再植入女方子宫继续孕育的过程。其主要适用于女方输卵管阻塞或缺失,中、重度子宫内膜异位症,女方排卵障碍,多次人工授精失败,男方少弱精子症以及不明原因的不孕等。试管婴儿是人类辅助生殖技术的主要组成部分,是治疗不孕不育症的一种有效方法。

什么是第一、二、三、四代试管婴儿?

1.第一代试管婴儿

第一代试管婴儿又称"体外受精-胚胎移植",英文名为IVF-ET。这是国内绝大部分生殖中心都能进行的辅助生殖技术,也是目前周期数最多、使用次数最多的技术。更通俗一点的解释:第一代试管婴儿通过促排将女方卵子取出,同时取男方精液,在实验室环境下让精卵自然结合,不采取干预措施。

一代试管婴儿的优点是与卵子结合成功的精子相当于千军万马过独木桥,突破重围抵达彼岸,一定是优质的。缺点是对于因为天生弱精、畸精、无精而需要试管婴儿辅助得到自身健康宝宝的夫妇,一代试管婴儿技术并没有从根本上解决其问题。

2.第二代试管婴儿

第二代试管婴儿又称"胞浆内单精子显微注射",英文名为ICSI。第二代试管婴儿技术绝对是男性同胞的福音,它的主要特点是可以把单个精子放到卵细胞的胞浆内,从而使精子卵子受精。简单来说,就是大大改善了"受精"的环节。如果取出的精子和卵子不能主动完成受精,那么,医生就要用二代试管技术

"帮"它们一把了。

很多人听到第二代试管婴儿,很自然地理解为它是一种比第一代更高级、成功率更高的技术。其实不然,第二代试管婴儿并不比第一代试管婴儿技术高级,只是两者适合的患者不同而已。

第一代试管婴儿中精子和卵子的结合比较接近自然受孕。每取出一个卵子,就放入 5000～20000 个精子,优胜劣汰竞争后,最优秀的一个精子就与这个卵子结合形成受精卵,最终形成胚胎,这个过程需要较多的精子。而第二代试管婴儿正如前面所说,仅需数颗精子,特别适合男性不育。但也不需要过于担心,目前使用二代技术所挑选出的精子也是经过层层筛选的,一代和二代两者的成功率在各大成熟的生殖中心并无明显差别。

3.第三代试管婴儿

第三代试管婴儿又称"胚胎植入前遗传学诊断",英文名为 PGD。第三代试管技术,在医生把胚胎放入子宫之前,跟一代技术和第二代技术是一样的。不同的地方就是在胚胎放入子宫之前,医生们会把胚胎进行遗传学的诊断,看其是否有染色体疾病。最后,会将有问题的胚胎淘汰掉,将没有染色体遗传疾病的胚胎放进子宫里。

我国对于申请使用第三代试管婴儿技术的夫妻的限制非常严格,只有极少数夫妻符合标准。

4.第四代试管婴儿

第四代试管婴儿技术又称"胚胎转移技术",英文名为 GVT。通过在老化卵子和年轻卵子之间做卵核置换,以老化卵子的基因加上年轻卵子的细胞质来合成新的卵子,从而更好地应对卵子老化问题,提高大龄女性的妊娠可能性。其胞浆里的遗传基因不到 1%,主要携带基因的还是卵子的细胞核。将高龄患者的卵细胞核取出,放置在年轻卵子的卵细胞质中进行培养,可以大幅度改善卵子质量和解决卵子老化问题,极大地提高高龄患者的试管婴儿成功率。

第四代试管解决的主要问题是女方高龄、卵细胞老化,借助他人的优势卵泡将原本的劣势卵泡进行"换壳",最终保证优质胚胎的生成(且基因还是夫妻双方的)。不过目前第四代试管婴儿技术还有很大的争议,也没有在临床上推广。

四种试管婴儿技术的适用人群

试管婴儿每一代技术会适用不同的人群,所谓对症下药,试管婴儿技术也是如此。患者具体应该如何选择,如表 1 所示。

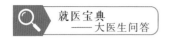
表 1　选择情况

试管婴儿	适用人群	适用情况
一代试管婴儿	女方输卵管不通、粘连；卵泡发育和排卵异常；存在子宫内膜异位症；男方有少弱精子症	因女性因素导致的不孕
二代试管婴儿	男方有少弱精子症；梗阻性无精子症；IVF 受精失败	因男方因素引起的不育
三代试管婴儿	夫妇任一方染色体异常；先前有染色体患儿的病史；夫妇任一方有性染色体连锁性疾病的家族史	有遗传病、染色体异常的不孕不育
四代试管婴儿	卵子线粒体有缺陷	暂无

做试管婴儿的流程

由门诊医生决定患者是否需要做试管婴儿，治疗不孕症的原则是，能用简单的办法就绝不用复杂的，能用便宜的办法就绝不用贵的。所以，一旦患者的医生建议其做试管婴儿，说明患者是有指征的。

首先医生会给患者开做试管婴儿前的化验检查，夫妻双方化验检查合格后，门诊医生会在门诊病历上写明"建档案"。

第二步，夫妻双方带着结婚证、身份证、夫妻双方所有的化验检查单、双方的病历到建档室建档，录入夫妻双方的指纹等信息，建档时要求夫妻双方必须同时在场。

第三步，建档后门诊医生会根据患者的情况，给予个性化的治疗方案。方案虽然不同，但过程基本一致：①打促排卵针；②B 超监测卵泡；③卵泡成熟后，注射液针（HCG）；④取卵；⑤胚胎移植；⑥移植 14 天后抽血化验；⑦若妊娠大于 30 天应做 B 超检查妊娠情况，若大于 70 天应做彩超调整用药等。

试管婴儿的费用

一次试管婴儿的费用一般是 2 万至 3 万元，平均是 2.5 万元，包括前期准备阶段夫妻双方的化验检查费、卵泡监测费、药费、取卵手术费、胚胎培养费和胚胎移植费，因为每人情况不同总费用会有所差别。

（作者：任春城）

如何才能避免乳房不必要的手术？

【专家简介】

杨其峰，国家二级教授，山东大学特聘教授，主任医师，博士研究生导师，中组部"万人计划"高层次人才、教育部新世纪优秀人才、科技部首批中青年科技创新领军人才、"泰山学者"特聘专家，全国乳腺癌专家学术影响力百强排名第三位，现任山东大学齐鲁医院乳腺外科行政主任、山东大学乳腺癌研究中心主任。

兼任山东省研究型医院协会乳腺外科学分会主任委员、山东省医药教育协会乳腺专业委员会主任委员、中国研究型医院学会乳腺专业委员会副主任委员等。

长期致力于乳腺癌的临床与基础研究，承担国家重点研发计划课题 2 项，国家自然科学基金面上项目 7 项，省部级课题 7 项，在 Nat Cell Biol、J Clin Invest、J Clin Oncol、Clin Cancer Res、Cell Death Differ 等国际知名杂志发表 SCI 论文 280 余篇。

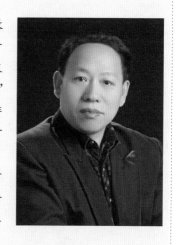

【出诊信息】

周一上午（国际门诊部特需门诊）、周四上午（知名专家门诊）。

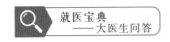
乳房疾病是危害女性健康的常见疾病,超声检查和钼靶检查是该病最常用的检查手段。超声反映的是乳腺组织的声学特点,如果病变的声学特点与周围组织有轮廓界限就可以区分出来,而且通过多普勒可以观察病变的血流情况。女性朋友可以根据乳房超声和钼靶检查结果就医和寻求手术治疗,正确理解超声和钼靶检查的特点和误区,可以减少焦虑、避免不必要的乳房手术。

超声和钼靶检查的安全性

超声和钼靶哪个更安全?不容置疑,超声广泛用于胎儿的监测和检查,对人体没有什么危害。

钼靶使用的是 X 线,有一定的辐射,应避免孕前或者孕期接受钼靶检查,年轻女性(小于 40 岁)一般不作为常规筛查推荐。不过钼靶检查一次的辐射剂量对人体没有大的危害,年龄也并非钼靶检查的绝对禁忌,若病情需要专业医生也会对年轻女性开具钼靶检查。不少女性因为乳腺问题,往往同时奔走于多家医院寻求不同专家的临床意见,应避免不必要的重复乳房钼靶检查。

超声和钼靶检查的敏感性

根据超声和钼靶的检查机理,两种检查各有优缺点。对于所有乳腺疾病来说,超声的检出率比钼靶要高。有许多乳腺癌,钼靶是不能检出的。钼靶最大的优点是看钙化,或者偶见的结构扭曲,这一点是超声比不上的。对于首诊的女性,不要根据自己的想象去挑选检查,专业医生会根据患者的病史和病变特点给出合理推荐。

超声诊断的结节及分级的误区

超声检查到的小结节,很多可能是增生、水肿的表现,过一段时间再检查,又会发生变化。因为这些结节会随着月经周期的变化而发生变化,或者随着增生的药物调理发生变化。患者应避免不必要的恐慌,发现结节就急于要求手术治疗,是不必要的。

对某些结节,超声分级可能难以精准,超声医生给出的级别具有一定的主观性,而且月经周期会影响形态从而影响分级。患者往往为两次检查的级别变化而焦虑,迫不及待地去寻求手术也是不必要的。

超声诊断的血流

超声可以用多普勒检测肿块或结节的血流情况。血流是判断恶性变的特征之一,但不是判断标准。血流的发现会让超声医生对结节的分级升高,从而使外科医生决定手术的可能性增加。根据临床经验,月经期、月经期前后,结节很容易出现血流现象。所以建议女性朋友尽量避免月经期及紧邻前后进行乳房超声检查。

【专家提醒】

警惕钼靶检查结果的假阳性表现,因为钼靶上最关注的是钙化,但是,钼靶的钙化可能会是污染。污染可能是医源性的,如果机器上有上一个患者照影留下的泛影葡胺等,钼靶片上就会出现"可怕的钙化"。所以,医生往往会拍双侧的 X 光片子,通过双侧对比,可以发现双侧同样形状的污染钙化。污染也可能是患者本身人为的,最常见的是患者乳房疼痛贴敷胶布、中药、膏药等物质,在钼靶上显示为钙化。如果医生不细心推敲,患者可能就要接受不必要的手术。为了避免患者人为污染,接受钼靶检查前,患者一定要保持乳房表面的清洁。

(作者:杨其峰)

"乳"此健康,"腺"在开始

【专家简介】

季红,山东第一医科大学第一附属医院(山东省千佛山医院)护理部主任,山东大学/山东第一医科大学硕士研究生导师,兼任山东省研究型医院协会医院标准化建设分会主任委员,山东省护理学会健康教育委员会主任委员,中国研究型医院学会医疗质量与管理评价专业委员会委员等。

2020 年被评为山东省"齐鲁卫生与健康领军人才",2017 入选青海省"高端创新人才千人计划"领军人才。作为负责人承担省级课题 3 项、厅局级课题 4 项,课题获得山东省医学科技奖 2 项,护理科技创新三等奖 2 项;发表 SCI 文章 3 篇,国家级核心期刊 40 余篇,主编著作 3 部,副主编著作 2 部;获得国家知识产权局发明专利 2 项,实用新型专利 16 项。

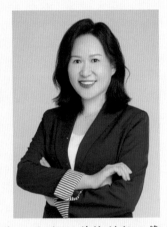

危险:乳腺癌成为全球第一大癌症

据世界卫生组织国际癌症研究机构(IARC)发布的最新癌症数据显示,2020 年,全球乳腺癌新增人数达 226 万,约占新发癌症病例的 11.7%。这是乳腺癌发病率首次超过肺癌,成为"全球第一大癌症"。

在我国,乳腺癌的发病率和死亡率分别位列我国女性恶性肿瘤的第一位和第四位,且发病率呈逐年上升趋势,每年约有 40 万新发病例。在东部沿海地区及经济发达的大城市,乳腺癌发病率上升尤其明显。从发病年龄来看,我国乳腺癌发病率从 20 岁以后开始逐渐上升,45～50 岁达到高峰。

随着新的治疗策略和方法的普及,全球乳腺癌的死亡率逐步下降。然而在中国,特别是广大的农村地区,乳腺癌的死亡率下降趋势并不显著。并且,中国女性的乳腺组织多为致密型,该类女性患乳腺癌的风险更高,且更不容易被发现,这也是中国女性更易患上乳腺癌的特殊危险因素。因此,我们更有必要重视乳腺问题。

了解乳腺癌,针对病因进行预防

目前乳腺癌病因尚不完全明确,但现有研究已证明乳腺癌的危险因素包括年龄,有乳腺癌或卵巢癌家族史,月经初潮过早(小于 12 周岁)或绝经较晚(大于 55 周岁),未育、晚育及未哺乳,长期服用外源性雌激素,患乳腺不典型增生,绝经后肥胖,长期过量饮酒等。因此,可以通过去除高危因素对乳腺癌进行预防,如建立良好的生活方式、适龄生育、选择母乳喂养、积极治疗不典型增生等乳腺疾病、不擅自使用外源性雌激素、定期做乳腺癌筛查等。

定期筛查,提高早期检出率

虽然乳腺癌的患病人数在逐年增加,但是在很多国家,乳腺癌造成的死亡人数是逐年减少的,及早发现是改善乳腺癌治疗结果和生存率的最好方法,因此定期进行乳腺自检和专业筛查很有必要。

乳房自检一般每月一次,检查时间选在每次月经来潮后 7～14 天为宜,无月经者,每月找固定一天。自检时应平躺或坐下来,用指腹放在乳房上平行地进行按压(如图 1 所示),如发现散在的颗粒状物体,皮肤出现橘皮样改变,乳头形状、位置改变等应尽快就医做进一步检查。

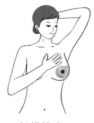

触摸检查

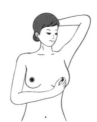

乳头检查

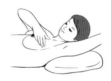

平躺检查

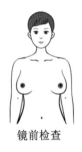 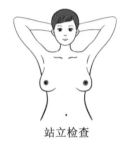 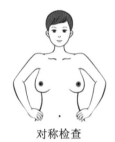

镜前检查　　　　　　　站立检查　　　　　　　对称检查

图 1　乳腺自查

　　需要特别注意的是,自检绝不可替代必要的防癌筛查。肿瘤早期症状往往不明显,难以及时察觉。乳腺癌的筛查方法主要为乳腺钼靶和超声,目前推荐一般风险人群(除乳腺癌高危风险人群以外的所有适龄女性)从 40 岁开始,每 1～2 年进行一次乳腺癌钼靶检查。高危风险人群(有遗传家族史、月经初潮年龄小于 12 岁、绝经年龄大于 55 岁、乳腺病史、激素替代治疗史等)从 40 岁开始,每年进行一次乳腺钼靶联合乳腺超声检查。

规范治疗,提高生存率

　　乳腺癌的治疗采取以手术治疗为主的综合治疗策略,医生会根据患者情况联合手术实施放化疗、靶向治疗、内分泌治疗等全身治疗方案。随着现代乳腺癌治疗理念的发展,过去"一刀切"的手术方式已逐渐得到改进,乳腺癌的手术范围越来越小,也可根据病情来选择保乳手术、重建手术。随着诊断和治疗技术的不断进步,乳腺癌患者的预后也变得更为乐观。早期发现的乳腺癌,经规范治疗,患者的五年生存率可达 90％以上,Ⅱ期和Ⅲ期乳腺癌患者 10 年生存率也能达到 70％。部分晚期、复发、转移的患者,还可以通过靶向药物等治疗手段,有效延长生存时间。

───────────────── 【专家提醒】 ─────────────────

　　乳腺癌固然是危害女性健康的第一大肿瘤杀手,但如果早发现、早诊断、早治疗,对于提高乳腺癌患者生存率,以及改善患者生活质量具有重要意义。

（作者：季红）

人小"诡"大

——小儿外科常见疾病诊疗科普

【专家简介】

李爱武,医学博士、主任医师、"泰山学者"特聘专家、山东大学三级教授、山东大学博士研究生导师、美国哥伦比亚大学访问学者,山东大学齐鲁医院小儿外科主任、学科带头人,山东大学小儿外科微创治疗研究中心主任。

兼任中华医学会小儿外科学分会委员、内镜学组副组长、国家临床儿童医学中心微创外科联盟副主任、山东省研究型医院协会小儿外科学分会主任委员。

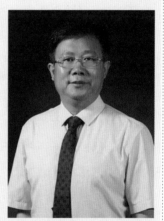

主持国家自然基金5项,山东省自然科学基金1项、山东省科技发展计划项目1项;第一位完成人获得山东省科技进步二等奖1项(2020年),第二位完成人获得山东省科技进步三等奖2项(2007年、2012年),以第一或通讯作者发表SCI论文30余篇,参编著作3部,参与制定临床指南或专家共识15项。

【出诊信息】

周三全天(知名专家门诊)。

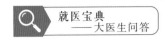

"消失"的"蛋蛋"（隐睾）

"医生，我家孩子一出生怎么没有'蛋蛋'啊，是不是不正常啊？"

"医生，我孙子怎么'蛋蛋'不见了，会不会对生育有影响？"

……

每到寒暑假，小儿外科门诊接诊最多的就是关于男孩"蛋蛋"的咨询。

为什么有的孩子"蛋蛋"会"消失"呢？"消失"的"蛋蛋"又究竟去哪里了呢？我们现在来聊一聊小儿外科常见病——隐睾。

隐睾通俗地讲就是睾丸不在阴囊里的状态。想要知道"消失"的"蛋蛋"去哪里了，首先我们需要简单地了解一下睾丸的下降过程：

在儿童出生前，睾丸起初是位于腹腔内的，随着发育逐渐下降，在孕期 7～9 个月的时候下降到阴囊里。如果睾丸在下降的过程中出现了异常，而停留在了下降的旅途中，最后没有到达阴囊，则会发生隐睾。因此"蛋蛋"并没有真正的"消失"，而是因为"迷路"没有到达它本该去的阴囊。

不过有一种"假性隐睾"需要家长们辨别，有些孩子在哭闹时在阴囊内的确摸不到"蛋蛋"，这种情况是由于连接着睾丸的肌肉——提睾肌牵拉造成的，属于正常现象。真正需要家长们注意的是在儿童洗澡、熟睡等提睾肌松弛的情况下仍不能在阴囊内摸到"蛋蛋"的情况。

那么"迷路"的"蛋蛋"究竟在哪里呢？又会带来什么后果呢？

"迷路"的"蛋蛋"可以位于下降过程中的任何位置，比如腹腔内、腹股沟、阴囊上部。此外，还有一些孩子的"蛋蛋"在下降过程中因为发育障碍逐渐萎缩消失，仅剩睾丸遗迹。

正常的"蛋蛋"是需要合适的温度和环境才可以茁壮成长的，而"迷路"的"蛋蛋"则会因为处在不恰当的位置和环境而变得"忧伤"：

（1）异位的睾丸更容易罹患睾丸生殖细胞肿瘤，这是一类恶性肿瘤，且睾丸的位置越高，癌变的可能性越大。

（2）异位的睾丸会因不当的温度及环境导致生精能力和精液活性受损，严重者会导致不育症。

（3）异位的睾丸更易发生睾丸扭转，若睾丸扭转后不及时处理，便可能因睾丸血循障碍而发生睾丸坏死。

（4）异位的睾丸，尤其是位于腹股沟区域的睾丸更容易因外伤被耻骨结节冲击，发生睾丸损伤。

隐睾该如何治疗呢？既往有学者提倡激素治疗，但是现在已不再提倡这一方案，对于不同年龄的隐睾患儿应采取不同的处理方案：

（1）小于 6 个月的婴儿可以观察，有研究表明，生后 6 个月内睾丸还有自发下降到阴囊的可能，因此这一阶段以观察为主。

（2）大于 6 个月的婴儿，建议积极手术治疗，最好在 18 个月前得到处理。手术方案的选择根据隐睾的位置而定，可选择常规的开放手术，还可选择腹腔镜手术。

小"鸡"的长"外衣"（包皮过长、包茎）

前文我们谈到了"蛋蛋"的故事，接下来我们就来聊一下"蛋蛋"的邻居——"小鸡"。

"小鸡"也就是男性的阴茎，它的"外衣"就是包皮。门诊上会碰到很多家长因为孩子的阴茎被"外衣"过度包裹前来就诊，现在我们就来聊一聊小儿外科常见病——包皮过长和包茎。

包皮过长和包茎究竟是什么样的呢？正常情况下阴茎的龟头和尿道口是可以自然外露的，不被包皮包裹。如果包皮较长，覆盖龟头，但在阴茎勃起或用手将包皮往上翻时龟头和尿道口能够露出，这种状态称为包皮过长。而如果包皮长的同时伴有包皮口过于狭窄，即使阴茎勃起或用手将包皮往上翻时，龟头和尿道口仍然无法外露，这种状态即为包茎。相信读到这里已经有不少家长联想到自己孩子的阴茎状态而变得忧心忡忡了。不要着急，正常情况下健康的新生男孩都是包茎，幼儿期的包茎也大多是正常的，因此并非所有男孩均需包皮手术。

那么既然部分包茎和包皮过长是正常状态，为什么还需要做手术呢？其实真正需要家长重视并且需要采取手术的是以下几种情况：

（1）反复出现包皮龟头炎，由于包茎或包皮过长，往往一些分泌物无法正常排除，久而久之形成包皮垢，严重者会诱发感染，出现反复的包皮龟头炎。

（2）部分孩子在尿尿的时候，前端像气球一样鼓起，尿液也细得像一条线，往往需要用力才能尿出来，这种状态容易造成泌尿道感染，严重者可能会对肾脏造成影响。

（3）部分男孩进入青春期后，包皮口狭小，上翻时仍不能露出龟头和尿道口，且勃起时疼痛，就会影响阴茎的发育。

因此，对于出现以上症状的孩子，才应及时就医。

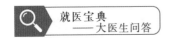
是否包皮过长和包茎都需要手术？其实对于包皮过长的孩子可以根据患儿病情考虑是否手术。如果能够规律清洗，则不需要手术；如果出现反复的包皮龟头炎，患儿在急性炎症期可采用高锰酸钾或洁尔阴洗液等进行坐浴消肿，等炎症消退后采取手术治疗。对于包茎患儿，则需要及时手术处理。手术方式为包皮环切术，最佳手术时机为5～7岁。

勿以"疝"小而不为（腹股沟斜疝/鞘膜积液）

前文提到的隐睾是因为在阴囊内摸不到睾丸，还有一种情况是阴囊里除了睾丸还多了个"包块"，这究竟是怎么回事呢？现在我们接着谈一下小儿外科常见病——腹股沟斜疝/鞘膜积液。

谈到腹股沟斜疝/鞘膜积液，不得不提到前文所讲的睾丸的下降过程。在睾丸下降从腹腔出来的时候会带着一部分腹膜下降到阴囊里，这部分腹膜专业上称为鞘膜，就像是一个袋子一样，正常的孩子在出生时，鞘膜的袋子口已经被扎紧了，而如果袋子口没有扎紧或者松开了，那么就会有东西跑进袋子里，这种情况就是腹股沟斜疝/鞘膜积液。其实这两个病本质都是因为鞘膜口的未闭合，区别在于袋子里如果装的是肠管就是腹股沟斜疝，装的如果是腹腔里的液体就是鞘膜积液。

腹股沟斜疝/鞘膜积液都有什么表现？腹股沟或阴囊部位可复性的包块是该病的典型特征，这类包块往往摸起来光滑，具有一定的韧性。当孩子站立时、哭闹、咳嗽等行为造成腹压增大时，包块可出现或增大，有时候可触及冲击感，而当平卧后包块会缩小甚至消失。

腹股沟斜疝/鞘膜积液应当如何诊治呢？除了典型的包块表现，可通过超声诊断该病。对于腹股沟斜疝/鞘膜积液的治疗应当根据患儿年龄采取不同的治疗方案：

（1）对于小于1岁的婴儿，可采取观察方法，因该病在1岁之前尚有自愈的可能。不过有一种情况仍需要尽早手术，那就是反复嵌顿，也就是肠管从疝气口掉入囊袋后无法还纳，这种情况会发生肠管的卡压，严重者会出现肠管坏死，危及生命。因此如果发生反复嵌顿，不需要等到1岁，而应可尽快手术，千万不要因为"疝"小而不为，耽误了治疗时机。

（2）对于大于1岁的婴儿，基本已经丧失自愈的可能性，因此建议不要拖延，尽早手术。治疗手术方式有两种，一种是开腹手术，另一种是腹腔镜微创手术。现在流行的手术方式是采用腹腔镜微创手术，腹腔镜微创手术具有切口小、疼痛轻、术后伤口美观且具有可以同时处理双侧病变的优势。

会"跑"的肚子痛(阑尾炎)

相信很多家长对于阑尾炎这个病并不陌生,有时候在百度上也会看到关于阑尾炎的一些描述,如"转移性右下腹痛""脐周痛""上腹痛",不少家长不禁会疑惑,阑尾炎到底是哪里痛呢?那我们现在谈一谈小儿最常见的急腹症——阑尾炎。

阑尾炎是小儿外科最常见的急腹症,婴幼儿发病率低,6～12岁是发病的高峰期。为什么孩子会得阑尾炎呢?总结起来大致有两条:

(1)儿童阑尾直径细,容易发生堵塞诱发阑尾炎。

(2)儿童感冒发烧、饮食不当、食物刺激、肠道运动不规律等原因也可以诱发阑尾炎。

阑尾炎都有哪些症状,为什么阑尾炎发作时肚子痛会到处"跑"呢?阑尾炎的症状根据不同的年龄,存在一定的差异:

(1)对于3岁前的婴幼儿,腹痛往往不是阑尾炎最典型的症状,大多婴幼儿表现为发热、精神差、呕吐、腹泻、拒食等症状。同时因为婴幼儿阑尾壁薄,容易发生穿孔继而引发全腹感染,因此婴儿阑尾炎病情进展快,症状重。

(2)对于3岁以上的儿童,阑尾炎的典型症状为转移性右下腹痛。之所以会这样,是因为起初阑尾病变较轻,引起内脏神经的反射性疼痛,故而定位不准确;当病变严重后,阑尾出现化脓水肿,这时疼痛变得定位准确,固定在右下腹;如果发生了阑尾穿孔,则会引起炎症广泛扩散,进而出现全腹疼痛。

阑尾炎应该如何诊治?阑尾炎往往可以通过超声检查及血液检查进行诊断。儿童阑尾的正常直径一般小于6 mm,如果超声结果提示阑尾大于这个数值,则需要考虑是否存在阑尾炎。血液检查则往往提示白细胞、中性粒细胞、C反应蛋白等一系列炎症相关的指标升高。

阑尾炎需要进行手术治疗,常规的手术方式是腹腔镜阑尾切除术,具体手术操作困难程度和术后并发症的发生情况因阑尾炎进展分类决定。

根据病情发展阑尾炎可分为四种类型:

(1)单纯性阑尾炎,此时炎症病变较轻,可以理解为炎症只局限在阑尾管内部。这种类型的阑尾炎手术简单,并发症少,治疗花费低。

(2)化脓性阑尾炎,此时炎症波及阑尾管壁,可以理解为炎症开始扩散,但还是局限在阑尾区域。这种类型的阑尾炎应及时手术。相较于单纯性阑尾炎,

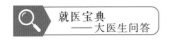

其术后并发症较多,治疗花费也较多。

(3)坏疽性阑尾炎,此时阑尾已经发生坏死甚至穿孔,需要尽快手术,即使手术治疗及时,术后往往也会伴有肠粘连、周围组织粘连、肠瘘等并发症。

(4)阑尾周围脓肿,其实这一类型属于坏疽性阑尾炎的末期,除坏疽性阑尾炎的一些表现外,还有明显全身症状,严重者会出现器官衰竭甚至死亡,应引起重视,尽快手术。

因此,阑尾炎不是小毛病,应及时诊断,及时治疗,及时手术。

"人生无常,大肠包小肠"(肠套叠)

最近各大短视频平台有一句话特别火——"人生无常,大肠包小肠",其实在小儿外科恰巧有一种病就是大肠包住了小肠。当然,不仅有大肠包小肠,还有大肠包大肠,小肠包小肠,总之是一系列的"肠包肠"。相信读到这里您已经有些疑惑了,到底这是个什么病呢?这就是小儿外科第二常见的急腹症——肠套叠。

肠套叠,在中医上称为"癖气",多发生于两岁以下小儿,并且男孩发病率高于女孩,4～10个月是发病的高峰期。

为什么孩子会出现肠套叠呢?总结起来大致有三条:

(1)饮食结构的改变:辅食添加的不当,断奶时机的把握不准等因素均可以诱发该病。

(2)肠道的炎症:各种类型的肠炎,如上呼吸道感染继发的肠炎,腺病毒感染引发的肠炎等均可导致肠道蠕动异常诱发该病。

(3)先天性疾病:大约有5%的患儿肠套叠继发于先天性的疾病,如梅克尔憩室、肠息肉、腹型紫癜等。

肠套叠常见的典型症状有三种:

(1)阵发性的哭闹,一般表现为突然的哭闹不安,静止一段时间后再次发作,这是因为套住的肠管发生蠕动,剧烈收缩挤压产生腹痛引起的。

(2)果酱样的大便,一般表现为暗紫色凝胶状大便,这是因为套住的肠管因血液循环障碍,黏膜受损出血,与正常肠道黏液混入大便造成。

(3)腹部腊肠样包块,患儿哭闹的间歇期,腹肌松软时,家长可触摸到形似腊肠的长条状包块。

早期的诊治往往不会带来复杂的并发症,如发生延误诊治,套叠的肠管则会因为长时间的挤压缺血出现坏死,严重者可以危及生命。

肠套叠如何诊治？B超发现"同心圆"征象即可诊断肠套叠。一般发病24小时以内,全身状况良好的孩子90％以上可经空气灌肠或水灌肠得到整复。对于套叠时间过长或灌肠失败的孩子,则需要手术治疗,手术治疗推荐腹腔镜微创手术。

────────────【专家提醒】────────────

　　上述四种疾病是小儿外科常见疾病,应该引起家长注意,发现孩子出现异常应及时就诊,明确诊断,以免贻误时机,危及孩子生命。

（作者:李爱武）

宝宝得了湿疹怎么办？

【专家简介】

王凯，儿科学硕士，山东第一医科大学第一附属医院（山东省千佛山医院）小儿呼吸心脏科主任医师、教授。兼任山东省研究型医院协会儿科学中西医结合分会主任委员。

从医30余年，临床经验丰富，熟练掌握儿科呼吸、心血管、变态反应等各种疾病最新诊疗方案，尤其擅长治疗小儿哮喘、长期慢咳、喘憋性肺炎、川崎病、心肌炎等疾病；特别对小儿过敏性疾病有深入研究，如小儿湿疹、小儿过敏性腹泻、生长发育落后等。

目前承担省科技厅项目2项，获省、市科技进步奖3项、发表SCI论文4篇。

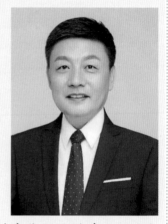

【出诊信息】

周一全天、周日上午（过敏门诊）。

什么是湿疹？

儿童好发，多于婴儿期发病，是以剧烈瘙痒和湿疹样损害为主要特征的慢性炎症性皮肤病,多反复发作。

湿疹患儿多具有特异性体质,三岁前多以皮肤及消化道症状为主,如湿疹、呕吐、腹泻等,三岁后可出现呼吸道症状,如过敏性鼻炎、过敏性哮喘等。

如何判断孩子得了湿疹?

湿疹有其相对典型的临床表现:

(1)皮疹好发部位:婴儿期多见于面颊部、额部、头皮,严重者可发展至躯干及四肢伸侧。儿童期主要分布于面部、躯干和四肢伸侧,并逐渐转至屈侧,如肘窝、腘窝等部位。

(2)常伴有瘙痒和干皮症。

(3)皮疹类型:抓痕、红斑、丘疹、水疱、渗出、苔藓样变,且多共存。

此外,患儿可能存在一些不典型表现,如慢性头皮屑、眼周色素沉着(俗称"黑眼圈")等表现,故被怀疑湿疹的患儿,应及时寻求专业大夫帮助。

为什么会得湿疹?

湿疹的病因目前不甚明确,现认为其发病与遗传、免疫及皮肤屏障功能异常有关。也就是我们平常所说的外界环境作用于有特定遗传背景的人,所产生的异常免疫反应,导致了湿疹的发生。

诱发湿疹加重的原因有哪些?

诱发湿疹加重的因素多种多样,其中最常见的包括过敏原刺激、感染,还有情绪因素如焦虑、压力也可加重湿疹的发生发展。

湿疹的常见过敏原包括:

(1)食入性过敏原:多见于婴幼儿,常见的如牛奶、鸡蛋、鱼等。

(2)吸入性过敏原:如尘螨、花粉等。

(3)接触性过敏原:如重金属、汗液、洗涤剂、化纤等。

湿疹儿童治疗关键及日常护理原则有哪些?

治疗的关键包括积极寻找诱发加重因素,并予以处理。

(1)回避过敏原。

(2)给患儿穿纯棉、宽松衣物,以减少不良物理、化学刺激。

(3)保持合适空气湿度。

(4)感染后针对性应用抗生素,同时需避免抗生素过度应用,进一步破坏皮肤屏障。

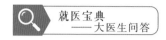
（5）缓解不良情绪。

同样重要的是，家属应为患儿做好皮肤清洁和保湿。患儿沐浴时需注意水温不易过高，时间应控制在五分钟内，选择温和低敏的清洁剂。润肤剂的使用可改善患儿的皮肤干燥情况，同时增加皮肤屏障，减少炎症复发。润肤剂的使用原则为足量、多次使用，需要注意的是，现有报道指出含有燕麦成分的润肤剂可能增加部分儿童过敏的风险。

湿疹患儿是否可应用抗生素、糖皮质激素？

外用的糖皮质激素是湿疹治疗和控制的一线药物，不过由于儿童的特殊性，应用外用糖皮质激素需考虑患儿的皮损情况、年龄特点等因素，故需要专业医师指导应用。

至于抗生素，前面提到过感染可作为湿疹的诱发加重因素，如果细菌感染后没有及时应用抗菌药物，可能会导致感染的扩散，加重皮损。

【专家提醒】

湿疹，是一种慢性炎症性皮肤病，多于婴儿期发病，易反复发作。目前湿疹病因尚不明确，但有多种因素可促使其诱发加重。故针对湿疹患儿应积极寻找其诱发加重因素，并予以积极处理，同时家长应在日常生活中对患儿进行皮肤清洁和保湿。

湿疹有其相对典型的临床表现，但患儿需要专业医师的针对性治疗，如抗生素、糖皮质激素等药物的合理应用，均需要专业医师的指导。因此，家长若怀疑宝宝有湿疹的话，建议及时寻求专业医师的帮助。

（作者：王凯）

擦浴降温？当心宝宝酒精中毒

【专家简介】

李福海，医学博士，硕士研究生导师，山东大学齐鲁医院儿科呼吸专业主任、主任医师、知名专家。

兼任山东省研究型医院协会儿科呼吸专业委员会主任委员、山东省医学会儿科学分会副主任委员、中华医学会儿科学分会全科医学学组委员。

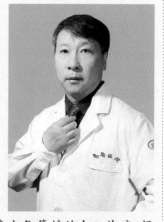

主要从事儿科呼吸系统疾病的诊治，包括难治性重症肺炎、难治性哮喘、慢性咳嗽、慢性化脓性肺疾病、闭塞性毛细支气管炎、支气管肺发育不良，肺血管畸形、支气管异物等。擅长儿童支气管镜的介入诊疗，提出儿童重症肺炎以免疫调控为核心的个体化诊疗方案，取得良好疗效。

科研方向为儿童肺血管相关疾病，承担省部级课题4项，发表国内外论文10余篇，获得省级科研三等奖1项。

【出诊信息】

周三全天（专家门诊）、周四全天（知名专家门诊）、周五下午（国际门诊部特需门诊）。

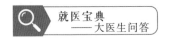
酒精擦浴降温的事故

下午 6 点,我把门诊患者都看完了,最近天气变冷,儿童呼吸道感染的患者特别多,一天看了接近 100 个患者,确实累了,正准备收拾物品下班,门外却传来了急匆匆的脚步声和呼喊声:"大夫,大夫,救救我的孩子!"随即四五个人冲进了诊室,最前面的人横抱着一个襁褓。

"来来,放在床上!"我直接招呼家长,把襁褓放在检查床上。

小心打开襁褓,一股浓浓的酒精味扑面而来,襁褓内是一个一岁左右的孩子。孩子面色潮红,一动不动,呼吸浅慢,还有鼾声,拿出听诊器,先听了一下心肺,呼吸音稍粗,呼吸频率大约 10 次/分钟,心率 140 次/分钟左右,这是累及心肺的危重状态。进一步检查发现孩子压眶有反应,但是无法清醒,瞳孔较大,有 5 mm,反应迟钝,脖子很软,四肢松软。

我招呼护士连接心电监护,吸氧,开通静脉通道。之后我一边查体,一边问病史:"说一下孩子的情况?"

"从今天凌晨 2 点,发现孩子全身发烫,测量体温为 38 ℃,是发烧了,我赶紧给孩子塞了个退热栓,哄着喝了杯热水,用小被子包着发汗。过了一小时,孩子全身烫得更厉害了,也没出汗,迷迷糊糊睡不安宁,体温到了 40 ℃,本来想来医院,又怕天冷冻着孩子,于是孩子奶奶从网上搜了一下物理降温的方法,拿出了消毒酒精,给孩子全身擦拭,室内加开了空调,提高温度到了 30 ℃,可是体温退得很慢,总是在 38 ℃左右。于是,我们继续给孩子反复全身擦拭酒精,到早上 6 点体温降到了 37 ℃,孩子也安静了。全家人也又困又累,就都睡了,中午醒来孩子还在睡,也不吃东西。到了下午 4 点,孩子还在睡,我们就去了社区卫生室,他们说孩子昏迷了。大夫,你救救我的孩子!"

我边安慰家属,边继续询问病史:"孩子脸色这么红,是什么时候开始的?"

"发烧的时候就脸色红,手脚凉,我们怕冻着,就多包了包被子。"

"孩子退了烧,还红吗?"

"还是红,我们也没在意,以为是保暖的原因。"

"孩子有没有呕吐?哭闹?"

"孩子没有呕吐,只是睡不踏实,没有哭闹。"

这时,心电监护显示孩子呼吸频率只有 9 次/分,心率 156 次/分,经皮血氧饱和度 98%。虽然呼吸很慢,心率过快,但是血氧饱和度还是正常的。

孩子没有呕吐,不哭闹(头疼时应该哭闹),颈部也没有抵抗,神经系统病理征阴性,没有脑炎的表现。

结合孩子退热的手段,我们首先考虑的是酒精中毒,每年都有这种情况,跟家长解释了一下,家长一脸惊愕,孩子奶奶瞪了爷爷一眼:"是不是你又给孩子喝酒了!"

我顾不得进一步解释,立即开了输液液体,同时静脉推注纳洛酮。利用这段时间,我给家长解释了一下,孩子酒精中毒,不一定要喝酒,孩子皮肤娇嫩,过多的皮肤接触,也会吸收酒精,导致醉酒。

半小时后,孩子迷迷糊糊睁开了眼睛。孩子奶奶激动地说:"谢谢大夫,您就是我们的救命恩人,我真是老糊涂啊,自己以为很科学,实际愚蠢啊!"

如何辨别儿童是否发热

发热,即体温升高。小儿时期正常体温可波动于一定范围,婴幼儿由于体温调节中枢发育不完善,体温容易受保暖方式和季节的影响。春秋冬三季温度低于夏季,衣被过厚、室温高、饭后、运动哭闹后体温可以升高到 37.5 ℃ 左右,偶尔达到 38 ℃;相反,若低热量、体弱、活动少、保暖差,体温可以降到 35 ℃ 以下。孩子一天内体温波动可有 0.5 ℃ 差异。

测量体温的方法不同,也会影响体温的数值。正常情况下,如腋表、口表、肛表所测得体温依次相差 0.5 ℃。体温枪测量额头、手腕等部位仅用于粗略筛查,不能作为体温精确判断标准。一般常用腋表测量体温,测量时间为5分钟左右,不超过 10 分钟,并在测量前擦干腋窝汗液。

依照腋窝温度,分为四种热型:①低热:37.3～38 ℃(不含)。②中热:38～39 ℃。③高热 39(不含)～41 ℃。④极热:>41 ℃。

什么情况需要降温

人体温度要维持在适当的范围内(35～38 ℃),才能维持正常的生理功能。当体温低时需要升温,如果低于 35 ℃,会失温,影响人体功能,这时需要升高环境温度,增加机体产热能力。适当的体温升高(小于 38.5 ℃),是人体的防御机制,比如在感染时,有利于促进炎症反应,清除病原微生物,但是过高的温度,也会影响人体机能。在体温低于 38.5 ℃ 时,无需降温,但是要采取措施避免温度继续升高。若体温超过界限,且患者有受发热影响的疾病,如热性惊厥及癫痫病史,则需要迅速控制体温至接近正常,避免诱发基础疾病。

降温的方法

1.物理降温

(1)降低环境温度:如果环境温度高,应降低环境温度,维持环境温度在 24 ℃ 左右,且患者年龄越小,温度相对偏高,同时要保持一定的湿度,以 50% 左

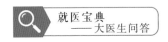
右为宜。

（2）衣被：发热时应减少衣被，避免过度保暖，一岁以内婴儿，仅仅减少衣被，就能有效降温。在发热初期，四肢可能发凉，这时四肢应该保暖，中央部位要散热。

（3）退热贴：退热贴能够促进散热，保护大脑，但是要增加散热面积，不但额头可以贴敷，还可用于颈部、腋窝、腹股沟等大血管走行的部位，并定时更换。

（4）温水擦拭：用温水擦拭头部、颈部、腋窝、腹股沟，反复擦拭，至皮肤微微发红，直至体温降到 38.5 ℃以下，如果出现寒战，应提高环境温度。

（5）热水澡：如果孩子无法温水擦拭或者寒战明显，最好的方式是洗热水澡，以正常洗浴的方法泡浴，直至体温降至 38.5 ℃以下。该方法促进皮肤扩张、加速导热，操作简单、体感舒适，患儿易于接受，并且不会过度降低体温。

（6）冷饮热饮：在四肢温度低时，可以给予热饮，促进皮肤扩张；在皮温高时给予冷饮，能够吸收热量，降低核心温度。

2.药物降温

退热药物能够迅速降低体温，在物理降温无效（体温持续超过 38.5 ℃）的情况下，或者有基础疾病（如热性惊厥或者癫痫病史）需要迅速降低体温的情况下使用，可以根据儿童具体情况选用适当剂型（口服液或者片剂）。儿童常用的安全药物有：

（1）布洛芬：市面上常用的商品名是美林，是常见的退热药，还有止疼作用。饭后服用，可避免胃肠道刺激，中性粒细胞缺乏者慎用。

（2）对乙酰氨基酚：市面上常用的商品名是泰诺林，虽然和布洛芬一样也能退烧和缓解疼痛，但是它却没有消炎的功效。与布洛芬相比，对乙酰氨基酚对消化系统的刺激相对较小。一天内不能超过 4 次，连续应用不超过 3 天，肝、肾功能不全、粒细胞缺乏、血小板减少、贫血者慎用。三个月以下的小儿不宜服用。

（3）吲哚美辛栓、小儿布洛芬栓、右旋布洛芬栓等：这类药物比口服给药起效快，使用简单，但是吸收率低，效果差。

降温的误区

不适宜的方式

（1）过度保暖：由于儿童体温调节中枢发育不完善，会随着体温波动，过度的保温不但不能发汗、退热，还会阻止散热，升高体温。

（2）酒精擦浴：由于儿童皮肤娇嫩，能吸收酒精，吸入过多，会产生酒精中毒。

【专家提醒】

孩子发热是机体正常的防御反应,有利于调动机体免疫力,清除入侵的病原微生物。因此,适当的发热对人体是有利的,无需降到正常温度,维持在38 ℃为宜,不必过度担心。

孩子发热三天之内可以按照本书中的方法降温,特别是在高热时,居家先行降温,不必着急去医院。

孩子发热超过三天或者伴随其他症状,如咳嗽、有痰,可在降温后到医院就诊。

儿童发热多数是上呼吸道感染所致,基本上早期是病毒感染,血常规反映的是机体炎症程度和免疫状况,血象高不一定是细菌感染,不要滥用抗生素。

(作者:李福海)

儿童哮喘预防接种十问十答

【专家简介】

陈星，医学博士，主任医师，山东第一医科大学附属省立医院（山东省立医院）儿科副主任，小儿呼吸科主任，山东大学博士研究生导师，美国哈佛大学医学院波士顿儿童医院高级访问学者。

主要兼任中华医学会儿科学分会呼吸学组委员兼全国儿童慢性咳嗽协作组副组长、山东省研究型医院协会变态反应学分会主任委员。

擅长儿童呼吸系统常见病及疑难重症罕见病的诊治，主持山东省科技发展计划等6项省级课题，荣获山东省医学科技奖三等奖、山东省医学科技进步奖三等奖、山东省自然科学学术创新奖等多项省级科研奖励，共发表中文核心期刊论文40余篇，SCI文章10余篇，参与编写5部儿科相关著作，参与全国20篇专业指南或共识的制定。

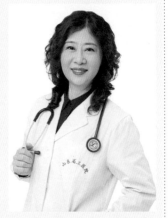

【出诊信息】

中心院区：周二（小儿呼吸综合科知名专家门诊）全天、周三（小儿呼吸科门诊、儿童哮喘与变态反应科门诊）全天。东院区：周日（小儿呼吸综合科知名专家门诊）全天。

支气管哮喘(简称"哮喘")是儿童期最常见的慢性呼吸系统疾病。

调查数据显示,我国 0～14 岁儿童哮喘患病率从 1990 年的 1.09％升至 2010 年的 3.02％,2010 年上海儿童哮喘患病率达 7.57％。哮喘急性发作有多重诱发因素,如吸入过敏原(尘螨、动物毛屑、花粉、真菌等)、反复呼吸道感染、强烈的情绪变化、气候影响、剧烈运动等。

哮喘儿童易患呼吸道感染性疾病,可导致哮喘病情控制不佳。接种疫苗是针对病因的一级预防措施,能有效且安全地预防、控制乃至消灭儿童感染性疾病,所有儿童均应按照国家免疫程序接种疫苗。每种疫苗都有相关接种规范,哮喘儿童作为特殊健康状态儿童,家长对其能否进行疫苗接种有着许多的困惑和担忧。下面就对哮喘儿童预防接种常见问题进行解答。

问题 1:哮喘儿童能否接种疫苗?

答:根据《特殊健康状态儿童预防接种专家共识之二——支气管哮喘与预防接种》,哮喘儿童处于病情稳定期或缓解期可以按免疫规划程序进行疫苗接种。哮喘儿童接种前家长应详细告知预防接种工作人员儿童健康情况,如哮喘控制情况、近期用药史、食物及药物过敏史、既往接种疫苗后有无不良反应等。如患儿有合并神经系统、血液系统、遗传代谢等其他系统疾病,需进一步到相应专科门诊进行咨询。

问题 2:哮喘儿童需接种哪类疫苗?

答:哮喘儿童与其他健康儿童均需完成国家免费接种的计划疫苗(一类疫苗)。

我国二类疫苗按照"知情、自愿"的原则自费进行接种。根据《中国流感疫苗预防接种技术指南(2021—2022)》建议,大于 6 月龄所有愿意接种流感疫苗且无禁忌证的人都可以接种,建议医务人员、学生、有慢性疾病患者(包含哮喘)优先接种。

哮喘儿童接种流感疫苗能够有效减少流感感染和哮喘发作,符合接种条件的哮喘儿童需要接种流感疫苗。暂不建议严重哮喘或严重哮喘伴过敏性疾病人群接种流感疫苗。哮喘儿童病情稳定可接种肺炎球菌疫苗,能有效预防肺炎球菌感染的发生,有助于哮喘控制。

哮喘儿童患肺炎链球菌性疾病风险较高,需先完成一针 13 价肺炎球菌多糖结合疫苗(PCV13)的接种,8 周后再考虑接种一剂次 23 价肺炎球菌多糖疫苗(PPV23),以获得最大范围的免疫。二类疫苗中,建议哮喘儿童优先接种流感病毒疫苗及肺炎球菌疫苗。

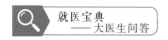
问题 3：哮喘儿童暂缓疫苗接种的情况有哪些？

答：哮喘儿童如果处于发热、急性疾病或哮喘急性发作期（出现喘息、咳嗽、胸闷等），需暂缓接种，待病情恢复或病情稳定再接种。

如果患儿使用了静脉注射免疫球蛋白（IVIG）或血液制品，需暂缓接种麻疹疫苗，至少八个月后再进行接种，其他疫苗接种不受限制，待病情恢复稳定可进行接种。

问题 4：哮喘儿童禁忌疫苗接种的情况有哪些？

答：哮喘儿童既往有严重疫苗接种过敏史（如血管神经性水肿、呼吸困难、血压下降、晕厥等），或对疫苗中某一成分明确过敏（不包含蛋类过敏），应停止接种。原发性免疫缺陷病和 HIV 感染儿童，禁忌减毒活疫苗的接种。除狂犬病疫苗，其他各类疫苗说明书都有相应的接种禁忌，需按说明书严格执行。

问题 5：哮喘儿童应用糖皮质激素如何进行疫苗接种？

答：糖皮质激素的应用贯穿儿童哮喘的整个治疗过程，既是哮喘急性发作期的缓解药物又是哮喘病情稳定期的控制药物。哮喘稳定期使用吸入用糖皮质激素时可以正常接种疫苗，无需停药；若哮喘儿童口服或静脉应用糖皮质激素需暂缓接种，停止全身应用糖皮质激素一个月以上且病情稳定后进行灭活疫苗接种，停用三个月后进行减毒活疫苗接种。

问题 6：哮喘儿童接受过敏原特异性免疫治疗（AIT）如何进行疫苗接种？

答：当哮喘儿童接受 AIT 治疗时，推荐在哮喘症状稳定期接种疫苗，具体用法及疫苗接种间隔可以参考药物说明书。患儿接受舌下含服 AIT 治疗时，如畅迪说明书（粉尘螨滴剂）建议，如果同时进行疫苗接种，在最近一次服用粉尘螨滴剂后间隔半周再进行疫苗接种，疫苗接种后两周无异常反应，畅迪需减三级或从最小剂量开始逐渐增量继续使用。患儿接受皮下注射 AIT 治疗时，如安脱达（屋尘螨变应原制剂）说明书表明，若符合接种条件，可以与皮下注射间隔七天以上进行预防接种。患儿接种七天后若无异常反应可以继续皮下注射治疗，注射剂量根据注射程序进行调整。

问题 7：哮喘儿童接受奥马珠单抗治疗如何进行疫苗接种？

哮喘靶向药物奥马珠单抗主要是用于 6 岁及以上儿童免疫球蛋白 E（IgE）介导的常规抗哮喘药物控制水平不佳的哮喘儿童。研究表明，减毒活疫苗与灭活疫苗通过刺激 B 细胞产生免疫球蛋白 G(IgG)起到保护作用,奥马珠单抗的作用机制不同,患儿接种疫苗后不影响奥马珠单抗的应用。若有疫苗接种计划,建议奥马珠单抗注射与疫苗接种之间通常应至少间隔一周,若需接种紧急疫苗(如狂犬病、破伤风疫苗等)可以立即进行接种,但要注意避免与奥马珠单抗注射在同一部位。

问题 8:哮喘儿童并存过敏性疾病如何进行疫苗接种?

答:哮喘儿童多伴有过敏性疾病,急性过敏期不要进行疫苗接种,可以在过敏症状缓解后接种疫苗。应用鼻喷激素、抗组胺及抗白三烯类等抗过敏药物控制临床症状稳定后,患儿可以正常进行预防接种。美国的过敏体质儿童疫苗接种指南指出,儿童接种疫苗不会引起过敏性疾病的加重。

哮喘儿童并存过敏性鼻炎,鼻部无症状可进行预防接种,或鼻部有症状药物控制良好也可进行预防接种。哮喘儿童并存湿疹时,可以接种各类疫苗,不会加重原湿疹症状,但需要接种部位皮肤完好。

目前绝大多数疫苗不含食物相关成分,哮喘儿童并存食物过敏时,可以在非过敏期进行预防接种。许多家长对流感疫苗残留的卵清蛋白(一种蛋类过敏原)表示担忧。检测显示我国常用的流感疫苗中的卵蛋白含量最高不超过 140 ng/mL,均低于药典规定范围,蛋类过敏者可以正常进行预防接种。若对蛋类有严重全身过敏反应史的儿童,应在医疗机构的监护下接种流感疫苗;对蛋类过敏者禁忌接种二类黄热病疫苗。

问题 9:哮喘儿童可以接种新型冠状病毒疫苗(简称新冠疫苗)吗?

答:2021 年 7 月,我国批准 3～17 岁儿童及青少年进行新冠病毒灭活疫苗的接种,新冠疫苗对于儿童是安全、可靠的,哮喘儿童在稳定期可以按接种程序进行新冠疫苗接种。

儿童有尘螨、花粉、食物、酒精、青霉素、头孢霉素等过敏,或并存过敏性鼻炎、过敏性结膜炎、特应性皮炎等,均不影响接种新冠疫苗。

儿童既往接种疫苗有严重过敏反应或对新冠疫苗中成分明确过敏,不能接种新冠疫苗。处于急性病或慢病活动期的儿童需稳定三个月再进行接种。新冠病毒疫苗与其他疫苗接种间隔至少两周,紧急接种狂犬病疫苗等可没有时间间隔。接受舌下含服 AIT 的哮喘儿童接种新冠疫苗时,建议在最后一次舌下含服后次日进行预防接种,接种疫苗三天后若无异常反应,可继续进行舌下含服免疫治疗,无需改变原舌下治疗剂量。皮下注射 AIT 哮喘儿童接种新冠疫苗前后都需与皮下注射间隔至少七天,继续皮下注射治疗按注射程序调整剂量。抗

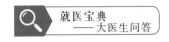

IgE 单克隆抗体治疗期间的儿童可以接种新冠疫苗,但尽量不要在同一天进行。接种首剂次新冠疫苗后出现明显不良反应(如急性过敏反应、血管性水肿、呼吸困难等)的儿童不建议继续接种第二剂次。

问题 10:哮喘儿童接种疫苗后的主要不良反应及应对措施有哪些?

答:接种疫苗后出现不良反应按症状范围可分为局部不良反应和全身不良反应,这两种不良反应可独立出现,也可伴随出现。哮喘儿童预防接种时应随身携带哮喘速效缓解药物,以下疫苗接种不良反应及应对措施对哮喘儿童同样适用:

局部不良反应主要为患儿接种部位出现局部疼痛、红肿、硬结,一般数天后症状可自行消退;若患儿硬结、红肿等局部症状持续不缓解或有加重趋势,应及时到正规医院就医。

全身不良反应中最常见的是发热,大多为低热,患儿可采取多饮水、休息等对症治疗方式,必要时酌情使用镇痛解热药,一般三天内可消退;若患儿发热持续不退甚至出现惊厥,应及时就医。

过敏性休克发生率极低,是所有不良反应中最严重的,一般在患儿接种疫苗后数分钟至数小时发生,一旦出现皮肤潮红、呼吸困难、血压下降、意识不清等情况,应立即呼救,及时并正确地使用肾上腺素是关键(推荐儿童剂量:1∶1000 肾上腺素 0.01 mL/kg,首选用药途径为大腿外侧肌注,12 岁及以下儿童单次最大剂量为 0.3 mg,青少年或成人单次 0.5 mg,如果注射 1 次效果不佳,5~15 分钟后可重复注射,最多注射 3 次),并心电监护、开放静脉通路、保证呼吸道通畅。疫苗接种后患儿需留观 30 分钟,以便应对突发的严重不良反应。

──────────────── 【专家提醒】 ────────────────

哮喘是儿童最常见的慢性呼吸系统疾病,近年患病率呈明显上升趋势,反复呼吸道感染是哮喘控制不佳的重要因素。疫苗接种属于针对病因的一级预防,可有效预防感染性疾病的发生,对儿童哮喘人群十分受益。作为特殊健康状态儿童的哮喘儿童进行预防接种时,更需严格把握疫苗接种时机、适应证及禁忌证,进行科学有效的预防接种。

(作者:陈星)

远离电子产品孩子少得抽动障碍

【专家简介】

高玉兴，主任医师、硕士研究生导师、医学博士，山东第一医科大学附属省立医院（山东省立医院）小儿神经科主任，兼任山东省研究型医院协会儿童神经内科学分会主任委员、中华医学会儿科学分会抽动障碍学组山东组组长。

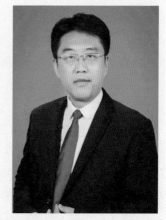

从事临床、科研及教学30余年，对小儿神经、行为发育性疾病及其疑难危重症诊治有丰富临床经验。擅长诊治癫痫、抽动障碍、头痛、注意缺陷多动障碍、热性惊厥、孤独症谱系病、各种颅内感染、免疫性脑炎、中枢性脱髓鞘病、吉兰-巴雷综合征、神经代谢性疾病、脑血管疾病、重症肌无力、脑瘫、语言障碍、肌肉疾病、智力低下、学习障碍等。

参与起草了我国第一版《手足口病诊疗指南》，发表论文50余篇，参编儿科专著7部，参与国家自然基金2项，主持和参与省自然基金3项，获省部级科技进步奖三等奖1项。

【出诊信息】

周三全天（知名专家门诊）、周五全天（专家门诊）。

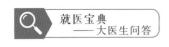

孩子频繁眨眼、皱鼻、张嘴、耸肩，警惕抽动障碍

抽动障碍是儿童和青少年时期起病，以运动抽动和（或）发声抽动为主要临床表现的神经精神疾病。起病年龄通常在 2～15 岁，10～12 岁为抽动最严重期，13～18 岁时逐渐减轻，男性明显多于女性，发病率为 1%～7%，近三分之一的抽动可完全缓解，三分之一可改善，三分之一会持续存在。大多患儿在青春期和成年期时会得到改善。

什么原因会引起抽动障碍？

抽动障碍可能与遗传、神经生物、感染、免疫、心理和环境等因素有关。

抽动障碍有什么特征？

40%～55% 的患儿在运动性抽动或发声性抽动之前有身体局部不适感，称为感觉性抽动，包括压迫感、痒感、痛感、热感、冷感或其他异样感觉。抽动通常从面部开始，逐渐发展到头、颈、肩部肌肉，而后波及躯干及上、下肢。抽动障碍具有多样性和游走性，可以从一种形式转变为另一种形式，或者出现新的抽动形式；症状时好时坏，可暂时或长期自然缓解，也可因某些诱因而加重或减轻，可短暂自我控制。

抽动可分为运动性或发声性：

（1）运动抽动：单纯性运动抽动包括眨眼、面部肌肉抽动、耸肩和甩头。复杂性运动抽动涉及一系列的协调动作，包括步态异常、踢腿、跳跃、身体旋转、抓挠动作、诱惑性手势和模仿动作。

（2）发声抽动：单纯性发声抽动包括咕噜声、犬吠样音、呻吟声、清嗓、吸鼻子、叫喊和其他响声。复杂性发声抽动包括秽语症、模仿言语和重复言语。

抽动障碍有哪些共患病？

抽动障碍的共患病包括注意缺陷多动障碍（60%）、强迫症（27%）、学习障碍（23%）以及品行障碍或对立违抗障碍（15%）等。

抽动障碍有哪些类型？

根据《国际疾病分类》第 10 版（ICD-10）、《美国精神疾病诊断与统计手册》第 5 版（DSM-5）可诊断为：短暂性抽动障碍、慢性抽动障碍、抽动秽语综合征（Tourette 综合征）

如何划定抽动障碍的严重程度？

根据耶鲁综合抽动严重程度量表（YGTSS）：总分＜25分属轻度，总分在25～50分属中度，总分＞50分属重度。

如何治疗抽动障碍？

轻度患儿以心理疏导为主，应对其密切观察。

中重度患者应药物治疗和心理行为治疗并重：

（1）药物治疗：可乐定、硫必利、舒必利、阿立哌唑等，从最低起始剂量开始，逐渐缓慢加量至治疗剂量。①强化治疗阶段：病情基本控制后，需继续原剂量治疗至少1～3个月。②维持治疗阶段：强化治疗阶段后病情控制良好，仍需维持治疗，维持剂量一般为治疗剂量的1/2～2/3，强化治疗和维持治疗的目的在于巩固疗效和减少复发。③停药：经过维持治疗阶段后，若病情完全控制，可考虑逐渐减停药物，减量期至少1～3个月。

（2）非药物治疗：心理治疗、行为治疗、教育干预。

（3）其他治疗：肉毒杆菌毒素注射、托吡酯、DBS、中药及共患病治疗。

【专家提醒】

对于抽动障碍患儿，一定要避免情绪波动，预防上呼吸道感染，平时少看电视、手机等电子产品。另外，要注意饮食，最好不要吃巧克力和辛辣食物。

（作者：高玉兴）

不开刀治疗小儿先心病

【专家简介】

韩波,医学博士,二级教授,主任医师,博士生导师,博士后合作导师,山东省"泰山学者"特聘专家,山东省有突出贡献的中青年专家。山东第一医科大学附属省立医院(山东省立医院)山东省儿童医院副院长、儿科主任、小儿心脏科主任,山东第一医科大学临床与基础医学院副院长、儿科学系主任,山东省临床医学研究院儿科研究所所长。

兼任中华医学会心电生理和起搏分会小儿心律学工作委员会副主任委员,中华医学会儿科分会委员、心血管学组委员及全国小儿心肌炎协作组组长,山东省研究型医院协会儿童心血管病学分会主任委员。

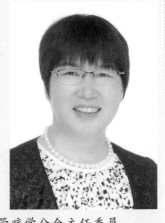

曾赴澳大利亚墨尔本皇家儿童医院心脏科临床进修 14 个月,独立完成和指导下级医师完成各类儿童心脏病介入手术 6000 余例,获山东省科委科学技术进步一等奖等 10 项,发表论文 180 余篇,参编著作 18 部,共指导博士与硕士研究生 100 余名。

什么是先天性心脏病?

先天性心脏病,简称"先心病",是胎儿时期心脏和血管发育异常所导致的心血管畸形,是最常见的儿童心脏病。先心病在我国的发病率约 0.6% ～

1.2%，大约每出生 100 个婴儿就会有一个先心病患儿，我国每年新出生的先心病患儿为 15 万～20 万人。先心病是我们国家新生儿出生缺陷中最常见的畸形，约占 30%，也是致新生儿死亡的首位病因，严重影响儿童的生命和生存质量。先心病的病因尚未完全明确，先心病的发生主要由遗传和环境因素及其相互作用所致。孕妇怀孕最初的三个月内，胎儿心脏和大血管已经形成，然而，部分胎儿的心脏和大血管可能发育异常，从而引起心脏和大血管的局部解剖结构异常。此外，出生后心血管有部分通道如卵圆孔和动脉导管应该自动关闭，但部分新生儿出生后未能关闭，以上两种情况均能引起先心病，包括房间隔缺损、室间隔缺损、动脉导管未闭、肺动脉瓣狭窄、法洛氏四联症、大血管转位等多种畸形。

如何早期发现宝宝得了先心病？

大部分先心病早期可能没有任何症状，家长不易发现，仅在儿童保健查体时发现孩子有心脏杂音或皮肤发紫的症状，才想到做心脏超声检查。如果孩子出生后持续有心脏、呼吸功能不良，持续青紫或反复神志不清，喂养困难、体重不增、脾气大易激惹，呼吸急促心跳快、运动耐量低，容易感冒甚至反复患肺炎等情况，需要考虑有无先心病，应及时到医院给孩子做心脏超声检查。实际上，筛查先心病很简单，在孕妇妊娠 4～6 个月时做胎儿心脏超声，几乎可以早期诊断所有先心病，根据先心病的类型、复杂程度和预后，胎儿的父母可以及时做出继续妊娠或终止妊娠的决策。出生后一个月再做一次心脏超声，可以诊断生后才能知道的先心病如房间隔缺损和动脉导管未闭。胎儿期和新生儿期做心脏超声检查，能使所有先心病患儿得到及时诊断和治疗，做到减少出生缺陷且优生优育。

怀疑宝宝患有先心病怎么办？

当怀疑孩子患有先心病时，请及时看小儿心脏科专科医生门诊。根据患儿的病史、症状、体征，辅以心脏超声、CT 等检查，医生可以给予及时的诊断和治疗意见。先心病中除少数小型房间隔缺损和部分室间隔缺损有一定自愈的机会以外，绝大多数需要手术治疗。

传统外科手术治疗方案

传统的先心病治疗方法依赖外科手术，手术使大部分先心病患儿重获健康，使复杂心脏畸形的患儿通过手术得以延长生命，改善生活质量。但传统的外科手术通常需要在胸骨正中或侧切口切开心脏修复或矫治心脏畸形，创伤较大，胸部会遗留数厘米到十几厘米的手术瘢痕。此外，手术治疗的并发症不可完全避免，例如手术中的一项代替心脏泵血的技术，即体外循环引起的全身器

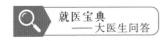
官缺血缺氧与再灌注损伤、输血并发症,以及术后严重心律失常与感染等。另外,开胸手术除对身体的创伤外,也会给患儿带来心理压力等。

不开胸的介入治疗

多年来,心脏科医生们一直为寻求既安全有效又能最大程度减少创伤以治愈先心病的方法而不懈努力。由此,不开胸的介入治疗应运而生。不开刀治愈先心病指的是介入治疗治愈先心病,就是通过在大腿根部皮肤切一约2毫米的小口,穿刺股动脉或股静脉,沿皮下血管,将特制的封堵器、球囊、支架、瓣膜等不同器械,送到心脏的缺损部位或相应的有病变的瓣膜部位,以达到治疗的目的。

对出生后即发生紧急情况的新生儿,如患有极重度肺动脉瓣狭窄,可以紧急做介入治疗行球囊扩张,以挽救生命。对出生后无明显症状的患儿,如动脉导管未闭,可以在半岁以行介入封堵术;对房间隔缺损和室间隔缺损,可以在两岁后行介入封堵术。随着医疗器械的不断改进,介入治疗范围逐渐扩展,还可以治疗主动脉缩窄、冠状动脉瘘、肺动静脉瘘等少见先心病。

介入治疗的优点

介入治疗的优势非常显著,可概括为如下几点:

(1)创伤小:仅穿刺皮下血管,不需要开胸,不需要缝合,不留任何疤痕。

(2)恢复快:术后12小时可下床活动,2～3天后可出院。

(3)效果好:成功率高,无创伤,风险小,痛苦小,并发症少。

(4)无需输血:术中出血微量,无需输血。

(5)无需体外循环:不用担心全身各脏器的缺血与再灌注损伤。

(6)适应证广:目前适合做介入治疗的先心病有室间隔缺损、房间隔缺损、动脉导管未闭、肺动脉瓣狭窄、卵圆孔未闭、主动脉瓣狭窄、主动脉缩窄、冠状动脉瘘及肺动静脉瘘等。

【专家提醒】

先心病的治疗原则是早期诊断,早期治疗。介入治疗目前已成为多数简单先心病患者治疗的首选方法,一般情况下放好封堵器后心内膜2～3个月即可长好,给广大先心病患者带来了福音。

(作者:韩波,姜殿东)

矮小症早诊早治,可超遗传身高

【专家简介】

李桂梅,医学博士,博士研究生导师,山东第一医科大学附属省立医院(山东省立医院)儿科主任医师,二级岗位专家,享受国务院特殊津贴专家,美国阿拉巴马大学伯明翰分校(UAB)儿科内分泌高级访问学者。

兼任国家卫生健康委药事管理及药物治疗学委员会委员、山东省研究型医院协会儿童内分泌遗传代谢分会主任委员。

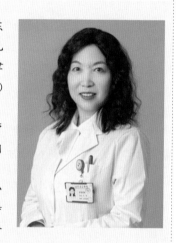

主要擅长下丘脑-垂体-靶腺轴疾病、矮小症、性早熟、糖尿病、肾上腺皮质增生(CAH)、特纳、小胖威利、低磷性佝偻病、成骨不全等内分泌罕见病的诊治。

发表论文100篇,SCI收录论文60篇;培养博士研究生20名、硕士研究生20名,主编专著《实用儿科内分泌与遗传代谢病》第一、二版;获山东省科技进步一等奖1项(第一位),三等奖3项(第一位),二等奖1项(第四位)山东省医学创新奖二等奖2项(第一位);曾获山东省立医院及山东省"十佳女医师",山东省立医院工匠及名家,"最美儿科医师"等殊荣。

【出诊信息】

东院区:周六全天(矮小症知名专家门诊)、周四全天(儿科内分泌专家门诊)。中心院区:周三全天(儿科专家门诊)。

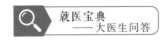
身高是儿童健康的重要指标

联合国儿童基金会在 2015 年指出,关于儿童长远健康的五大指标分别是成年身高、认知能力、经济创造能力、生殖能力、代谢性疾病和心血管疾病等慢性病的患病风险。

其中,第一个提到的就是成年后的身高,而且生长迟缓也是各种疾病的早期表现,国务院关于《"健康中国 2030"规划纲要》也将降低儿童生长迟缓作为健康中国的目标之一。因此,关注患儿生长意义重大。

什么是矮小症?

矮小症是指在相似环境下,身高低于同种族、同年龄、同性别正常人群身高均值两个标准差(−2SD)或低于第三百分位(3rd)。

矮小症是生长速度减慢的结果。正常儿童出生后第一年长 25 cm 左右,第二年长 12.7 cm 左右,三岁到青春期前长 5～7 cm,青春期每年长 8～10 cm。儿童期完成终身高的 80%,青春期完成 20%。如果儿童的生长速度三岁前小于 7 厘米/年,三岁到青春期小于 5 厘米/年,青春期小于 6 厘米/年,就是生长速度减慢。

家长可通过宝宝常规体检、低于同伴个头、衣服不见短等发现孩子生长减慢,之后应及时到儿科内分泌就诊。

常见导致身材矮小的病因有哪些?

(1)生长轴(GHRH-GH-IGF)的异常:下丘脑病变 GHRH 水平低下、垂体功能低下(包括生长激素缺乏症 GHD)、GH 受体病等;胎位不正难产史、下丘脑垂体区肿瘤及手术及放化疗后可导致垂体多种激素缺乏,造成矮小、器官功能障碍及代谢异常,甚至威胁患儿生命。

(2)其他内分泌遗传代谢性疾病:性早熟、甲状腺功能减低症、糖尿病、甲状旁腺功能减低、皮质醇增多症、先天性肾上腺皮质增生症(CAH)、低磷性佝偻病、染色体病(如特纳综合征、矮小综合征如努南综合征、小胖威利综合征)等。

(3)慢性全身性疾病:肠功能异常、慢性肾功能不全、心脏及中枢神经系统和血液疾病、严重哮喘、慢性肝病、慢性感染、营养不良等。

(4)非内分泌缺陷身材矮小症:特发性身材矮小(ISS)、家族性矮小、小于胎龄儿、医源性病因、社会心理性侏儒等。

孩子长得慢都是"晚长"吗？

如果一个小朋友发育延迟，身高也低于同龄儿，骨龄也落后 2～3 年，但其身高与骨龄是一致的，父母一方有类似病史，尤其是男孩，要考虑其可能为体质性生长及青春期延迟（CDGP），就是我们通常所说的"晚长"。这些患儿青春期开始较同伴晚 2～3 年，青春期开始前生长速度较慢，通常较瘦。有的儿童腿的生长相对较快，导致明显的上身与下身比例的不均衡，但最终会达到正常成人身高。

很多病例即使在检查时未显示出青春期的体征，然而其性类固醇激素已经开始升高，并且用超灵敏测定方法所测得的基础黄体生成素（LH）浓度或激发试验后血浆 LH 水平均已达到青春期水平，这些结果提示第二性征的发育将在 6 个月内开始。体质性青春期延迟的患者同时具有特征性的肾上腺机能初现延迟和性腺机能初现延迟。通常，女孩骨龄达 11 岁或男孩骨龄达 12 岁后将出现第二性征。体质性青春期延迟的患者几乎 100% 在实际年龄 18 岁前自然出现第二性征。这些不需治疗最终身高也可达到正常范围。

────── 【专家提醒】 ──────

体质性青春期延迟（CDGP）多通过回顾性及排他性诊断，如果不确定孩子是晚长还是疾病所致矮小，建议到正规三甲医院儿童内分泌科就诊，不能盲目认为"晚长"，以免耽误孩子的及时诊断和治疗。

（作者：李桂梅）

掀开儿童肾病综合征的神秘面纱

【专家简介】

孙书珍，儿科知名专家，教授，主任医师，博士研究生导师，山东第一医科大学附属省立医院（山东省立医院）儿科副主任、教学主任、小儿肾脏风湿免疫科主任。

兼任教育部全国儿科教育指导委员会委员、中华医学会儿科分会肾脏学组委员、山东省研究型医院协会儿童肾脏风湿免疫分会主任委员。

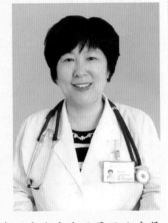

擅长诊治难治性肾病综合征、急性肾炎、血尿、蛋白尿、紫癜性肾炎、狼疮性肾炎、急慢性肾功能不全、遗传性肾脏疾病等泌尿系统疾病，风湿免疫疾病如幼年特发性关节、过敏性紫癜、系统红斑狼疮、皮肌炎、硬皮病、血管炎等，以及夜遗尿症。在山东省率先开展了儿童肾活检及血液净化技术。

主持省厅级课题 6 项，参研国家自然科学基金课题 1 项，获山东省科技进步三等奖 2 项，山东省医学科学技术奖三等奖 1 项；发表学术论文 50 余篇，SCI 收录 15 余篇，主编教材 1 部，副主编教材 3 部，参编著作 3 部，培养硕士、博士研究生 40 余名。

【出诊信息】

周二全天（知名专家）、周三全天（专家门诊）、周五上午（遗传肾脏病和夜遗尿症特色门诊）。

儿童发生水肿的原因有很多,其中如果出现水肿伴蛋白尿的情况最先应该考虑孩子是不是得了肾病综合征。小儿肾病综合征发病年龄多见于 3～6 岁,且男孩多于女孩。该病易复发和迁延,且治疗病程长,因此导致患病的儿童家长非常恐慌。

什么是小儿肾病综合征？肾病综合征分哪几类？

肾病综合征是由多种病因引起的肾小球滤过膜通透性增加,导致血浆里的蛋白质从尿中丢失,从而引起的一组综合征,临床表现可归纳为四个字——"三高一低",即出现大量蛋白尿［儿童每日尿蛋白定量 $\geqslant 50$ mg/kg 或晨尿蛋白/肌酐 $\geqslant 2.0$(mg/mg),一周内三次晨尿蛋白定性(＋＋＋)～(＋＋＋＋)］、低蛋白血症(血清白蛋白<25 g/L)、高脂血症(血胆固醇>5.7 mmol/L)、不同程度水肿。

肾病综合征按照病因来分可分为原发性、继发性和先天性肾病综合征。儿童 90% 以上为原发性肾病综合征,按照临床表现来分可分为单纯型和肾炎型肾病综合征,按照对激素治疗的反应来分可分为激素敏感型、激素耐药型、激素依赖型和勤反复的肾病综合征。

小儿肾病综合征有哪些表现呢？泡沫尿就一定是患了肾病吗？

(1)水肿:这是最早期、最多见、最突出的表现。该病的水肿一般首先从双眼睑水肿开始,逐渐波及双下肢,特别严重的患儿还可能出现腹水和胸腔积液,以及出现会阴部、阴囊、阴茎水肿。水肿的特点为用手按下去呈凹陷状并不能很快恢复。

(2)泡沫尿:大量蛋白从尿中漏出导致这部分患儿的尿液中出现很多泡沫,其特点为尿液表面漂浮着一层细碎的小泡沫,并且这些小泡沫短时间内不会消失。

但并不是尿中有泡沫就一定是蛋白尿或得了肾病。以下几种情况也可以导致尿液中出现泡沫,如有时尿的位置过高、尿得急、尿道中有一些分泌物残留,以及留尿的容器容量小或里面残存化学制剂等也会冲出一些泡沫,但是这些泡沫容易消散,量也不多,不像蛋白尿泡沫那样聚集较多,细密又难以消散。当然,该病最好的检查办法还是查尿常规、24 小时尿蛋白定量、尿蛋白尿肌酐比值,若上述数值有异常才能判断到底是不是蛋白尿。

孩子确诊了原发性肾病综合征该如何治疗？

目前该病全通用的一线治疗就是糖皮质激素,常用的是泼尼松、甲泼尼龙,前一种是口服制剂,后一种有口服和静脉制剂。

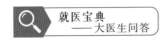

很多家长会谈"激素"色变,在大部分人的观念里,激素的不良反应远远大过治疗作用,有部分家长甚至在孩子确诊后仍坚决不用激素,这个做法是错误的。目前还没有其他任何药物可以完全替代激素,但临床医生和科学家们正在努力开发新药,制定减少激素使用的新方案。

如果孩子出现激素耐药或激素依赖、频繁复发等情况,还建议完善肾穿刺病理活检,选择二线用药,也就是免疫抑制剂、生物制剂等,目前常用的有环磷酰胺、他克莫司、霉酚酸酯、利妥昔单抗、环孢素 A 等。

原发性肾病综合征的预后

儿童原发性肾病综合征≥85%的病理改变为微小病变,对糖皮质激素治疗敏感。我国的调查数据显示,77.6%～91.0%的患儿初始激素治疗敏感,但80%～90%会复发,其中 25%～43%为频繁复发或激素依赖,但大部分患儿的预后是良好的。肾病综合征是慢性病,用药时间长,需要家长和孩子遵从医嘱规律治疗和到肾脏专科门诊规律复诊。

肾病综合征的患儿平时生活中需要注意什么?

(1)疾病期间要警惕患者出现感染、电解质紊乱、血栓、急性肾功能衰竭等并发症,尤其注意避免感染。肾病综合征患儿由于体内丢失大量蛋白、营养不良及长期服用激素等原因,身体的免疫力不可避免地下降,易罹患各种感染。一个看似微不足道的感染可使之前的治疗效果前功尽弃,最终转变为难治性肾病综合征,严重的感染甚至有可能会危及生命。

(2)家长要督促患儿按时按量服药,切不可随意减量和停药,并做好患儿的疾病日记(用药情况、尿蛋白情况、生长发育情况)。

(3)因激素用量大,疗程长,部分患儿需要加用免疫抑制剂,用药时需要积极对药物的不良反应进行监测,若观察到患儿出现不适,需要及时就医。

(4)注意合理饮食及运动,肾病综合征患儿在饮食上也应区别对待,应给予患儿易消化的饮食,如优质蛋白、少量脂肪、足量糖类及高维生素饮食。

①水肿明显时应限制水分摄入,高度水肿并且出现尿量少的时候,应严格控制进水量。

②低盐饮食:仅在水肿、高血压时建议低盐饮食,建议每日盐量不超过2 g;如果水肿消失,血压正常应该逐渐恢复到正常饮食,不要过多限制盐的摄入,否则影响孩子的生长发育。

③蛋白质的摄入:肾功能正常者给予优质蛋白饮食,1.5～2 g/(kg・d),但是肾功能受损者,蛋白质的入量应给予限制。富含优质蛋白的食物包括瘦肉、

鱼虾、蛋类、奶类、禽类、大豆及豆制品等。

④低脂饮食:少吃脂肪含量高的食物,不吃内脏类。饮食当中富含可溶性纤维(燕麦、米糠等)有利于降血脂,饮食中供给丰富的多不饱和脂肪酸(如鱼油)可使血脂下降而且尿蛋白减少,肾小球硬化程度减轻,做饭时采用少油的烹调方式,尽量蒸、煮、烤。

⑤多吃新鲜水果和蔬菜:补充维生素 B、维生素 C、维生素 D 及叶酸、铁、铜、锌等。

(5)最重要、同时也是家长最容易忽略的是患儿的心理健康。激素能影响患儿情绪、行为,并能提高中枢神经兴奋性,患儿容易出现情绪激动,甚至精神失常,需要家长给予孩子更多的关爱。家长应注重心理护理,多与患儿进行沟通,了解患儿内心想法,给予他们心理支持,使其保持良好的情绪,增强信心配合治疗,争取早日康复。此外,处于青春发育期的患儿应特别给予关注,提高其对疾病的认识以及对治疗的依从性。

肾病综合征是儿科的一个常见疾病,大部分患儿的预后是良好的,这需要医生、家长、孩子的共同努力,一起战胜疾病!

【专家提醒】

原发性肾病综合征是儿童期常见的肾小球疾病之一。如果发现孩子有眼睑水肿伴有尿泡沫多,应及时到医院进行尿常规、尿蛋白肌酐比、血常规、肝功能肾功能以及血脂检查,如果上述检查有异常应找肾脏专科医生就诊看看是否患了肾病综合征。

患儿一旦确诊应尽早规范治疗,首选肾上腺糖皮质激素即泼尼松或甲泼尼松龙治疗,治疗过程中如果患儿出现激素耐药或激素依赖、频繁复发等情况,需查明原因,对因治疗,必要时选择二线用药,也就是免疫抑制剂、生物制剂等治疗。

该病为慢性病,用药时间长,病情易反复,患病期间家长需要给孩子合理饮食,适当活动,同时要注重孩子的生长发育和心理问题。儿童肾病综合征只要遵从医嘱,坚持正规治疗,大部分患儿的预后是良好的,切记不要听从"秘方""偏方",以免给患儿造成不可逆的肾脏损伤。

最后希望我们医生、家长和孩子携起手来,为战胜疾病共同努力。

(作者:孙书珍,刘倩影)

🔍 肿瘤篇

肺癌精准治疗新技术有哪些？

【专家简介】

　　杨秋安，肿瘤学博士，山东大学齐鲁医院肿瘤放疗科副主任医师，山东大学临床副教授，硕士研究生导师，肿瘤综合病区主任。

　　兼任中国肿瘤放射治疗联盟（CRTOG）常委、中国临床肿瘤学会（CSCO）血管靶向治疗专委会常委、山东省研究型医院协会精准肿瘤学分会主任委员。

　　擅长恶性肿瘤的精准诊疗和精准放疗，齐鲁医院肿瘤 MDT 专家成员，中美肿瘤 MDT 专家成员，特别擅长疑难肿瘤的诊治和综合治疗，治愈率高；曾任美国安德森肿瘤中心高级访问学者、美国纽约凯特琳肿瘤中心访问学者、美国约翰斯·霍普金斯医院访问学者、香港大学玛丽医院访问学者；主持国家和省级科研课题 10 项，发表 SCI 收录论文及中文核心期刊论文 50 余篇。

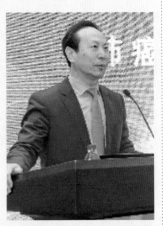

【出诊信息】

　　周一下午、周三全天。

肺癌目前是全球第一"癌症杀手",发病率和死亡率都居恶性肿瘤之首。肺癌占我国全部恶性肿瘤死亡的25%,其五年总体生存率为15%左右,晚期肺癌五年总体生存率不足10%。其中80%以上是非小细胞肺癌(NSCLC),包括鳞癌、腺癌和大细胞肺癌。15%是小细胞肺癌(SCLC),其生物学行为更容易发生复发和转移。

早期不可手术肺癌的精准放疗

放射治疗技术在呼吸门控管理(ABC)、适形调强放疗(IMRT)和图像引导放疗(IGRT)等方面取得了精准提升,使立体定向体部放疗(SBRT)或立体定向消融放疗(SABR)治疗早期NSCLC成为可能。SBRT通过应用专用设备对肿瘤进行准确定位和照射,放疗总剂量在保障充分保护正常组织的前提下数天内完成。与常规放疗技术相比,SBRT显著提高了早期NSCLC的局部控制率(80%～90%)和患者的生存率。精准放疗SBRT已成为早期不可手术NSCLC的标准治疗方法,也是老年患者或拒绝外科手术的患者的首选治疗手段。

***EGFR* 突变非小细胞肺癌的靶向治疗**

EGFR 是NSCLC最常见的驱动基因,在所有NSCLC中阳性率达到20%,在中国患者中接近40%,在肺腺癌中更是高达60%。*EGFR* 抑制剂(*EGFR*-TKI)是NSCLC靶向药中最大的一类,目前 *EGFR*-TKI共分为三代药物,各自有不同的特点。一代 *EGFR*-TKI包括厄洛替尼、吉非替尼和埃克替尼,这类药物的化学结构上有相同的喹唑啉母环,主要通过与ATP竞争性结合的方式,抑制 *EGFR* 信号传导,控制肿瘤的增殖和进展,主要针对19号外显子缺失和21号外显子突变。二代 *EGFR*-TKI改进了药物化学结构,除竞争性与 *EGFR* 上ATP结合位点可逆地结合外,还能与 *EGFR* 特有的氨基酸残基发生烷基化作用或共价键结合,即不可逆的结合,目前二代 *EGFR*-TKI包括阿法替尼和达克替尼。三代 *EGFR*-TKI奥希替尼,除了靶向最常见的耐药突变T790M,奥希替尼对于常见的 *EGFR* 突变类型,如外显子18、19和21的突变型,均有较好的治疗效果。奥希替尼具有更好的有效率,更低的不良反应,国内外指南均优先推荐该药。奥希替尼通过血脑屏障的能力更强,可以控制和预防脑转移,对脑转移或脑膜转移患者也是优先推荐。晚期 *EGFR* 突变 NSCLC 一代 *EGFR*-TKI一线治疗中位生存时间为26.8个月,二代 *EGFR*-TKI一线治疗生存时间为34.1个月,三代 *EGFR*-TKI一线治疗生存时间为38.6个月,明显延长了生存期,并且改善了患者生活质量。三代新靶向药物还有阿美替尼和伏美替尼等,四代靶向药物也正在研发之中。

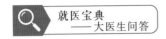

ALK 突变非小细胞肺癌的靶向治疗

间变性淋巴瘤激酶（*ALK*）基因重排或 *EML4-ALK* 融合基因突变是 NSCLC 常见的一种驱动基因,年轻患者和不吸烟的患者较易出现该基因突变,因为 *ALK* 突变靶向治疗效果特别好,因此被称为"钻石突变"。目前 *ALK* 的靶向药物已经发展到第三代,第一代靶向药物是克唑替尼,克唑替尼一线治疗 *ALK* 突变 NSCLC 的中位无进展生存时间约为 10.9 个月,主要失败的原因是患者颅内进展,出现脑转移。第二代 *ALK* 抑制剂主要有色瑞替尼、阿来替尼和布加替尼,二代 TKI 中位无进展生存时间为 34.8 个月,五年生存率为 62.5%,中位生存时间将超过 80 个月。*ALK* 的第三代靶向药物是劳拉替尼,该药几乎可以抑制导致克唑替尼耐药的所有耐药位点,一线使用有效率为 90%,颅内有效率为 75%。

非小细胞肺癌的免疫治疗

免疫治疗通过抑制程序性细胞死亡受体 1(PD1)或程序性细胞死亡受体-配体(PD-L1)解除人体免疫抑制,激活 T 细胞免疫系统识别并攻击癌细胞,从而抑制肿瘤达到治愈肿瘤的目的。正常情况下人体内的免疫 T 细胞可以监测并清除肿瘤细胞,然而当肿瘤细胞表面的 PD-L1/PD-L2 与免疫 T 细胞结合后,T 细胞将失活无法清除肿瘤细胞。免疫检查点抑制剂就是通过抑制 T 细胞表面的 PD-1 与肿瘤细胞表面的 PD-L1/PD-L2 结合,重新激活 T 细胞的肿瘤识别功能,并将其清除。目前,常见的免疫检查点抑制剂是细胞毒性 T 细胞(CTLA-4)和 PD-1/PD-L1 抑制剂。PD-1 单抗单药治疗 PD-L1 高表达 NSCLC 患者的五年生存率为 31.9%,联合化疗一线治疗 NSCLC 的可使患者总生存时间翻倍。PD-1/PD-L1 单抗联合 CTLA-4 单抗的免疫联合治疗也显示出更好的免疫应答和更好的疗效。免疫治疗是治愈晚期 NSCLC 的新疗法,有望使 NSCLC 转变为慢性病,达到患者长期生存的目标。

局部晚期不可手术的 NSCLC 的联合治疗

放疗和化疗的联合治疗是不可手术的局部晚期 NSCLC 的标准治疗方案。同步放化疗优于序贯放化疗,可显著提高局部控制率,提高五年总生存率到 15%～20%。为进一步提升患者生存率,需要更安全有效地巩固治疗药物,PACIFIC 研究对比放疗加免疫巩固治疗与标准的同步放化疗的疗效,免疫巩固治疗可明显延长患者的生存期:PFS 延长了 11.2 个月(前者 PFS 为 17.2 个月,后者 PFS 为 5.6 个月);三年总生存率,前者为 57.0%,后者为 43.5%;五年总生存率,前者为 42.9%,后者为 33.4%。同步放化疗后巩固免疫治疗是局部晚期不可手术 NSCLC 的新标准治疗方案。

小细胞肺癌的综合治疗

SCLC 占肺癌总数的 15％～20％,属于支气管肺神经内分泌癌,是其中最常见、预后最差的一种。尽管初治患者对化疗较敏感,但很容易产生耐药和复发,且对二线化疗药物相对不敏感,因此预后较差。局限期 SCLC 指局限于一侧胸腔起源的,包括纵隔和锁骨上淋巴结能被一个安全的照射计划所包括的肿瘤。国内外推荐依托泊苷和顺铂(EP)方案化疗联合局部放疗,是目前局限期 SCLC 患者的最佳治疗方案,放疗早期参与治疗优于后期参与(化疗开始后 2～3 周期)。广泛期 SCLC 的主要治疗手段是系统化疗,尽管初始治疗有很高的缓解率,中位生存率可以延长至 8～10 个月,大部分患者将在短期内病情进展,生存期少于 12 个月。目前,"CASPAIN 研究"和"IMpower133 研究"已证实,化疗联合免疫治疗 PDL-1 单抗可以进一步延长广泛期 SCLC 患者的生存期,中位生存期可达到 13.0 个月以上。目前获批用于 SCLC 的两种免疫治疗药物均为 PDL-1 抑制剂,分别是阿特珠单抗和度伐利尤单抗。SCLC 的靶向治疗不同于 NSCLC,主要是后线选择抗血管靶向药物。

肺癌仍然是恶性肿瘤的第一杀手,晚期患者五年生存率低于 10％,中位生存率仅为 8～10 个月,但精准治疗明显延长了患者生存时间,驱动基因突变靶向治疗患者生存率达到 26.8～38.6 个月,"钻石突变"患者生存率长达 80 个月,驱动基因阴性患者单药免疫治疗或联合免疫治疗的患者生存率提升 3～5 倍,为治愈肿瘤或超长生存率取得了重大突破。

【专家提醒】

肺癌仍然是恶性肿瘤"第一杀手",晚期肺癌中位生存时间为 8～10 个月,五年生存率低于 10％。因此,早期发现、早期诊断、早期治疗才能提高患者生存率和治愈率。对于 40 岁以上或有吸烟史和家族史的人群推荐低辐射 CT 筛查,能明显提高治愈率。多数患者初诊时,已经是局部晚期或转移性晚期,因此,精准诊断,发现驱动基因突变,选择靶向治疗才能明显延长生存时间。对于驱动基因阴性的患者,根据免疫指标,选择免疫治疗或联合治疗,才能提高治愈率。精准放疗与手术作为局部治疗,能明显提高局部控制率,提高患者生存率。总之,个体化精准治疗为肺癌患者的治愈带来了新希望,让患者活得更长,活得更好。

(作者:杨秋安)

达芬奇手术机器人系统
在肺癌微创诊疗中的应用

【专家简介】

田辉,山东大学二级教授,博士研究生导师,"泰山学者"特聘专家,享受国务院政府特殊津贴,"国之名医",济南专业技术拔尖人才,山东省抗击新冠肺炎疫情先进个人。现任山东大学齐鲁医院副院长、外科中心主任,山东大学齐鲁医院德州医院党委副书记、院长。兼任国际食管疾病学会中国分会理事、国家肿瘤质控中心肺癌质控专家委员会委员、山东省医师协会副会长、山东省医学会胸外科学分会主任委员。

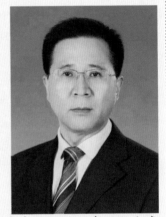

多年来,一直致力于胸部疾病的微创诊疗、加速康复外科理念的推广应用及优化等,积累了丰富的经验。在国际上率先报道了经剑突下单孔全胸腔镜下双肺病变切除术,创造了完成 100 台达芬奇机器人手术用时最短的新世界纪录,建立了特色鲜明的胸部疾病围术期加速康复流程优化及质量控制体系,制定了齐鲁微创手术的质量标准等。

主持国家自然科学基金面上项目、山东省重点研发计划等 10 余项国家级、省部级课题,获得科研经费 1000 余万元,荣获山东省科技进步二等奖等科研奖励 10 余项,发表 SCI 收录科研论文 50 余篇。

【出诊信息】

周一下午[国际医疗部(特需)门诊]、周三下午(知名专家门诊)。

达芬奇手术机器人系统的组成

医疗进步离不开高新技术的发展和先进设备的应用,达芬奇手术机器人系统是一种高级机器人平台,其设计的理念是通过使用微创的方法,实施复杂的外科手术。它由外科医生控制台、床旁机械臂系统、高清成像系统三部分组成,是目前全球最成功及应用最广泛的手术机器人。

达芬奇手术机器人系统的优势

(1)高清立体成像系统:与普通的胸腔镜相比,达芬奇机器人可为术者提供更加高清、逼真、立体的 3D 手术视野,手术视野可放大 10～15 倍,为精细手术操作提供有力保障。

(2)360°旋转机械手腕:灵巧的仿生机械手腕符合人体工程学设计,小巧、灵活,且可随意旋转,更适合在狭小的空间内完成精细的手术操作。

(3)防震颤过滤系统:通过机械臂可以有效地滤除人手的自然震颤,使主刀医生的操作更加平稳,增加了手术的稳定性和可靠性。

(4)更舒适的手术体验:主刀医生可以坐着完成手术,不易疲劳,使术程长、难度高的复杂手术变得更加轻松。

在临床实践中,相比传统的胸腔镜手术,达芬奇机器人手术可使肺癌手术中的淋巴结清扫更彻底。达芬奇机器人肺癌手术可拥有更多的淋巴结清扫个数及淋巴结清扫站数,更加安全彻底地完成淋巴结清扫,保证切除的完整性,从而进一步提高术后病理分期的准确性。

从开放到微创,再到人工智能机器人手术,体现了医学科技发展的必然趋势。同样,达芬奇手术机器人系统也为肺癌患者的手术方案提供了更多的选择。

[专家提醒]

　　机器人手术是高科技和临床手术相结合的最高级方式。手术过程并不是由"机器人"进行,而是主刀医生在不接触患者身体的情况下,通过控制台操作机械臂完成手术,形成"医生-机器人-患者"的三者共融。机器人手术为实现最小的创伤、最佳的疗效、最快的恢复、最好的预后这些外科医生追求的目标,提供了保障。

(作者:田辉)

怎样认识食管癌?

【专家简介】

　　王兴文,主任医师,硕士研究生导师,山东第一医科大学附属省立医院(山东省立医院)肿瘤中心放疗副主任。兼任山东省研究型医院协会肿瘤临床协作分会主任委员、山东省医师协会肿瘤多学科专业委员会副主任委员、山东生物医学工程学会氢医学专业委员会副主任委员。

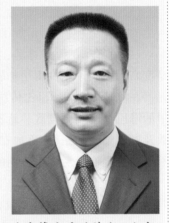

　　1997年在山东省立医院肿瘤中心工作至今,从事肿瘤学的临床和科研工作25年,积累了丰富的临床经验;精通常见肿瘤诊疗规范,三维适型和调强放射治疗,尤其是容积旋转调强;擅长肺癌、食管癌、乳腺癌、宫颈癌、胃癌、结直肠癌、神经系统肿瘤等疾病的诊断、治疗,在疑难少见病的诊断治疗中亦积累了丰富的经验,有自己的独到见解。

　　主持开展多项新技术,包括容积调强放射治疗、同步推量放射治疗、同步放化疗的毒性控制等多项新技术新业务;主持省级科研课题2项,主编学术专著2部,副主编4部,参编若干部,获国家专利5项,发表SCI及省级以上学术论文30余篇。

【出诊信息】

　　周四上午(专家门诊)。

我国食管癌高发,发病年龄多在 50～65 岁,男性多于女性,但近年来 50 岁以下人群发病率有增长趋势。

食管癌发病在我国有明显的地理聚集现象,其发病率在河北、河南、江苏、山西、陕西、安徽、湖北、四川等省高居恶性肿瘤的前几位,其中河南省最高,往下依次为江苏、山西、河北、陕西、福建、安徽、湖北等省。同一省的不同地区可以存在迥然不同的发病情况,高、低水平地区虽然地理位置相距很近,但发病水平却可相差几十倍到上百倍。

什么是食管癌？食管癌一般有什么症状？

食管癌又称"食道癌",是原发于食管黏膜上皮的恶性肿瘤,患者多数是因进行性吞咽阻挡感来就医的,中晚期食管癌大部分是患者自己初步诊断出来的。也有部分是因转移灶为首发症状体征,比如锁骨上淋巴结肿大。但早期食管癌因症状隐匿,只是一般的胃肠道症状,如烧灼感、嗳气等,容易造成漏诊。相当一部分患者没有任何症状,只是在查体时偶尔被发现。

什么样的人容易患食管癌呢？

首先,是高发区人群,在全国范围来说,河南、河北、山西三省交界(太行山)地区发病最高;从山东省范围来看,高发病区在鲁西南大汶河流域;在高发区成长的人,后移居到非高发区的人群患食管癌的概率仍然很高。其次,家族中有食管癌病史者,患该病的概率较高。再次,有不良生活习惯者,比如爱吃刺激性辛辣食物、喝热粥、嗜好烟酒等,患该病的概率较高。

怀疑食管癌应该做哪些检查呢？

初诊为食管癌后,医生就要全面检查以便制定下一步治疗方案。

首先是定性检查,胃镜能直观看到肿瘤大小、梗阻情况,是否有大的溃疡、出血,是否有穿孔倾向,并能取活检进行病理证实。有条件的患者可以进行超声内镜检查以便了解肿瘤侵犯深度,为能否手术治疗,是选择镜下切除还是开刀手术提供判断依据。

因身体原因不能耐受胃镜检查或胃镜不能通过者,可以经影像检查后找到合适的转移灶穿刺活检,根据病灶不同部位选择在超声、CT、或 MRI 引导下进行。

食管癌的病理类型

我国食管癌以鳞状细胞癌为主,占 90％以上。腺癌较少见,未分化癌也不

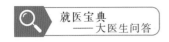
多见但恶性程度高。其他还有淋巴瘤、恶性黑色素瘤、癌肉瘤等。

食管上、中段癌肿绝大多数为鳞状细胞癌,食管下段癌肿则多为腺癌。鉴于医生需要根据不同病理类型制定治疗方案,所以患者应尽可能进行病理检查。对于因年龄、身体其他原因不能活检的患者,医生应充分权衡利弊,争取患者及家属理解并签订知情同意书后方可试探性治疗。

其次是全面的影像检查,原则上讲再全面的影像检查都不算过度检查,因为理论上恶性肿瘤患者的任何部位都有被转移的可能,所以恶性肿瘤不存在过度检查。

该病的常见影像检查有:

(1)钡餐,可以提供肿瘤的长度、位置(有利于放疗靶区做参考),是否存在溃疡及穿孔前迹象,还能帮助提供大体的病理形态,有利于医生初步预估放疗敏感性。例如髓质型肿瘤,恶性程度高,放疗中度敏感;蕈伞型肿瘤放疗比较敏感;溃疡型肿瘤表面多有较深的溃疡,出血及转移较早,发生梗阻较晚,易穿孔;缩窄型肿瘤呈环形生长,且多累及食管全周,食管黏膜呈向心性收缩,故出现梗阻较早,放疗抗拒;腔内型突向食管腔内,其表面常有糜烂或溃疡,放疗敏感。

(2)CT(颈部、胸部、全腹部强化)可以明确淋巴结及远处脏器转移情况,以及肿瘤原发灶大小、位置、局部侵犯情况,与大血管、心脏、气管、椎体等关系是否密切,是进行临床分期、判断能否手术治疗的关键检查。

(3)磁共振检查(MR):脑 MR 是看脑部转移瘤的最佳检查,因食管癌脑转移率较低,无脑部症状者可以不进行此项检查。此外,MR 检查有助于判断骨显像怀疑的骨转移部位。

(4)超声检查:超声内镜前面已经提到,普通超声可以帮助颈部、锁骨上或腋下淋巴结良恶性诊断以及引导下转移部位的穿刺活检。

(5)PET-CT 在早期诊断及鉴别食管癌及其转移部位,进行精确的肿瘤临床分期,指导或调整临床治疗方案,帮助医生制订肿瘤放疗计划等方面发挥了独到的作用。

食管癌的治疗

(1)手术治疗:在早期阶段,部分患者手术治疗[包括内镜黏膜下剥离术(ESD)治疗]可以达到根治的目的,在中晚期阶段,通过手术为主的综合治疗可以使其中一小部分患者达到根治,部分患者生命得以延长。但是大部分患者初诊时已属于中晚期,真正适合手术治疗的患者也就是三分之一左右,所以高危人群的早期筛查至关重要。对于不适合手术的患者勉强手术会造成更大危害。

(2)放射治疗:是食管癌重要治疗方法,主是指用放射性同位素的射线、X

线机及加速器产生的X线、各类加速器所产生的电子束、质子及其他重离子等来治疗恶性肿瘤,目前的新型加速器完全能够满足食管癌的治疗需求。

放射治疗的疗效取决于肿瘤本身的敏感性,另外,还要看病变范围、外侵情况,转移部位等,以及放疗团队的技术能力、放疗质控能力。放疗的每一个环节,包括临床医生、物理师、影像技术、放疗技术等,都至关重要,各个环节都是串联关系,一个环节出错则全盘皆输。

(3)化疗和免疫治疗:主要是食管癌手术、放疗的辅助治疗手段,以及晚期病变的姑息治疗。

──────── 【专家提醒】 ────────

食管癌应早诊断、早治疗,我们国家在部分高发区,尤其是家族中有食管癌发病的人群中多年来一直进行早癌筛查工作,对于癌前病变以及原位癌一般均采取ESD治疗,这使食管癌发病明显下降。

(作者:王兴文)

早期胃癌能治好吗？

【专家简介】

于文滨，主任医师、教授、博士研究生导师，山东大学齐鲁医院胃肠外科主任。

兼任中华医学会外科分会代谢外科学组委员、中国医师协会外科医师分会肥胖及糖尿病外科医师委员会常务委员、山东省研究型医院协会胃肠外科分会主任委员等。

从事普外科及腹腔镜外科20余年，积累了丰富经验，尤其擅长复杂性、难治性胃肠道疾病的诊治，以及腹腔镜胃肠道微创手术，在省内率先开展了全腹腔镜胃癌根治术及吲哚菁绿标记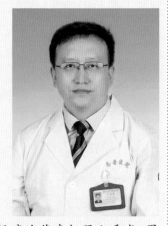荧光腹腔镜胃癌、直肠癌手术，广泛开展胃癌、肠癌达芬奇机器人手术，胃癌、直肠癌经自然腔道取标本（NOSES）手术，腹腔镜胃癌的单孔左加一手术等多种微创手术方式。

【出诊信息】

周一全天（上午，专家门诊；下午，知名专家门诊）、周五上午（国际门诊部特需门诊）。

胃癌是全球最常见和致死率最高的恶性肿瘤之一,我国是胃癌高发区,并且 60％以上的病例属于进展期,总体治疗效果较差,即使采取外科手术、化疗、靶向治疗等措施,其五年生存率仍低于 30％。而早期胃癌治愈率高,预后好,积极治疗后患者五年生存率可达 90％。因此,对胃癌采取早发现、早诊断和早治疗的措施,是有效改善胃癌患者预后、降低病死率的关键。

患者的病因

胃癌病因不十分明确,但与以下因素有关:

(1)环境因素:胃癌发病有明显的地域性差别,在我国的西北与东部沿海地区胃癌发病率明显高于南方地区。

(2)生活因素:长期食用熏烤、盐腌食品的人群胃癌发病率较高,饮食中缺乏新鲜蔬菜与水果这一因素与发病也有一定关系。

(3)幽门螺杆菌感染:幽门螺杆菌可通过多种途径引起胃黏膜炎症和损伤,具有致癌作用。幽门螺杆菌阳性者胃癌发生的危险性是阴性者的 3～6 倍。

(4)慢性疾病和癌前病变:易发生胃癌的胃疾病包括胃息肉、慢性萎缩性胃炎及胃部分切除后的残胃。胃息肉可分为炎性息肉、增生性息肉和腺瘤,前两者恶变的可能性很小,胃腺瘤的癌变率为 10％～20％。慢性萎缩性胃炎常伴有肠上皮化生或黏膜上皮异型增生,可发生癌变。胃大部切除术后残胃黏膜发生慢性炎症改变,可能在术后 15～25 年发展为残胃癌。胃黏膜上皮重度异型增生与分化较好的早期胃癌有时很难区分。

(5)遗传因素:胃黏模的癌变涉及多种癌基因、抑癌基因等的改变。有研究表明,胃癌患者一级亲属患胃癌的比例显著高于二、三级亲属。

但是值得注意的是,即使符合上述高危因素的人群,也并不意味着一定罹患胃癌,及时调整生活方式、定期体检是关键。

胃癌的临床表现

胃壁可分为四层,由内到外依次是黏膜层、黏膜下层、肌层和浆膜层。早期胃癌指癌组织到达黏膜或者黏膜下层,多数早期胃癌患者没有任何症状,有些患者的症状与消化不良、胃炎、胃溃疡等疾病相似,如上腹部饱胀不适、隐痛、反酸、恶心、嗳气等,很容易被忽视。

随着病情进展,患者可表现为上述症状加重或持续时间延长,甚至出现乏力、消瘦、体重减轻等全身症状。不同部位、不同阶段的肿瘤,也可有其特殊表现。例如贲门胃底处肿瘤,位于胃的入口,可能会引起患者胸骨后疼痛、进食梗阻等症状。再如幽门处肿瘤,位于胃的出口,可能会引起幽门梗阻而使患者发

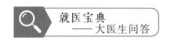
生呕吐。如肿瘤不断进展,可能侵犯胃周血管,引起患者呕血、黑便等消化道出血表现,也可能浸透胃壁,发生急性胃穿孔。

胃癌的筛查方法

早期胃癌的筛查主要包括血清学检查和电子胃镜检查两个方面,其中,电子胃镜及病理检查是目前诊断胃癌的"金标准",也是发现早期胃癌的最主要手段。

血清学检查包括血清肿瘤标志物检测、循环肿瘤细胞检测、循环肿瘤 DNA 检测、血清胃蛋白酶原检测、血清胃泌素 17 检测、幽门螺旋杆菌感染检测等。

电子胃镜检查:电子胃镜经过口腔、喉部、食管到达胃部,能够直接观察胃黏膜病变的部位和范围,并可钳取小块可疑组织行病理学检查,是目前诊断胃癌的最有效方法。其他方法如 CT 等很难发现体积较小的早期病变。建议定期行胃镜检查的人群包括:①40 岁以上,既往无胃病史而出现上述消化道症状者,或已有溃疡病史但症状和疼痛规律明显改变者;②有胃癌家族病史者;③有胃癌前期病变者,如萎缩性胃炎、胃溃疡、胃息肉、胃大部切除病史者;④有原因不明的消化道慢性失血或短期内体重明显减轻者。

早期胃癌治疗方式

早期胃癌治疗主要包括内镜手术切除和外科手术切除两种方式,其中外科手术又包括开腹手术和腹腔镜手术等方式。

对于直径小于 2 cm、无溃疡表现的分化型黏膜内癌可在内镜下行胃黏膜切除术(EMR)或内镜下胃黏膜下剥离术(ESD),目前临床上更常应用 ESD,即将病灶周围黏膜切开,在黏膜下层和肌层之间进行剥离。但是需要注意的是,内镜切除必须保证水平切缘及垂直切缘无肿瘤细胞残留,即获得病理阴性切缘。如果切缘为阳性,则需要加做外科手术彻底切除肿瘤。因此,对于肿瘤浸润深度达到黏膜下层、无法完整切除者,不应盲目选择内镜治疗。我们在临床工作中还发现,一些早期胃癌患者也存在淋巴结转移情况,但内镜下无法进行淋巴结清扫。因此,对于可能存在淋巴结转移的情况,原则上应采用标准的外科根治性手术。

目前,胃癌外科根治手术有以下几个步骤:一是清扫淋巴结,二是完整切除包括肿瘤在内的部分或全部胃(即近端胃、远端胃或全胃切除术),三是重建消化道。随着微创技术的发展,腹腔镜手术以其创伤小、术后恢复快、疤痕小等突出的优势逐渐取代开腹手术成为胃肠外科首选手术方式。而腹腔镜胃癌根治术由于缺少触觉感知和直视观察,对胃肿瘤尤其是未侵及浆膜的早期胃癌,以及 ESD 术后加做外科手术者,进行术中精准定位病灶是比较困难的。另外,对于 ESD 术后是否需要加做淋巴结清扫,以及对于进展期胃癌如何保证淋巴清扫的彻底性等问题在某种程度上仍困扰着胃肠外科医生,并成为全腹腔镜胃癌根治手术的瓶颈。因此,我们团队在省内率先开展吲哚菁绿标记荧光腹腔镜技术,成功应用于胃肠道肿瘤的治疗并取得满意疗效。

吲哚菁绿标记荧光腹腔镜在胃癌根治术中的应用主要包括以下几方面内容:

(1)通过胃镜下癌周吲哚菁绿标记实现腔镜下对胃肿瘤的精确定位,并协助确定合适的切线。这为在保证完整切除肿瘤的前提下避免过度扩大手术范围以及手术方式的选择提供了重要参考。

(2)通过胃镜下癌周吲哚菁绿标记实现腔镜下淋巴引流的导航,标记胃周淋巴结后可显著提高胃癌根治术中淋巴结的清扫数量,进而保证淋巴清扫的彻底性。

(3)在消化道重建完成后静脉内注射吲哚菁绿,通过荧光腹腔镜观察吻合口周围胃壁和肠管的荧光强度实现对吻合口血供的评估,从而降低术后吻合口并发症的发生率。

除此之外,达芬奇机器人胃肠道肿瘤根治手术也是治疗早期胃癌的一种方法。相较于普通开腹手术,机器人手术在淋巴结清扫、术中出血、术后恢复等方面具有明显优势,取得了满意的临床疗效。

【专家提醒】

胃癌在我国发病率高、恶性程度高,但早期胃癌预后相对较好。因此早期发现胃癌非常重要,有长期消化道不适及高危因素患者,请及时就诊并定期体检。如果不幸患上胃癌,也要勇敢面对,只要积极配合治疗,保持乐观心态,癌症也并不可怕。

(作者:于文滨)

"吃出来"的消化道肿瘤不再是绝症

【专家简介】

李长征,山东省肿瘤医院消化内科一病区主任,主任医师。兼任山东省研究型医院协会分子靶向治疗学分会主任委员、《中国医学前沿杂志(电子版)》编委、国家抗肿瘤药物临床应用检测专家委员会委员。

在肿瘤诊治方面具有丰富的临床经验,尤其擅长消化道肿瘤的精准诊断和治疗,对呼吸道肿瘤、乳腺癌、软组织肿瘤和淋巴瘤也有较深的研究,多次获山东省医科院嘉奖。

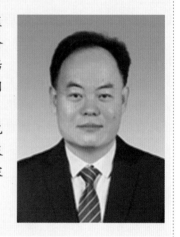

【出诊信息】

周一全天(专家门诊)。

从医学上来讲,凡是与消化相关的器官所患的肿瘤都称之为消化道肿瘤,大约占全部恶性肿瘤的 50%,主要包括胃癌、大肠癌、肝癌、食管癌、胰腺癌,数据显示胃癌、大肠癌、肝癌在我国发病率较高。

研究表明,消化道肿瘤与遗传、环境、心理等多种因素相关,其中与人们生活和饮食习惯关系最为紧密,如大量进食高油高盐食物、进食过烫食物、暴饮暴食、三餐不定时、吸烟、饮酒等都会导致消化道肿瘤。

对于消化道肿瘤不必谈癌色变,随着医学技术的进步,癌症不再是完全不可治愈的疾病。有研究表明,40%的肿瘤如果早期及时发现,并采用针对性的治疗措施,是可以达到临床治愈效果的。因此,患者需要科学地认识、了解消化道肿瘤,并做好筛查和防治,提高治愈率。

警惕早期症状

消化道癌症的早期阶段,一般并没有明显的特异性症状,往往会被患者忽略掉。

发病早期,患者可能最先出现食欲不振、消化不良的情况,甚至出现进食不畅、恶心呕吐等诸多消化道不适的症状,但很多时候患者自认为是消化不良而没有引起足够重视。随着肿瘤生长,患者可能会出现不规则的腹痛,但早期肿瘤不会引起剧烈疼痛,肿瘤变大压迫胃肠道时,疼痛感才会进一步加强。另外,患者可能会出现大便异常的情况,如患者经常出现腹泻、便秘等较为"极端"的症状,同时可能伴随大便颜色的改变,比如排出黑色或柏油样大便,甚至出现大便带血。

早筛、早诊、早治是关键

从既往临床经验来看,消化道癌防治关键在早筛、早诊、早治,通过早诊、早治,患者五年生存率可达到90%以上。消化道肿瘤高危人群,如具有恶性肿瘤家族史、致癌因素、癌前病变等,要做好定期筛查。诊断主要通过血检、直肠指检、消化道造影和内镜检查等方法进行。

早期或消化道良性肿瘤,无需通过外科开腹手术,直接应用内镜手术即可切除病变部位,切除后基本不会复发,可以达到治愈效果,同时可以结合心理疏导、饮食和生活习惯改变等方法进行综合治疗。

晚期或恶性肿瘤则要根据具体病理性质制定相应的治疗方案,癌变较轻也可通过手术切除,如果肿瘤恶化程度较高、组织浸润程度较深、扩散面积较广,需结合放化疗、免疫治疗等抑制肿瘤生长。

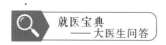
———————【专家提醒】———————

消化道肿瘤与人们生活和饮食习惯密切相关,因此平日需要保持良好的生活、饮食习惯和良好的精神状态。定期健康检查非常必要,尤其是消化道肿瘤高危患者,要做好定期筛查,早期检查出有肿瘤发展倾向的病变,应及时给予有效治疗,因此,建议大家至少每年定期体检一次。日常生活中一旦觉察身体出现异常不适,且持续时间较长时,需要高度警惕,及时到医院就诊检查,防微杜渐。同时无论良性还是恶性肿瘤,治疗后仍需密切关注肿瘤情况,定期复查,及时调整治疗方案,才能达到最佳治疗效果。不过,大家也不必过于担心,因为消化道肿瘤已不再是完全不可治愈的绝症。

(作者:李长征)

如何对胃肠肿瘤施行综合治疗？

【专家简介】

王可新，主任医师，博士研究生导师，山东大学齐鲁医院结直肠外科主任、结直肠外科病区主任，山东省康复医学会结直肠外科学会分会主任委员。

兼任山东省研究型医院协会胃肠肿瘤MDT委员会主任委员、山东省医学会普外科分会秘书、山东省医学会青年委员会副主任委员。

主要专业方向为结直肠外科、微创外科，擅长结肠癌、直肠癌、胃癌、胃肠道间质瘤等消化道肿瘤的微创手术治疗及低位直肠癌的保肛手术，对肿瘤术前新辅助治疗、晚期肿瘤转化治疗和术后综合性治疗及康复有深入研究。

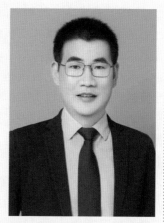

在国内较早开展腹腔镜技术的基础与临床研究，掌握结直肠、胃肿瘤国际最新手术及研究进展。作为项目负责人承担国家级课题项目 3 项，省部级课题 2 项，荣获山东省科技进步一等奖 1 项，山东省科技进步二等奖 2 项，山东省科技进步三等奖 1 项。

【出诊信息】

周一全天（结直肠肛门外科门诊）。

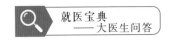

胃肠道肿瘤是我国常见的恶性肿瘤,其中胃癌占城市肿瘤发病率的第一位,结肠癌、直肠癌也位居第四、五位。目前,我国胃癌、结直肠癌在人群中的发病率仍呈上升趋势,而胃肠肿瘤在被发现时,多数已经处于中晚期。长期以来,胃肠道肿瘤的治疗大多先考虑外科手术切除,对一些晚期的或复发的肿瘤,临床方考虑其他综合治疗方法。

随着科技的进步,肿瘤治疗手段日新月异,治疗的思路和理念也在发生前所未有的变化。在患者对生存期及提高生活质量的双重要求下,胃肠肿瘤的诊疗方案也在朝着多学科团队(MDT)共同参与的诊疗模式发展。

多学科诊疗模式

在国际上,肿瘤患者的治疗过程中,多学科诊疗模式(MDT)一直扮演着先行者的角色,从而保证高质量的诊治建议和最佳的治疗计划,避免过度诊疗和误诊、误治,使患者受益最大化。

MDT 模式是一种新兴的诊疗模式,由美国梅奥诊所提出,即由多学科专家针对某一种或某一系统疾病的病例进行讨论,在综合各学科意见的基础上为患者制定出最佳的治疗方案。20 世纪 90 年代后期,MDT 模式经过安德森癌症中心等医疗机构正规化后迅速发展,甚至在一些西方发达国家,法律会规定每位肿瘤患者都必须经过 MDT 诊治。

MDT 模式可面对所有需要的人,只是更倾向于较复杂的病例。当患者情况复杂,治疗方案多样化时,治疗结果也就不同,甚至可能差异非常大,这一类患者建议进入 MDT 模式。对于非常晚期的肿瘤,患者的生命可能就剩一两个月了,这时候很多方法都用不上,或者说无论采用哪种治疗方法,结果都相差不大,这时候就不需要进入 MDT 环节了。还有像早期肿瘤患者,一般采用外科手术完全切除肿瘤后,愈后都能达到 95%,只要按照规范去做,也同样不需要多个领域的专家共同诊疗。但是,当有一个癌症肝转移的患者必须做化疗时,化疗用什么药、用多长时间、化疗目的是什么、目标是什么,这些都需要由专业医生进行决策。与此同时,我们还必须通过外科手术或者其他的局部治疗来让这些患者长期生存,甚至达到最终的无瘤状态。在这种情况下,到底采取哪些方法、谁先谁后、治疗的强度、机会的把握等,就需要多学科一起探讨。因为对于复杂情况的患者,治疗方式不同,患者最后的结局也截然不同。

我国胃肠肿瘤患者在被发现时,多数已经处于中晚期。对于可切除的胃肠肿瘤,外科手术仍然是最有效的治疗手段。对于潜在可切除的胃肠肿瘤,经过非手术的综合治疗,仍有部分患者可获得切除机会。近年来,随着大量循证医学证据的问世,人们发现,在胃肠肿瘤的治疗中,以外科手术为主的传统治疗正在逐渐被以手术为主的多学科综合治疗所取代。胃肠道肿瘤的综合治疗通常包括以下三种：

（1）外科手术前的新辅助治疗，包括新辅助化疗、靶向治疗、免疫治疗和新辅助放疗以及新辅助同步放化疗。

（2）术中辅助治疗，包括术中化疗和术中放疗。

（3）术后辅助治疗，即术后辅助化疗和放疗。

结直肠癌的治疗

结直肠癌的治疗应采取个体化治疗原则，根据患者的年龄、体质，肿瘤的病理类型、侵犯范围（分期），选用合适的治疗方法，以期最大幅度地根治肿瘤，提高治愈率。

结直肠癌侵犯范围不同，治疗原则也相应不同：

（1）原位癌可在内镜下治疗，效果较好，可达到根治的效果。

（2）早期结直肠癌，外科手术治疗可以达到根治的目的，部分也可采用内镜治疗达到根治。

（3）中晚期结直肠癌，多采用以手术为主的综合治疗，即术后辅助应用化疗及靶向治疗、放疗等方法。

（4）对于不能做手术的中晚期结直肠癌患者，可根据病情选用放疗、化疗或靶向治疗，以改善患者生存。

（5）复发或者伴远处转移性结直肠癌的患者，可以采取化疗或者靶向治疗。

（6）复发或者转移的直肠癌，则以放化疗或靶向治疗为主，一般不做手术。

1.内镜治疗

内镜治疗具有创伤小、并发症少、恢复快、费用低等优点，适用于早期淋巴结转移结直肠癌及癌前病变患者，治疗效果与传统手术方法无差异。

2.手术治疗

根治性手术依然是结直肠癌最为主要的治疗方法，早期患者通过手术可获得根治。中晚期患者手术依然非常重要，通过手术把肿瘤取出，再辅助化疗、放疗等手段，可获得较好效果。

3.化疗

研究显示，结直肠癌可能在疾病早期就存在远处转移，而化疗能够杀死这些远处转移的微小病灶，从而延长患者复发和转移的时间。

手术之前使用的化疗称之为"新辅助化疗"，可以使肿瘤缩小，为手术创造条件，还可以杀死微小转移病灶（直径<1 mm的病灶），延长患者复发和转移的时间。

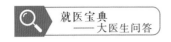

手术之后使用的化疗称之为"辅助化疗",对于晚期结直肠癌患者推荐术后行辅助化疗,因术后辅助化疗可以提高生存率,减低复发率。

化疗还可以应用于治疗后复发或转移的患者,随着更多靶向药物的问世,化疗结合靶向治疗可进一步提高生存率。晚期结直肠癌患者经过积极治疗,中位总生存期可以达到12~16个月。

4.靶向治疗

结直肠癌靶向治疗药物主要为贝伐珠单抗和西妥昔单抗。

贝伐珠单抗可与血管内皮生长因子(VEGF)结合,抑制肿瘤血管内皮的增殖和新生血管形成,减少肿瘤组织营养,从而可抑制肿瘤生长。贝伐珠单抗联合化疗是转移性结直肠癌患者的一线治疗方式,可以明显延长患者的生存期。贝伐珠单抗还可以联合用于结直肠癌的降期治疗,使原来不能行手术治疗的患者获得手术机会。西妥昔单抗推荐用于"*K-ras*、*N-ras*、*BRAF*"基因野生型患者,它通过与表皮生长因子(EGF)受体结合,阻断细胞内信号转导途径,从而抑制癌细胞的增殖,诱导癌细胞的凋亡。

5.放疗

放射治疗是结直肠癌综合治疗的重要组成部分。放疗方式有多种,具体要根据患者的病情选择合适的放疗方案。放疗方式主要包括以下几种:

(1)新辅助放疗:是指在手术前进行放疗,主要应用于晚期结直肠癌,可使肿瘤缩小,增加肿瘤的可切除性。辅助放疗是指手术后进行放疗,可以预防肿瘤的复发。

(2)根治性放疗:对于某些不能耐受手术或者有强烈保肛意愿的患者,医生可能安排试行根治性放疗或放化疗。

(3)转化性放疗:对于复发或转移并有根治性切除机会的患者,医生可能建议行转化性放疗,有可能使不能手术的患者获得手术机会。

(4)姑息性放疗:对于肿瘤局部区域复发和(或)远处转移的患者进行放疗,目的是缓解症状,改善生活质量。

6.免疫治疗

近年来,研究发现免疫检查点抑制剂,在转移性结直肠癌治疗中取得了较好疗效。随着更多研究进一步证实,可为结直肠癌患者提供新的治疗方案。

总结

胃肠肿瘤多学科综合治疗主要是以胃肠及结直肠外科、肿瘤内科、消化内科、放疗科、介入科、病理科、影像科等科室的专家组成一个比较固定的诊疗团队,在固定时间、固定地点,根据病情发展的不同阶段,提出适合患者目前病情的最佳治疗方案并严格执行,同时需要定期对患者的治疗反馈进行质量评估和优化,不断修正现有的诊疗模式。

多学科参与的胃肠肿瘤综合治疗模式为肿瘤的治疗开辟了新篇章,避免了患者可能被接受重复检查、过度治疗、非恰当治疗,或使患者避免错过最佳治疗时机,从而让患者得到精准的个体化治疗。

【专家提醒】

在科技日益进步的今天,肿瘤的治疗技术日新月异,各种手术方法及科技新药层出不穷,因此带动了肿瘤的治疗水平不断提高。特别在胃肠肿瘤治疗领域,以手术为主的外科治疗模式逐渐被多学科参与的胃肠道肿瘤 MDT 所取代,MDT 将是以后胃肠道肿瘤治疗的主要途径。越来越多的患者受益于 MDT 治疗,也让更多的患者及家庭看到了生的希望。因此,当患者一旦确诊,应建议尽早进入 MDT 诊疗模式,让患者得到更精准的个体化治疗,避免过度医疗和医疗资源的浪费。同时,让医疗同道一起努力为社会和病患创造更多的希望。

（作者：王可新）

肝癌的病因、预防和治疗

【专家简介】

刘崇忠,副主任医师,副教授,硕士研究生导师,山东大学第二医院肝胆外科常务副主任,兼任山东省研究型医院协会肝癌综合治疗分会主任委员。

主要从事肝癌、胆管癌、肝血管瘤、肝腺瘤、胆石症、肝硬化门脉高压症、胰腺癌等良、恶性疾病的腹腔镜微创手术和开腹手术治疗,肝癌以及终末期肝病的肝移植治疗,尤其擅长腹腔镜微创及传统开腹肝脏、胆道及胰腺手术。

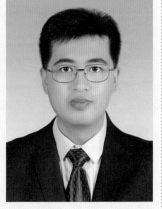

以第一作者或通讯作者发表 SCI 收录论文 8 篇,中华系列杂志文章 3 篇,主持山东省自然科学基金 3 项,获山东省科技进步二等奖 1 项,2019 年荣获"济南市优秀科技工作者"荣誉称号。

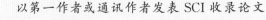

【出诊信息】

周二全天。

什么是肝癌?

肝癌就是长在肝脏上的恶性肿瘤,根据不同的分类标准可分为不同的类型,我们平时所说的肝癌基本上都是指原发于肝脏的肝细胞肝癌,这也是临床上最常见的一种肝脏恶性肿瘤,占所有原发性肝癌的 85%～90%。因此,下文提到的肝癌都是指肝细胞肝癌。

肝癌的病因有哪些?

肝癌的病因和发病机制目前尚不完全明确,但以下因素或生活习惯可能是肝癌发生的高危因素:

(1)乙肝或丙肝病毒感染。乙肝或丙肝患者的肝癌发生率会大大高于其他人,因为肝炎病毒会长期损害肝脏,导致肝脏发生硬化,最后发展为肝癌。

(2)长期酗酒。酗酒会对肝脏造成严重损伤,导致酒精性肝硬化和肝癌。

(3)经常吃发霉的剩饭剩菜。发霉的食物中含有黄曲霉毒素,该毒素是黄曲霉的代谢产物,普遍存在于霉变的粮食及粮食制品中。黄曲霉毒素是到目前为止所发现的毒性最大的真菌毒素,它的致癌强度大,可诱发多种癌症,最常见的就是肝癌。

有人说,剩饭剩菜有真菌,那把它加热一下是不是就没事了? 其实是不行的,因为黄曲霉毒素比较耐热,一般烹饪加工很难对其造成破坏。

(4)作息不规律,经常熬夜。这种情况也会造成肝脏负担加重,给肝脏造成很大的损害。

如何预防肝癌?

(1)乙肝丙肝患者要积极治疗乙肝丙肝。

(2)尽量少饮酒,坚决不酗酒。

(3)不吃发霉的剩饭剩菜,对于此类食物,要毫不犹豫地倒掉。

(4)养成良好的生活作息规律,保持一个良好的心态。

如果大家做到以上几点,就能有效地降低肝癌的发生率。

肝癌的治疗方法有哪些?

目前肝癌的治疗方法有很多,包括手术切除、肝移植、肝动脉化疗栓塞、射频、靶向药物以及免疫治疗等。其中,手术是治疗效果最好的方法,但是如果只用手术这一种方法治疗肝癌,也存在一些不足:一是部分肝癌患者确诊时已是中晚期,没法再做手术;二是切除以后肿瘤仍有可能复发转移。针对这些问题我们有没有方法解决呢? 方法是有的,就是在手术的基础上联合其他多种治疗方式进行综合治疗,这样就能有效地提高肝癌手术切除率,降低术后复发转移率,改善治疗效果和延长患者生存时间。

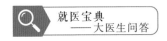
什么是肝癌的综合治疗？

一般来说,肝癌的综合治疗是指以手术为主,以其他治疗方式(如介入、射频、放疗、化疗、免疫靶向等治疗方式)为辅的一种治疗模式。相对于单一的治疗模式,这种模式能有效地提高肝癌患者的切除率,降低术后复发风险,延长患者生存时间。

肝癌综合治疗主要包含以下内容:

首先,就是对于能手术切除的患者,首选手术治疗。目前肝癌的手术方式主要包括传统的开腹肝切除和腹腔镜肝切除。二者各有利弊,传统开腹手术的优点是手术难度小、适应证广、花费少,缺点是手术切口大;腹腔镜肝切除是一种微创肝脏手术方式,通过在腹部做 $5\sim6$ 个 $0.5\sim1$ cm 的切口进行手术,其优点就是切口小、美容效果好,缺点就是技术难度大、适应证范围小、费用高。所以说两种手术方式互为补充,不能简单地说哪种手术方式更好,要根据情况,选择适合患者的方式。

其次,就是采用适当的方法使不能手术的患者重新获得手术的机会,提高肝癌切除率,也就是肝癌的转化治疗。对于中晚期失去手术机会的肝癌患者,我们可以先行肝动脉化疗栓塞加靶向药物或免疫治疗,对肿瘤进行降期,使其达到能手术切除的标准,然后再采取手术治疗,从而延长患者生存期。

最后,就是采取相应的措施来降低肝癌术后复发转移的风险。肝癌患者手术切除以后还需要注意以下事项:要定期进行影像学及肿瘤标志物检查,注意乙肝、丙肝的规范治疗,建议中晚期肝癌患者术后进行一次肝动脉化疗栓塞,必要时可口服肝癌靶向药物;保持积极乐观的心态,养成良好的生活习惯,一旦发现肝癌复发的迹象要及时进行规范的治疗,以便达到最好的治疗效果。

【专家提醒】

对于乙肝、丙肝等肝癌高危人群患者,建议定期进行 B 超、甲胎蛋白等肝癌相关检查,以便做到肝癌的早诊早治。若患者一旦确诊肝癌,应及时去正规医院就诊,以免耽误病情。

另外,肝癌行手术切除以后,患者也不能掉以轻心,还要采取相关措施预防复发,如定期进行相关检查,以降低肝癌术后复发风险,一旦发现肿瘤复发,应及时进行治疗。

(作者:刘崇忠)

得了肝肿瘤怎么办？

【专家简介】

靳斌，医学博士，主任医师，山东大学教授，博士研究生导师，现任山东大学齐鲁医院器官移植科主任、山东大学第二医院副院长。

兼任山东省医师协会肝癌多学科综合治疗分会主任委员、山东省研究型医院协会腹腔镜肝脏技术推广与发展分会主任委员、山东省疼痛医学会腹腔镜肝胆胰外科分会主任委员、山东省老年医学会腹腔镜肝胆胰外科分会主任委员。

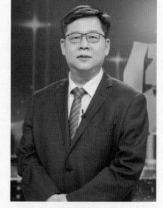

主要从事普外科常见病、多发病的诊治，擅长器官移植、肝胆外科、腹腔镜外科、机器人外科，特别是腹腔镜/机器人肝切除术、腹腔镜/机器人肝门部胆管癌根治术、腹腔镜/机器人胰十二指肠切除术等各类高难度、复杂手术；荣获"山东省齐鲁卫生与健康领军人才"，齐鲁医学院"杰出青年医师"称号。

发表SCI论文29篇，累计影响因子210余分。获得山东省科技进步二等奖1项，山东省科技进步三等奖1项，山东省教育厅科技进步一等奖1项，省级人才称号1项，校级人才称号1项。承担国家自然科学基金、国家卫健委重点课题、中国工程院重大咨询项目，山东省重大研究计划等项目14项，在研经费2500余万元。

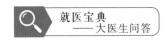

【出诊信息】
周二全天(山东大学齐鲁医院)、周四上午(山东大学第二医院)。

肝脏特点

肝脏是人体五脏之一,是人体最大的消化腺,主要位于右上腹,成年人肝脏重 1～1.5 kg,肝脏左右径约 25 cm,前后径约 15 cm,上下径约 6 cm。

肝脏与腹腔内很多脏器相邻——胃、十二指肠、胆囊、结肠肝区、右肾及右肾上腺。肝脏的功能非常强大,每天产生 800～1000 mL 胆汁参与消化,每分钟有 1500～2000 mL 的血液流经肝脏,这相当于血液总量的 14%,同时肝脏还参与合成人体最重要的四种凝血因子。

肝脏的功能

肝脏主要有以下五大功能:

(1)代谢功能,肝脏参与蛋白质、脂肪、糖、维生素的代谢过程,具有调节酸碱平衡和矿物质代谢的作用,也是重要的热能供给器官。

(2)分泌和排泄胆汁的作用,肝脏制造胆汁,并经由胆囊浓缩排放,促进脂肪在小肠内的消化和吸收。

(3)解毒功能,肝脏可使有毒物质变为无毒或溶解度大的物质,随胆汁或尿液排出体外。

(4)凝血功能,肝脏可以制造凝血因子,帮助伤口止血。

(5)免疫功能,肝脏还能消除入侵和内生的致病源,保障人体健康。

肝癌:早发现、早诊断、早治疗

肝癌是中国排名第四的恶性肿瘤,死亡率也列居所有恶性肿瘤的第四位,且发病率仍在持续上升。肝癌恶性程度高,术后五年生存率为 40%～50%。

肝癌起病隐匿,发现时通常已是晚期,那么哪些人易患肝癌呢? 90% 的肝癌与乙肝病毒(HBV)相关,因此病毒性肝炎患者(包括无症状的病毒携带者)、肝硬化患者是高危人群,HBV 阳性者肝癌发生率高于阴性者近 200 倍,我们常说的"肝癌三部曲"就是肝炎—肝硬化—肝癌。

此外,长期酗酒、患有脂肪肝、经常食用霉变食物、有家族史的人群,也需要提高警惕肝癌的发生。

肝癌诊断路线图,如图 1 所示:

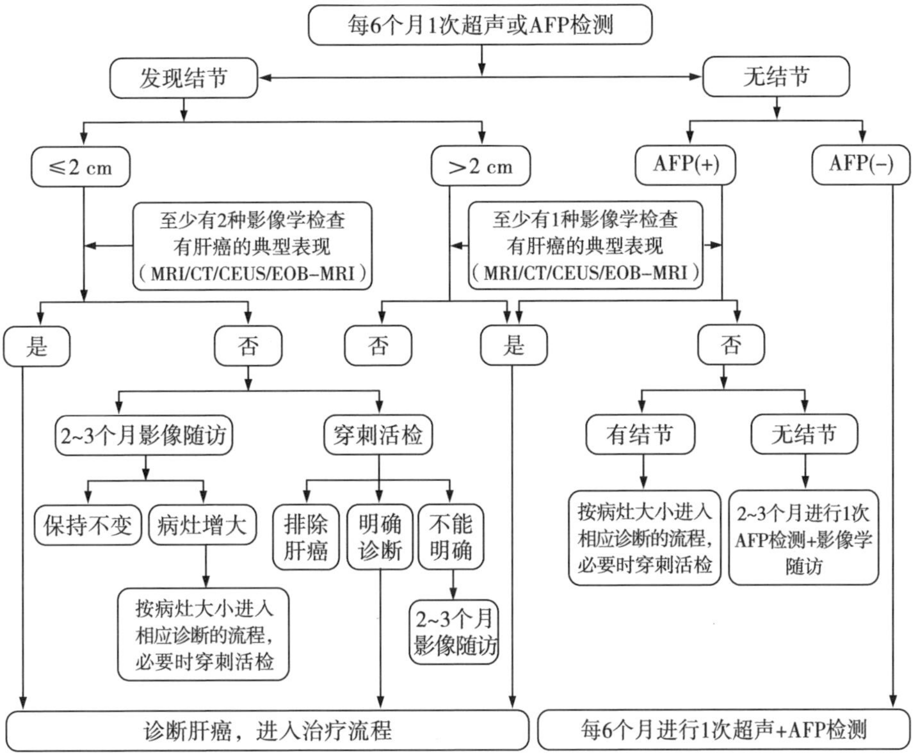

图 1　肝癌诊断路线

治疗:以手术为首选的综合治疗

肝癌常用的治疗方法包括手术治疗、介入治疗、射频治疗、中医中药治疗、靶向治疗及免疫治疗。手术治疗已经被证实是目前针对肝癌最有效的治疗方法,其中腹腔镜手术被越来越多的医生和患者认可。

腹腔镜的手术优势主要包括以下四点:①创伤小,刀口愈合快,疼痛轻;②腹部切口瘢痕小,美观;③患者术后恢复快,住院时间短;④也是很重要的一点,腹腔镜有放大作用,视野清晰,方便手术时进行游离和解剖。

我们团队总结的"七步法"模式化腹腔镜肝切除术,将腔镜肝手术简单化、模式化。"七步法"分别是摆(体位摆放)、戳("Trocar孔"设计)、露(暴露肝脏)、离(解剖游离)、断(出、入肝血流阻断)、切(切割肝实质)、止(创面止血引流)。目前,团队完成各种腹腔镜肝切除手术 1500 余例,在全国 100 多家医院推广腹腔镜手术,开设腹腔镜技术培训班,培训省内外医师 400 多人次。

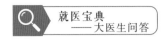

肝移植:适用群体

(1)各种急性、亚急性或慢性肝功能衰竭的患者。

(2)失代偿期肝硬化出现严重并发症的患者,如顽固性腹水、食管胃底静脉曲张破裂出血、肝性脑病。

(3)胆汁淤积性终末期肝病。

(4)伴有全身其他器官损害的肝代谢性疾病。

(5)某些肝的原发性恶性肿瘤,不可手术切除。

(6)肝脏先天性遗传性疾病,如肝豆状核变性。

【专家提醒】

在日常生活中,我们应该爱护肝脏,具体方法如下:

(1)适当锻炼,可以加速血液循环、提高免疫力、促进康复。

(2)合理饮食调养,包括少食多餐、摄入高蛋白低脂饮食、注意荤素平衡。

(3)要保持规律作息。

(4)要保持乐观心态。

(5)要注意手术后的随访、复查。

让我们携起手来,共同守护肝脏的健康!

(作者:靳斌)

实施荧光导航，精准切除肝脏肿瘤

【专家简介】

田虎，医学博士，教授，博士研究生导师，主任医师，山东第一医科大学第一附属医院（山东省千佛山医院）肝胆外科主任，普外中心副主任。

兼任中国抗癌协会胆道肿瘤专业委员会委员、中国研究型医院学会肿瘤外科专业委员会委员、山东省研究型医院协会肝胆胰数字医学及荧光导航医学分会主任委员。

在肝胆疾病诊治方面，积累了丰富的经验，尤其擅长肝胆胰脾良恶性疾病外科治疗、综合治疗和腹腔镜微创手术。

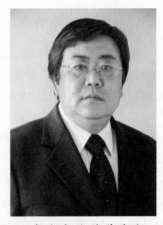

近年来，承担山东省科技发展计划项目2项，山东省自然科学基金2项，济南市科技发展计划2项，作为课题骨干参加2016年科技部重点研发计划1项，第一作者或通讯作者发表SCI论文21篇，参编著作2部、译著2部，获国家实用新型发明专利3项，发明专利1项。

【出诊信息】

周一全天（普通专家门诊）、周四上午（知名专家门诊）。

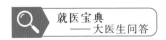

良恶有别,精准鉴别

经过 20 多年的医学影像学技术的发展与进步,肝脏肿瘤的发现率明显提高。

肝脏肿瘤分为良性肿瘤和恶性肿瘤两大类,常见的肝脏良性肿瘤包括肝海绵状血管瘤、肝腺瘤以及局灶性结节性增生症。此类患者多无临床症状和体征,通常是在常规体检和其他疾病诊治时,通过超声、CT、MRI 等影像学检查发现有肝脏肿瘤。其中绝大部分患者经影像学检查和血清学检查,可以被诊断为肝脏良性肿瘤,以区别于恶性肿瘤。

肝脏恶性肿瘤最常见的是原发性肝癌,也就是人们俗称的"肝癌"。肝癌的死亡率居于我国癌症死亡率第二位。目前通过超声、增强 CT、MRI 等影像学技术可以初步判断肝脏恶性肿瘤,但最终明确肿瘤的性质仍需依靠穿刺活检或手术切除标本病理检查确定。

因病施治,精准切除

大部分无症状的肝脏良性肿瘤无需特殊治疗,通过临床随访观察即可。对于少部分肿瘤体积大、自觉有症状以及肿瘤短期内明显增大的患者,则建议手术切除。肝脏恶性肿瘤患者通过手术治疗可以明显延长患者生存,提高患者的生存质量。

随着科技的发展和手术技术的提升,肝脏肿瘤的切除手段由传统的开腹手术,逐渐被手术切口更小、手术创伤更小和术后恢复时间更短的腹腔镜微创手术所代替。由于传统腹腔镜手术,术者缺乏触觉反馈,手术视野区域调整十分局限,对于特殊部位的肝肿瘤常常无法良好定位、暴露和解剖,而且手术预切线容易随着手术视野的变化而偏离,造成对正常肝脏组织进行不必要的过度切除或手术切缘残留癌组织,对患者造成额外的肝储备损伤或肿瘤复发的风险。因此,在保证手术治疗效果的同时,最大限度地保留患者正常肝脏组织是我们在肝脏手术中永恒追求的主题。

数字医学,荧光护航

三维可视化与吲哚菁绿染色技术的腹腔镜手术在临床上恰恰可以弥补传统腹腔镜技术的短板,对手术部位进行精准标识、定位和导航,使肝脏肿瘤患者能够获得更好的预后。吲哚菁绿能够对肿瘤进行荧光实时显像,但吲哚菁绿荧光在组织中仅有 0.6~0.8 cm 的穿透深度,无法对肝脏内部深处的肿瘤起到直接的标识和导航作用。因此,单纯应用吲哚菁绿在肝肿瘤腹腔镜切除手术中,容易造成对多发肝内转移灶的遗漏,患者可能在术后短期内复发。

三维可视化技术可弥补单纯吲哚菁绿荧光染色下进行肝肿瘤腹腔镜切除的不足,三维可视化技术可以清晰显示肝内脉管系统走形情况及脉管系统的变异情况,清晰显示肝脏与周围重要解剖结构的空间位置关系。利用术前三维可视化联合吲哚菁绿荧光腹腔镜导航技术可以缩短患者的手术麻醉时间、减少手术中的出血量和缩短住院时间,为肝脏肿瘤患者提供了一种较传统腹腔镜微创手术更精准的手术切除方式。

【专家提醒】

肝恶性肿瘤的发生与乙肝病毒感染具有密切的关系,随着国家普及乙肝疫苗接种,我国乙肝患病人数呈现逐年减少趋势,肝恶性肿瘤的患病人数也在逐年减少。对于普通人群,应该普及乙肝疫苗的接种;对于乙肝患者,建议进行每年常规体检和抗病毒药物治疗;对于肝恶性肿瘤患者,我们目前可以采用外科手术为引领的多学科会诊模式(MDT)制定诊疗方案;对于良性肝肿瘤,应以临床随访为主,当影响到生活质量或怀疑有恶变可能时,应及时寻求外科医生进行诊治。

总而言之,只要认真听从上述几点建议,肝脏肿瘤就可防、可治,不必谈瘤色变。

(作者:田虎)

卵巢癌的筛查与预防

【专家简介】

刘乃富,医学博士,主任医师,山东第一医科大学附属肿瘤医院妇科主任、妇三科主任。

兼任山东省研究型医院协会卵巢癌多学科分子诊疗专业委员会主任委员、山东抗癌协会妇科肿瘤分会主任委员、山东省妇产科联盟妇科肿瘤分会主任委员。

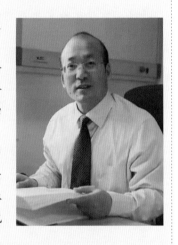

在妇产科常见病的诊断、鉴别诊断和治疗方面积累了丰富的经验,能熟练完成次广泛子宫切除、广泛子宫切除、外阴广泛切除、盆腔淋巴清扫术、腹股沟淋巴清扫术、卵巢癌肿瘤细胞减灭术等大手术的操作。

近年来熟练开展了卵巢癌超广泛手术及盆腔廓清术等高难度手术。妇科肿瘤的手术尤其擅长微创手术、高难度手术,以及放疗、化疗及综合治疗。指导及参与国家自然科学基金、山东省自然科学基金等多项课题,国内外发表论文60余篇,获得省科技进步二等奖。

【出诊信息】

周二全天。

卵巢癌发病特点

卵巢癌是女性生殖器官常见的恶性肿瘤,发病率排在第三位,仅次于子宫颈癌和子宫体癌,但是该病死亡率却排第一位。过去我们常讲,卵巢癌有三个70%:首先是早期难以发现,70%的卵巢癌查出就是晚期;其次是复发率高,卵巢癌三年复发率为70%,一旦发现,基本不可治愈,导致死亡率高;最后是70%的患者五年内死亡。

卵巢癌早期局限于卵巢,一旦突破卵巢可能进展迅速。如果癌细胞长出卵巢,它就可能像一把种子一样撒到了盆腹腔里面,可在盆腹腔任何角落长出来。卵巢癌另一个转移途径是淋巴结转移,这种淋巴结转移可以从盆腔、腹腔、胸腔,一直到颈部,有些患者就是因为颈部长了一个大淋巴结来看病的,最后却确诊为卵巢癌。只有晚期卵巢癌可通过血运转移,转移到肝脏、肺,甚至脑部等实质脏器中。

因此,女性出现以下症状就要小心卵巢癌的发生:

(1)腹胀:卵巢肿瘤容易刺激腹水的产生,容易产生腹胀的感觉。

(2)腹痛、腰痛:卵巢癌压迫周围的肠道,容易引起疼痛。

(3)下肢及外阴部水肿:肿块大了可能压迫下肢静脉回流,包括淋巴回流等,容易出现下肢水肿的症状。

(4)性激素紊乱:卵巢癌的病理类型复杂多变,有些肿瘤可分泌雌激素,由于雌激素产生过多,可引起月经失调或绝经后阴道流血,有些反而破坏卵巢正常组织,造成月经少或停经。

(5)不明原因的消瘦:若体内长了肿块,则消耗变多,加上患者腹胀腹痛吃饭又不好容易消瘦。

卵巢癌与遗传

好莱坞明星安吉丽娜·朱莉,她的母亲死于卵巢癌,她的小姨也是患乳腺癌去世的,之后她本人做基因检测发现乳腺癌 1 号基因(breast cancer 1,BRCA1)突变。因为携带该基因的人群一生患乳腺癌和卵巢癌的概率分别高达 87% 和 50%,她就决定做预防性切除。2013 年,她先是切除了双侧乳腺,2015 年又切除了双侧卵巢和输卵管。因为一个基因,预防性切除自己的性器官,这在当时引起了很大轰动。携带这个基因对她是不幸的,但是她的选择很好地向女性朋友普及了卵巢癌或乳腺癌的一部分患者是因有家族史或遗传而得病的。

目前认为 20% 的卵巢癌患者携带 *BRCA* 基因突变。因为该基因首先是在

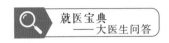

乳腺癌中发现的,主要包括 *BRCA*1 和 *BRCA*2 基因突变,容易引起卵巢癌和乳腺癌。

那么假如母亲存在基因突变,她的孩子遗传概率有多大呢?从染色体层面讲,人的染色体有 46 条,23 条遗传母亲,23 条遗传父亲。所以,假如母亲有基因突变,那她的孩子至少有一半概率会得到遗传,男孩和女孩都是一样的概率。

那么遗传了 *BRCA* 基因一定会患癌症吗?这个是不一定的,但是可能会导致患癌的风险增加。以乳腺癌基因突变为例,假如携带有 *BRCA*1 或 *BRCA*2 突变基因,则患多种癌症的风险增加,其中患乳腺癌的风险提高五倍,患卵巢癌的风险提高 10~30 倍,患胰腺癌、黑色素瘤等多种癌症的风险均增加。这也是我们平时遇到卵巢癌患者,如果她基因阳性,我们也建议其直系亲属做基因检测的原因。需要注意的是,男性直系亲属也建议检测,该基因的男性携带者患前列腺癌和男性乳腺癌的概率也会大大增加。

那么什么样的人建议做基因检测呢?*BRCA* 基因阳性容易发生的癌症包括乳腺癌、卵巢癌、转移性前列腺癌,或者胰腺癌。有一个以上近亲得乳腺癌或者卵巢癌的人群,均建议基因检测。这里的近亲主要指一级近亲,包括父母、兄弟姐妹和子女,二级近亲包括祖父母、外祖父母、叔伯姑、舅舅和姨妈。例如,23 岁的患者王女士,她的母亲得过乳腺癌,姥姥得过卵巢癌,她又得了卵巢癌,她做了基因检测发现自己 *BRCA*1 为阳性。

卵巢癌既往的治疗手段主要有手术治疗和化疗,后续观察随访,因为后续复发风险比较大。针对上文提到的 *BRCA* 基因,药企开发了靶向这种基因的药物,也就是 PARP(poly ADP-ribose polymerase)抑制剂。后续的研究发现不局限于有 *BRCA* 基因遗传的卵巢癌患者,大部分卵巢癌患者(不论是初次治疗的患者,还是复发的患者)应用 PARP 抑制剂都是有效的。因此,目前手术和化疗后,PARP 抑制剂得到了广泛应用,它可以用于维持手术和化疗的效果。PARP 抑制剂的应用大幅度推迟了患者的复发时间,延长了患者特别是 *BACA* 基因阳性患者的生存时间。

近年来多个靶向药 PARP 抑制剂进入了医保,确实为患者带去了福音。因此,卵巢癌目前的三大治疗手段是手术、化疗和靶向维持治疗,这几个手段的有效结合,能给卵巢癌患者带去最大的获益。

卵巢癌的筛查与预防

目前还不清楚哪种筛查方案对于一般人检出卵巢癌最有效,并不推荐所有人群年度筛查,因为早期病变检出率很低。即便如此,还是推荐女性每半年进行 CA125 和阴道超声筛查,也可以尝试检查 CA125 同时去检查 HE4 等指标。

有卵巢癌高危因素的人群,如有子宫内膜异位症病史、有激素替代治疗病史、卵巢癌或者乳腺癌家族史及 *BRCA* 基因呈阳性的高危人群等应每年进行严格体检。

对于存在高危因素的人群,若进行风险干预,行预防性输卵管卵巢切除,可降低 80% 的卵巢癌风险,也可能降低乳腺癌风险,尤其是对 *BRCA1* 携带者。对于 *BRCA1* 突变的人群,建议在 35～40 岁行预防性切除,*BRCA2* 突变的人群建议在 40～45 岁行预防性切除。

———————— 【专家提醒】 ————————

目前我们对卵巢癌的发病有了更深入的认识,部分患者发病和 *BRCA* 基因遗传相关。对于高危人群,应每年严格体检以早期检出卵巢癌,*BRCA* 基因阳性的患者,必要时可进行风险干预,行预防性输卵管卵巢切除以降低卵巢癌风险。卵巢癌虽然是中国妇科癌症里面比较难治的一个疾病,但现在有了更多的治疗方式,除了手术治疗和化疗,又有了靶向药的维持治疗,大大延长了患者的生存时间。在临床上已经把卵巢癌作为慢性病去治,即使得了卵巢癌也不用谈癌色变,保持好的心态,积极配合医生的治疗,一定会有好的治疗结果。

（作者：刘乃富）

绝经后"倒开花"，当心是子宫内膜癌

【专家简介】

荣风年，妇科肿瘤学博士，主任医师，日本九州大学访问学者，山东大学博士研究生导师，山东第一医科大学硕士研究生导师，山东第一医科大学第一附属医院（山东省千佛山医院）妇产科主任兼妇科主任。

兼任中国医师协会妇产科医师分会委员、中国医师协会第三届内镜医师分会妇科内镜专业委员会委员、山东省医师协会首届及第二届宫腔镜医师分会主任委员。

擅长各种妇科疾病的诊断和治疗，在妇科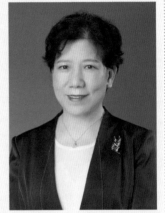肿瘤、子宫脱垂、尿失禁、子宫输卵管原因不孕、宫内疾病、女性生殖器官发育异常等诊断和微创手术治疗方面有较深的造诣，熟练掌握经腹、经腹腔镜、经宫腔镜和经阴道多种途径的手术技巧；发表论文 80 余篇，主编、主译、参编著作 4 部；承担和指导省自然科学基金项目及山东省医药卫生发展项目 10 余项。

曾获全国巾帼建功模范医师、山东省富民兴鲁劳动奖章、全省卫生系统先进个人、山东省卫生计生系统医德标兵、"千医工匠"等荣誉称号。

【出诊信息】
周二全天(专家门诊)、周三上午(知名专家门诊)。

特点:病因不明确,症状没有特异性

流行病学调查显示,子宫内膜癌在发达国家居女性生殖系统恶性肿瘤的首位,在我国居第二位,且该病在我国的发病率呈上升趋势。

据国家癌症中心公布的 2019 年全国癌症报告,中国子宫内膜癌发病率为 10.28/10 万,死亡率为 1.9/10 万。与子宫内膜癌发病相关的危险因素有长期无孕激素拮抗的雌激素作用(这种情况常见于无排卵性疾病,如无排卵性的异常子宫出血、多囊卵巢综合征)、分泌雌激素的卵巢肿瘤、乳腺癌术后长期口服他莫昔芬、代谢性疾病(尤其是肥胖、糖尿病,初潮早、未生育、绝经年龄延迟)。此外,大约 10% 的子宫内膜癌与遗传有关,如有些患者存在糖尿病、乳腺癌、卵巢癌、子宫内膜癌、结直肠癌家族史,其中关系最密切的是林奇综合征(Lynch syndrome)。林奇综合征与年轻女性的子宫内膜癌有关,也称为"遗传性非息肉结直肠癌综合征"。

不规则阴道流血或阴道排液是该病的常见症状,但这些症状并非子宫内膜癌专属。约有 70% 的子宫内膜癌诊断时肿瘤局限于子宫体,属临床早期,预后较好。但仍有部分患者,因忽视了阴道流血或阴道排液的症状或因为肿瘤的组织学类型特殊等原因,延误诊断,影响预后。

重视症状,早诊早治

约 90% 的子宫内膜癌患者有不规则阴道流血症状,围绝经期患者可以表现为月经量明显增多、月经期延长、月经淋漓不尽、月经间期出血等,没有专业常识的人会认为是"乱经",即月经紊乱。发生在绝经后的子宫内膜癌常表现为少量的阴道流血,血色可以是暗红色或鲜红色,间期不定或持续出血,被老百姓俗称为"倒开花",或表现为阴道异常排液或洗肉水样血性分泌物。

对于"乱经"者,一定不要过于自信地等待绝经,以免延误子宫内膜癌的早期诊断和早期治疗。关于"倒开花",多数情况下与妇科肿瘤有关,常见的原因是子宫内膜癌、子宫颈癌或卵巢肿瘤,极少数情况下可能与阴道炎、子宫内膜炎、子宫内膜息肉等良性妇科疾病有关。但无论该现象与什么有关,都不是一种正常的绝经后状态,患者应及时就诊,明确诊断,正确治疗。

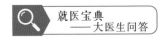
做好自我健康管理,预防子宫内膜癌发生

对已确诊为林奇综合征的患者,应进行长期监测,并采取预防措施,及早发现癌前病变,降低林奇综合征相关恶性肿瘤的发病风险和死亡率。林奇综合征患者应每年进行子宫内膜取样或经阴道超声检查,以监测子宫内膜情况,并应定期进行肠镜检查,以降低患结直肠癌的风险。对没有生育要求的林奇综合征女性患者可使用口服避孕药,以降低子宫内膜癌和卵巢癌的发病风险。

建议有非遗传相关的子宫内膜癌高危因素的女性要加强自我健康管理,尤其是肥胖、糖尿病患者,应通过饮食管理和运动,有效地控制体重和血糖水平,在预防肥胖和糖尿病相关并发症的同时也应预防子宫内膜癌的发生。

对于有多囊卵巢综合征或长期无排卵性子宫出血的患者,完成生育后可以口服避孕药或宫腔内放置左炔诺孕酮缓释装置(曼月乐)预防子宫内膜增生和子宫内膜癌。

诊断:超声无创,病理确诊

子宫内膜癌的诊断除了病史和临床表现,常用的辅助诊断方法是经阴道超声检查。与经腹部超声检查相比,经阴道超声检查对子宫内膜病变的诊断更准确,可以准确地测量子宫内膜的厚度、宫腔内有无赘生物、肌层有无浸润。使用彩色多普勒,即俗称的"彩超",可以显示子宫内膜或宫腔赘生物的血流信号,帮助医生进行初步判断。患者一旦被高度怀疑子宫内膜癌,就需要进行分段诊断性刮宫,刮取子宫内膜组织和宫颈管组织进行病理组织学检查明确诊断。必要时,患者可以进行宫腔镜检查。宫腔镜可以直接观察宫腔和宫颈管的形态,以及病灶的大小、部位、血供特点,并可取出患者的病变组织进行病理组织学确诊。在临床上经常遇到有些患者对"刮宫"特别排斥和恐惧,其实随着麻醉镇痛技术的普及,现如今的"刮宫"已经变得无痛、舒适。患者接受"刮宫"后并不需要"坐月子",因为诊断性刮宫和人工流产手术的刮宫原因不同、目的不同,所以术后管理要求也完全不同。

治疗:更人性、更微创、更精准

子宫内膜癌总的治疗原则是以手术治疗为主,必要时辅助放疗、放化疗、激素治疗或靶向治疗。但是,对于年轻的子宫内膜癌患者,则需要保留其生育功能和卵巢。由于10%的子宫内膜癌患者发病年龄小于40岁,其中有生育要求的并不少见。宫腔镜技术在保留生育功能的早期子宫内膜癌综合治疗中的应用,使得子宫内膜癌的治疗更加人性化。

腹腔镜技术在无保留生育要求的早期子宫内膜癌手术中的应用,尽显腹腔镜手术微创、痛苦小、美观的优势,与传统的开刀手术相比,患者痛苦更小,恢复时间更短。令人振奋的是随着子宫内膜癌分子分型的临床应用和普及,对于子宫内膜癌患者的预后判断必将更科学,辅助治疗方案的选择更精准。

【专家提醒】

子宫内膜癌是女性生殖系统常见的恶性肿瘤之一,也是预后较好的恶性肿瘤,但前提是要早期发现,早期治疗。建议 35 岁以上女性每年至少做一次妇科超声检查,如果超声检查提示子宫内膜增厚,尤其是合并绝经后异常阴道出血或阴道排液时,或围绝经期妇女出现月经异常,如不明原因的月经量增多、月经期延长或淋漓不尽等症状,要及时就诊。

(作者:荣风年)

前列腺癌的防治

【专家简介】

刘照旭，瑞典卡罗林斯卡医学院和山东大学双医学博士学位，现任山东大学男科研究所主任（所长），山东大学临床医学三级教授、博士研究生导师，山东大学齐鲁医院泌尿外科主任医师，知名泌尿男科专家。

兼任山东省医学会第四届男科学专业委员会主任委员、山东省研究型医院协会男科分会主任委员、中华医学会男科分会全国委员、《中华男科杂志》编委、中国性学会微能量医学专业委员会副主任委员等职。

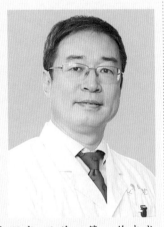

主要研究方向为泌尿系肿瘤基础和男科临床研究，目前以第一作者或通信作者发表相关学术论文 130 余篇，共计参与各种泌尿外科男科手术近万次，主刀手术八千余次。

【出诊信息】

周一上午（知名专家门诊）、周二全天（泌尿外科）。

随着社会老龄化的日益加重，老年男性前列腺癌被检出率也越来越高。对于中年男性健康查体的重要性，已经深入人心，所以每年男性的查体往往包括前列腺特异抗原的检查。

前列腺癌的诊断

早期前列腺癌通常都没有症状,往往和前列腺增生症状差不多,也可能共同存在。国内专家共识是对 50 岁以上的、有下尿路症状的男性常规进行前列腺特异抗原的检查;对有前列腺癌家族史的男性人群,应该从 45 岁开始定期检查。当然直肠指检和经直肠超声检查也是早期前列腺癌的重要的诊断方法。

在前列腺特异抗原数值增高、直肠指检为阳性,以及经直肠超声检查有异常的时候,前列腺穿刺活检就成为一个必要的步骤。

通常情况下,患者和家属往往非常想知道病情是属于早期、中期还是晚期。所以,前列腺磁共振扫描检查也是一个重要的检查手段,它可以显示前列腺包膜的完整性,肿瘤是否侵犯前列腺周围组织和器官,有助于医生确定患者的前列腺癌的临床分期。

由于前列腺癌常见的转移部位是骨骼,所以全身核素骨扫描,是前列腺癌常用的检查方法之一。

前列腺癌的治疗

一般来讲前列腺癌的治疗可以有等待观察、主动监测、手术治疗、放疗和内分泌治疗等。并不是所有的前列腺癌患者一经确诊以后,都需要积极的手术治疗。

医生将通过前列腺检查、活检和扫描的结果来识别患者前列腺癌的阶段(癌症扩散的程度),也就是通常所说的早期、中期还是晚期。癌症的临床分期将决定需要哪种治疗方法。如果在早期诊断出前列腺癌,则存活的概率通常较高。

尽管多学科会诊能够推荐他们认为最好的治疗选择,但最终的决定权取决于患者本人。所以患者本人应该与指定的专科医生讨论治疗方案和可能的不良反应,以帮助他们做出决定。

观察等待或主动监视

观察等待和主动监视是监视癌症,并仅在出现恶化迹象或引起症状的迹象时才开始治疗的不同方法。

当癌症不太可能影响他们的自然寿命时,通常建议老年男性等待观察。主动监视旨在避免对无害癌症进行不必要的治疗,同时仍为需要干预的患者提供及时的治疗。

根治性前列腺切除术

前列腺癌根治术是通过手术切除前列腺的治疗方法。这种方法是治愈尚未扩散到前列腺之外或尚未扩散很远的前列腺癌的一种选择。像任何手术一样,该手术也有一些风险。最近的一项试验显示,根治性前列腺切除术长期的不良反应

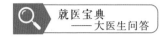
可能包括无法勃起和尿失禁。治疗后前列腺癌有可能再次复发,医生应该根据前列腺特异抗原水平和癌症分期等原因,向患者解释治疗后癌症复发的风险。

放疗

这种治疗是治愈尚未扩散到前列腺之外或尚未扩散很远的前列腺癌的一种选择。放射疗法也可用于减缓前列腺癌扩散的进程并缓解症状。放疗有短期和长期的不良反应。患者可以在接受放射治疗的前后接受激素治疗,以增加成功治疗的概率。

激素疗法

激素疗法通常与放疗结合使用。例如,可能在接受放射治疗之前或之后接受激素治疗,以增加成功治疗的概率。单独的激素疗法不能治愈前列腺癌,但它可用于减缓晚期前列腺癌的进展并缓解症状。

激素疗法的替代方法是手术切除睾丸(睾丸切除术)。这不能治愈前列腺癌,但是通过去除睾丸激素,它可以控制癌细胞的生长及其症状。不过,许多男性更喜欢接受激素治疗来阻断睾丸激素的作用。

冷冻疗法

冷冻疗法是一种通过冷冻杀死癌细胞的方法,有时用于治疗尚未扩散到前列腺以外的局部前列腺癌。通过直肠壁将称为"低温针"的微小探针插入前列腺,使它们冻结前列腺并杀死癌细胞,但一些正常细胞也会死亡。其目的是杀死癌细胞,同时尽可能减少对健康细胞的损害。

化疗

化学疗法通常用于治疗已扩散到身体其他部位的前列腺癌(转移性前列腺癌)。化学疗法通过干扰癌细胞的增殖方式来破坏它们,虽不能治愈前列腺癌,但可以控制它,以帮助患者延长寿命、减少症状(如疼痛)。化疗的主要不良反应来自它对健康细胞的影响,例如影响免疫细胞。

【专家提醒】

前列腺癌是老年男性比较常见的一种肿瘤。通过内分泌治疗、微创手术治疗,往往会取得非常好的效果,许多老年人都可以做到和肿瘤长期和平共处。对于70岁以上的患者来说,定期复查和保守治疗,会提高其生活质量。

(作者:刘照旭)

肿瘤转移了,是不是只能等死?

【专家简介】

孙亚红,主任医师,教授,硕士研究生导师,山东第一医科大学第三附属医院肿瘤内二科主任。

兼任中国临床肿瘤学会(CSCO)结直肠癌专家委员会委员,中国医师协会结直肠肿瘤专委会委员,山东省研究型医院协会肿瘤转移分会主任委员,山东省抗癌协会胃癌分会、大肠癌分会副主任委员。

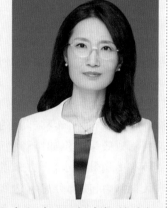

从事肿瘤内科临床工作近30年,尤其擅长消化道恶性肿瘤(胃癌、肝癌、结直肠癌、食管癌、胰腺癌)、肺癌、乳腺癌等实体肿瘤的诊断、治疗和病因、发病机制的探讨,对恶性肿瘤化疗方案的制定、调整和不良反应的处理以及靶向治疗、免疫治疗、微创治疗等综合治疗有丰富的临床经验。

主编、参编学术专著6部,以第一或通讯作者发表国家级医学核心期刊及SCI论文40余篇,参与多项省、市级科研项目并获奖3项,参与制定临床指南或专家共识多项。

【出诊信息】

周二上午。

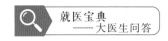

　　不抽烟的张大爷莫名其妙出现干咳症状,而且总是感到胸闷憋气,有时候咳出的痰中还带有血丝。刚开始没太在意,可三个多月过去,张大爷越来越难受,便来到了医院。经过拍胸部CT和穿刺活检病理后,确诊他已经是肺癌晚期,双肺、骨和纵隔淋巴结都有转移。

　　这一结果,犹如晴天霹雳!肿瘤转移了,是不是等于无法治疗了?

　　答案是否定的!肿瘤即使发生转移,也是可以治疗的。肿瘤转移意味着肿瘤发展到了中晚期,除极少数患者还有治愈的希望以外,绝大多数患者均已不能达到完全治愈的程度。因此,发生转移的患者的治疗目的不再是完全根治恶性肿瘤,而是控制肿瘤的生长,将肿瘤变成类似高血压、糖尿病等慢性疾病,在不影响患者生活质量的情况下与其长期共存。因为肿瘤转移的患者已经没有根治性手术切除的机会,要通过放疗、化疗等其他手段根治肿瘤。这部分患者一般情况都比较差,重要脏器功能不好,不能耐受高强度的抗肿瘤治疗。研究证明不以根治为目的的姑息治疗一样可以延长患者寿命,提高生活质量。

肿瘤转移的不同情况

　　(1)淋巴结转移:在很多种类型的恶性肿瘤中属于中期,不仅可以治疗,而且治疗效果较好。例如鼻咽癌,中期进行头部放疗、化疗之后,80%左右的患者可以治愈。

　　(2)寡转移:是一种较为特殊的情况,指虽然发生了远处脏器转移,但转移病灶较少,通过对转移部位的病灶进行根治性放疗或手术,部分转移患者可以达到治愈效果。例如结肠癌肝转移,如果转移病灶只有1~2个,通过转化治疗使转移的病灶缩小,再去采取手术、射频消融、放疗等措施,争取将转移部位的病灶消除,可使部分患者达到治愈效果。

　　(3)远处多发转移:多发转移意味着全身多个脏器发生多处转移的情况,例如伴有肝转移、骨转移、脑转移等。已经发生多发转移的患者,通过积极治疗,部分患者能够长时间生存。例如上述的张大爷所患的非小细胞肺癌,如果属于基因突变患者,即便已经发生了全身多发转移,部分患者通过口服靶向药,能够实现长时间生存,短期生存可达2~3年,长期生存时间甚至能够超过5年。即便不是基因突变的患者,通过化疗联合免疫治疗,五年的生存率现在也已经达到15%。

靶向治疗和免疫治疗

　　肿瘤靶向治疗也叫肿瘤分子靶向药物治疗,是以肿瘤细胞的标志性分子为靶点,干预细胞发生癌变的环节,如通过抑制肿瘤细胞增殖、干扰细胞周期、诱导肿瘤细胞分化、抑制肿瘤细胞转移、诱导肿瘤细胞凋亡及抑制肿瘤血管生成等途径达到治疗肿瘤的目的。其作用主要是针对肿瘤细胞,而对正常细胞的影响较小。因此,分子靶向药物治疗有可能使恶性肿瘤转化成为一种类似于高血压、糖尿病样的"慢性疾病",使癌症患者可以做到"坦然对癌、科学治癌、带癌生活、与癌共舞"。

对于某些类型的癌症(如肺癌),大多数患者都会有特定靶向药物的靶点,所以他们可以使用靶向药物进行治疗。但是,大多数时候,肿瘤患者能否使用靶向药物,还需要通过基因检测或其他方法对药物的靶点进行检测,以确定患者是否对该靶向药物敏感或是耐药。为了进行肿瘤基因检测,患者可能需要做活检。活检是医生切除肿瘤进行检测的过程。活检有一些风险,这些风险取决于肿瘤的大小和位置,如无法活检,现在也可行液体活检。

人体的免疫系统可以识别并清除肿瘤微环境中的肿瘤细胞,但为了生存和生长,肿瘤细胞能够采用不同策略,使人体的免疫系统受到抑制,不能正常地杀伤肿瘤细胞,从而在抗肿瘤免疫应答的各阶段得以幸存。肿瘤细胞的上述特征被称为免疫逃逸。肿瘤免疫治疗就是通过重新启动并维持肿瘤-免疫循环,恢复机体正常的抗肿瘤免疫反应,从而控制与清除肿瘤的一种治疗方法。目前临床应用比较广泛的免疫治疗是免疫检查点抑制剂(如 PD-1/PD-L1 抑制剂)和嵌合抗原受体 T 细胞(CAR-T)疗法。这两种方法通过不同的策略来激活 T 细胞,让 T 细胞重新发挥抗击肿瘤的能力。早在 2013 年,Science 杂志就将肿瘤免疫治疗列于十大科学突破的首位,肿瘤免疫治疗是当前肿瘤治疗领域最具前景的研究方向之一,联合免疫治疗是未来抗肿瘤治疗的方向。

所以即便肿瘤发生转移了,仍然可以通过采用先进的治疗方法来延长生存期。

多学科综合治疗(MDT)

多学科综合治疗(MDT)是一种全新的治疗模式,可以让不同专业科室的医生为某个特定的患者聚在一起,探讨适合这个患者最佳的治疗方案,从而使患者不需要奔波于各个科室,就能在最短的时间内得到所有相关科室的诊断和治疗意见,制定一个最佳的个体化诊治方案。

【专家提醒】

因此总结一下,不同转移情况,治疗的方案不同,治疗的手段也不一样,患者最后的生存时间也不一样。总体而言,目前的治疗效果都还较好,即便发生转移,也可以积极地配合医生治疗,争取最好的治疗效果。

(作者:孙亚红)

肿瘤患者,不要害怕放疗

【专家简介】

　　冯虹,山东第一医科大学附属省立医院(山东省立医院)肿瘤研究治疗中心肿瘤放疗科主任医师,美国 Marky 肿瘤中心博士后,山东大学、山东第一医科大学硕士生导师,齐鲁卫生与健康杰出青年人才,山东省立医院首届青年英才,SCI 杂志 *Journal of cancer research and therapeutics* 编辑。

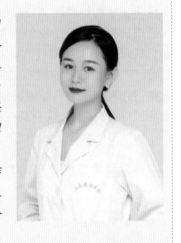

　　兼任山东省研究型医院协会肿瘤临床协作分会副主任委员、山东省医师协会肿瘤精准医疗医师分会青年协作组副组长、山东省医学会姑息医学分会青年学组成员。

　　主持参与国家自然科学基金 4 项、山东省自然科学基金 2 项,获得山东医学科技奖科技创新成果奖三等奖。

【出诊信息】

　　中心院区:周三下午。

典型病例

放射治疗(简称"放疗")、手术治疗和化疗是传统癌症治疗的三驾马车。然而,在很多患者和家属眼中,手术最受"追捧",放疗却屡受"冷遇"。有人认为放疗只能作为保守治疗的选择,有人担心放疗后会把射线带回家。那么,放射治疗的真实情况究竟是怎样的? 我们不妨先从一个典型病例说起:

五年前一位 67 岁的患者因进食阻挡就诊,检查后被确诊为局部晚期食管鳞癌。对这位患者,我们首先进行了多学科会诊,由于老人的长期吸烟史导致其肺功能极差,胸外科和麻醉科综合评估后不建议手术治疗。我们权衡利弊,最终决定于放疗科行根治性同步放化疗,在排除治疗禁忌后开始了为期 4～5 个月的综合治疗。由于该老人初始食管病变过厚,为降低放疗期间出现穿孔、出血的概率,我们先诱导了两周期的化疗治疗,随后复查提示病变退缩,由此已达到放疗的时机。同时,为保证放疗顺利进行,在考虑老人年龄、身体状况等因素,预估放疗期间可能会出现病灶水肿而导致进食困难症状加重的情况,预先安排胃管置入。最终,为期六周的放疗顺利结束,虽有周折,但老人复查疗效明显,能够正常饮食起居,其后定期复查,直至现在病情也没有出现复发和转移。

放疗也可以是一种根治性治疗方法

上述病例只是众多通过放疗方法治疗肿瘤中的一个。对于很多实体肿瘤而言,不管是早期还是晚期,都可能通过放疗进行治疗。放疗甚至是一种根治性治疗办法,但在我国,放疗的使用频率并不高。我国每年新增的癌症患者高达 420 万人,但五年生存率却仅为 36%,这与欧美国家超过 60% 的癌症五年生存率存在着很大的差距。很大的原因在于,我国庞大基数的癌症患者与有限的医疗条件存在矛盾,导致患者接受放疗的比例也仅为发达国家的三分之一。

相关行业数据显示,发达国家的癌症患者接受精准放疗的比例为 60%～70%,而我国却仅有 20% 的癌症患者接受精准放疗,而且多数是将放疗作为最后一根救命稻草。然而,放疗在癌症治疗中的重要性却是不容忽视的。随着肿瘤影像学和放射治疗技术的不断进步,放疗在癌症治疗中已经从配角变成主角,无论是癌症的根治治疗还是姑息治疗,放疗都起着重要作用。

哪些恶性肿瘤适合放疗治疗?

放疗作为一种治疗肿瘤的局部治疗方法,通过使用不同能量的射线照射肿瘤,能够抑制和杀灭癌细胞,从而达到治疗癌症的目的。对于某些早期肿瘤,放疗可以与手术治疗的疗效相媲美,这对于有手术禁忌的患者是一种可靠的治疗手段,如基底细胞癌、早期肺癌等。对于大多数中晚期消化道肿瘤,放疗既可以用于

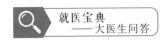
局部分期较晚患者的术后巩固治疗,以降低远期复发,又可以联合化疗用于某些高龄或手术风险大的患者而作为其根治性治疗手段,如局部晚期不可手术的食管癌患者的根治性同步放、化疗等。甚至对于晚期恶性肿瘤患者,放疗可以缓解骨转移疼痛症状、控制脑转移病灶、延缓病情进展等。而对于早中期的鼻咽癌,是不适合手术的,而放化疗才是根治性办法。因此放射治疗对很多患者是有根治价值的。

当然,跟外科手术一样,并不是所有肿瘤都对放疗敏感,也不是任何分期的肿瘤患者都适合放疗。放疗的疗效取决于放射敏感性,不同组织器官以及各种肿瘤组织在受到照射后出现变化的反应程度各不相同。

减少不良反应,需要做些什么

事物总是有两面性,放疗也是一把双刃剑。射线在照射人体病变组织杀死肿瘤的同时,也会对正常组织、器官造成损伤。虽然放疗已经进阶到目前的精准放疗,逐步减少了对正常脏器的损害,但为了保证放疗的疗效仍有一些不良反应难以避免。

对于胸部放疗的患者,包括肺癌、食管癌、纵隔肿瘤等,放疗期间最常见的不良反应有放射性食管炎,其主要表现为进食疼痛,进食困难,这一类患者需要注意饮食,避免热、辣刺激,尽量食用温和偏凉的食物,从而减轻食管反应。当然,如果患者反应过重,无法从口进食,则需要静脉营养,也就是打"营养针"来维持体重、保证放疗顺利进行。此外,常见的不良反应还有放射性肺炎,此类肺炎可轻可重,因此需格外重视。当胸部放疗的患者出现了咳嗽、咳痰加重,伴黄痰、胸闷、憋气,发热不退等类似于感冒的症状,且常规的抗炎治疗效果差,需及时找放疗医生就诊。

对于盆腔放疗的患者,如直肠癌、前列腺癌、妇科肿瘤等,则需要注意皮肤保护,其中会阴、肛周的皮肤尤为脆弱,因此放疗期间需避免搓洗,以及酒精、沐浴露等外来刺激。放疗医师在制定方案前会告知患者憋尿,这样的目的是为了更好地保护正常肠道,从而减少放射性肠炎的发生。

放疗不良反应的强弱程度因人而异,部分患者会因不适感想要放弃治疗,此时应第一时间找科室医生了解并解决症状,而不是打退堂鼓,放疗的中断将导致肿瘤的治疗疗效前功尽弃。

———————— 【专家提醒】————————

　　放疗对于多种癌症的治疗都有积极意义。所以大家该放疗时就放疗,别轻易拒绝,以免放弃了一份抗癌成功的希望。

（作者：冯虹）

揭开放射治疗的神秘面纱

【专家简介】

张建东,山东大学教授,博士研究生导师,主任医师,山东第一医科大学第一附属医院(山东省千佛山医院)肿瘤放疗科主任。

主要兼任中华医学会放射肿瘤治疗分会委员、中国医师协会放射治疗学分会委员、山东省医师协会肿瘤 MDT 专业委员会主任委员、山东省研究型医院协会放射肿瘤学分会主任委员等,*Annals of Translational Medicine* 杂志编委和多家国际国内杂志审稿专家。

擅长胸腹部肿瘤精准放射治疗和综合治疗,精于肺癌、食管癌、乳腺癌、胃癌、直肠癌和肝胆胰头颈部等肿瘤的精准放射治疗和综合治疗,对肿瘤精准定位、靶区精确勾画、精准施照技术娴熟,有丰富的临床经验。

承担国家高新技术研究发展计划("863"计划)课题分课题 1 项,国家自然基金面上项目 1 项,省自然基金、省科技攻关课题 3 项,吴阶平基金课题和 CSCO 等横向课题 10 余项;发表学术论文 120 余篇,其中以第一作者和通讯作者发表 SCI 收录论文 60 余篇。

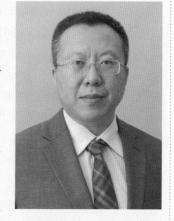

【出诊信息】

周三全天(专家门诊)。

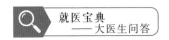
什么是放射治疗

放射治疗是指放射性同位素的射线,X线治疗机产生的普通X线,加速器产生的高能X线,还有各种加速器产生的电子束、质子、中子以及其他重离子等用来治疗肿瘤。这些射线、电子、质子、重离子等看不见、摸不着,却又实实在在存在,放射治疗过程中患者基本无任何不舒服的感觉。

放射治疗有两种照射方式:一种是远距离治疗(外照射),一种是近距离治疗(内照射)。远近结合、内外兼顾,让肿瘤无处遁逃。

放射治疗能治疗哪些肿瘤?

放射治疗是恶性肿瘤患者的主要治疗手段之一,大多数患者需行放射治疗。由于放疗目的不同,可采用单纯根治放疗或姑息放疗,也可采用与手术或化疗结合的综合治疗。

(1)头颈部肿瘤如鼻咽癌、早期声带癌患者应首选放疗,其他肿瘤采用放疗与手术的综合治疗或单纯放疗。

(2)胸部肿瘤、早期食管癌和肺癌患者应手术治疗;中晚期食管癌、肺癌患者应用单纯放疗或配合手术治疗;肺小细胞未分化癌患者应采用化、放疗结合。

(3)淋巴系统肿瘤霍奇金淋巴瘤Ⅰ、Ⅱ、ⅢA期的患者应以放疗为主,ⅢB、Ⅳ期的患者应以化疗为主,配合局部放疗;非霍奇金淋巴瘤Ⅰ、Ⅱ期的患者应以放疗为主,Ⅲ、Ⅳ期的患者应以化疗为主,或可配合局部放疗。

(4)泌尿生殖系统肿瘤患者多数以手术治疗为主,或术后辅以放疗;睾丸精原细胞瘤患者以放疗为主。

(5)妇科肿瘤中宫颈癌患者以放疗为主,宫体、卵巢癌患者可行手术与放疗配合,后者可化疗。

(6)消化系统肿瘤中胃、肠癌患者以手术为主,胰腺、胆道癌患者可放疗,直肠癌患者配合手术或姑息放疗。

(7)骨肿瘤中骨肉瘤患者以手术治疗为主,加放、化疗可提高疗效;骨网织细胞肉瘤、尤文氏瘤患者以放疗为主,可配合化疗;骨转移瘤患者可行止痛放疗等。

(8)神经系统肿瘤中多数颅内原发性肿瘤患者需行术后放疗,但髓母细胞瘤、室管膜母细胞瘤及生殖细胞瘤患者尚需行全中枢神经系统照射;颅内转移瘤患者应首选姑息放疗。

(9)皮肤软组织肿瘤中皮肤早期癌患者放疗与手术疗效相同,晚期患者用放疗或配合手术;黑色素瘤、软组织肉瘤患者以手术治疗为主,术后用放、化可提高疗效。

(10)乳腺癌早期患者应采用小手术加根治性放疗,疗效同根治术,但保留了乳腺外观和功能;中期患者可术后放、化疗,提高局部控制;晚期患者可用术前放疗或化、放疗。

(11)某些良性疾病如表皮的血管瘤、经久不愈的湿疹、皮肤瘢痕疙瘩、神经性皮炎等,患者也可采用放疗。

虽然放射治疗的适应证很广泛,适合治疗全身各系统、器官、组织的大部分肿瘤,可以将全身大部分肿瘤一网打尽。但是还是要根据肿瘤的分期、患者的全身状况等具体分析,每个患者的放疗计划都要专业医生量身定做。

(作者:张建东)

不再谈"化"色变

【专家简介】

张文东,医学博士,教授,硕士研究生导师,山东大学齐鲁医院主任医师,东院区综合内科副主任。兼任山东省研究型医院协会肿瘤化疗分会主任委员、中国老年医学会肿瘤康复分会委员、《口腔颌面外科杂志》特邀审稿人、国家药监局药品审评中心新药审评专家。

一直致力于肿瘤化学药物、精准靶向和免疫治疗的研究,擅长胸腹部肿瘤的精准诊断和综合治疗,在省内率先开展了胸、腹腔肿瘤 CT 引导穿刺活检及精准消融毁损技术,使肿瘤实时精准分子诊断成为现实,在呼吸系统、消化系统肿瘤的治疗方面积累了丰富的经验。

承担山东省科技发展计划、山东省自然基金等课题多项,获山东省科技进步三等奖 1 项,在国外 SCI 期刊及国内核心期刊发表学术论文 30 余篇。

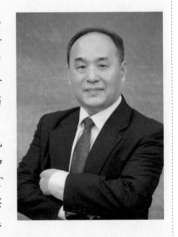

【出诊信息】

周二全天、周五上午。

化疗是用化学药物杀伤肿瘤细胞的全身治疗手段,相比手术和放疗等局部治疗措施,它对各个部位的肿瘤,特别是对病变广泛的肿瘤有更好的治疗作用。

但其缺点也很突出,其中最受诟病的莫过于"敌我不分"。

说来说去,这里面也有"冤枉"化疗的成分存在。化疗药物多数是细胞毒药物,从抗肿瘤药物开发的角度来讲,首先要找到肿瘤细胞和正常细胞的不同之处,从而区别对待。病理学家研究发现,肿瘤细胞与正常细胞的很大区别就是"长得快"(增殖快),而且恶性程度越高的肿瘤增殖越快。药学家就根据肿瘤细胞的这一特点开发化学药物,让药物对增殖速度快的细胞杀伤力更大,采取的是一种"枪打出头鸟"的战术。但我们体内的正常细胞也要增殖,因此在"枪林弹雨"降临的时候,那些没有及时"躺平"的正常细胞,也被"割韭菜",导致了我们今天的谈"化"色变。

近几年来,随着新药的不断开发和制药技术的进步,化疗药物的毒性在逐渐减低,支持保障药物的作用越来越强,主要体现在以下几个方面:

首先,进入 21 世纪以来,化疗新药的研发主要在"精准"上下功夫。新药以抗体偶联药物(ADC)为主,将小分子化疗药物通过"链接子"与抗体偶联形成药物,既有抗体的高靶向性,又有化学药物的强杀伤力。就像在火箭上安装了导航器变成导弹一样,明显降低了不良反应的发生,所以俗称"生物导弹"。

其次,对既往高效药物的"改构"和"包装"也是近年新药开发的主流。比如紫杉醇是一种高效的广谱化疗药物,但由于经常发生过敏反应而限制了其应用。目前药学家对该药的包装进行"脂质体"化或"纳米"化,结果新药不但降低了不良反应,还提高了疗效。

再次,化疗减毒药物疗效确切。根据化疗药物不良反应靶部位的不同开发的相应解毒剂,如保护心肌细胞的右雷佐生,保护正常细胞的氨磷汀,保护膀胱上皮的美司钠等,都是有效的化疗保护剂。

最后,保驾护航药物开发绚丽多彩,针对各种化疗常见的不良反应,如治疗恶心呕吐的药物种类繁多,作用于造血系统的药物(如升白细胞、血小板药物和剂型)也非常齐全,有些药物打一针可保护靶器官半个月。

因此,现在已不是 30 年前那个药物短缺的时代,医生面对化疗反应已不再束手无策,所以患者没有必要再谈"化"色变。

———————————— 【专家提醒】 ————————————

化疗作为肿瘤治疗的主要手段,尽管有一定程度的不良反应,但从医疗技术角度来说是可防可控的,医护人员会尽最大努力减轻药物的不良反应,让患者顺利度过化疗反应期。从病患角度讲,保持良好的心情、健康的生活方式,拥有家人的陪伴和关爱,都是缓解化疗反应的有效方法。

(作者:张文东)

病理报告中的免疫组化到底有什么作用?

【专家简介】

周成军,医学博士,主任医师,硕士研究生导师,山东大学第二医院病理科主任,山东大学病理中心学术委员会委员。

兼任中华医学会病理学分会第十三届感染病理学组委员、中国研究型医院学会超微与分子病理学专业委员会常务委员、山东省研究型医院协会临床病理学分会主任委员。

主要专业方向是消化道肿瘤和乳腺肿瘤病理诊断,尤其擅长消化道早癌及癌前病变的病理诊断,是全国知名的消化道早癌病理诊断专家。

获得山东大学第二医院优秀党员、先进工作者以及 2020 年山东省"最美健康守护者"等荣誉称号;主持山东省自然科学基金 2 项、山东省厅局级课题 2 项;发表 SCI 论文 17 篇,合作编写英文著作 1 部。

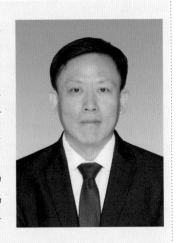

【出诊信息】

周二上午、周四上午。

提起病理科，有手术经历的患者应该比较熟悉，临床医生经常会说："等病理报告出来再说。"

病理科的主要任务就是出具病理报告，辅助临床医生对患者进行诊断与治疗。大部分病理报告中会有明确的诊断结果，如"增生性息肉""平滑肌瘤""鳞状细胞癌"等，但是有的病理报告中却没有给出明确的诊断结果，如"浸润性癌，需做免疫组化辅助诊断""恶性肿瘤，需做免疫组化辅助诊断"。

为什么有的病理报告中没有明确的诊断结果？

每个手术患者的标本送到病理科后会经过一系列复杂的处理，最终呈现给病理医生的是一张张苏木精-伊红（HE）染色切片（附有组织薄片的玻璃片），病理医生根据自己的专业知识在显微镜下对 HE 染色切片中的图像进行观察分析。大部分病例可以通过 HE 染色切片就得出诊断，这些病例的病理报告中就会有明确的诊断结果。但有一部分病例仅靠 HE 染色切片不能明确诊断，因为同一种疾病在显微镜下可以呈现多种多样的图像，同一种图像也可以出现在不同的疾病中，所以有时仅仅依靠 HE 染色切片不能给出明确的诊断结果，这个时候病理报告中就会出现"需做免疫组化辅助诊断"。

什么是免疫组化？

免疫组化是利用抗原与抗体之间结合具有高度特异性的特点，通过抗体去检测细胞内有无相应抗原物质存在。病理科技术人员先用携带标记物的抗体去覆盖标本制成的组织薄片，如果细胞中有对应的抗原，抗体会与之结合并留在组织薄片上，如果没有对应的抗原，抗体则无法结合，会在后续处理中被去除，最后通过化学方法检测组织薄片上有无特定的抗体标记物就可以确定细胞内有无相应的抗原物质存在。例如神经内分泌肿瘤的细胞内存在神经内分泌颗粒，通过其特异性的抗体 CgA 可以将神经内分泌颗粒标记出来。

为什么要做免疫组化？

首先，免疫组化最重要的作用是明确诊断。如前文所述，疑难病例仅凭 HE 染色切片不能给出明确诊断时，病理医生会开具一组免疫组化检查，每种组织会显示其特异的免疫组化标记阳性，比如鳞状细胞癌中一般 CK5/6、P63 阳性，腺癌中一般 CK7、CEA 阳性。病理医生根据免疫组化指标的阳性情况，综合患者所有临床信息，最终得出明确的诊断结果。

其次，免疫组化可以辅助临床治疗。进入 21 世纪以来，精准治疗和个体化治疗正逐渐成为临床治疗方式的主流，而精准治疗和个体化治疗的前提就是精

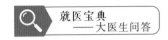
准诊断。以乳腺癌为例,《CSCO 乳腺癌诊疗指南(2021 版)》中要求对所有乳腺浸润性癌病灶进行免疫组化 ER、PR、HER-2、Ki67 检测,因为根据这四项免疫组化的结果可以将患者的分子分型具体分为 HER-2 阳性(激素受体阴性)、HER-2 阳性(激素受体阳性)、三阴型、腔面上皮 A 型和腔面上皮 B 型。临床医生可根据患者的分子分型选择针对性的治疗方案,取得最佳的治疗效果。

最后,免疫组化还可以提示疾病的预后。临床医生可以根据病理报告中某些免疫组化指标的表达来推断患者的预后情况,从而选择相应的治疗方案。比如 Ki67 是代表细胞增殖能力的标记物,如果肿瘤的 Ki67 指数很高就代表肿瘤增殖很活跃,那相对应这个肿瘤的预后可能会更差,治疗和随访都要更加积极。

———————————【专家提醒】———————————

总之,免疫组化在病理诊断、临床治疗、预后判断等过程中都有着举足轻重的作用,是进行精准诊断、精准治疗和个性化治疗的前提和基础。

(作者:周成军)

关于空腹抽血的那些事儿

【专家简介】

庄学伟，医学博士，山东大学、山东中医药大学和滨州医学院硕士研究生导师，主任技师，山东省立第三医院知名专家、检验科主任，农工党山东大学基层委员会副主委。

兼任中华医学会检验分会青年委员及临床免疫学组委员、中国医师协会检验分会代谢疾病检验专委会及肺癌专委会委员、山东省研究型医院协会肿瘤液态活检专委会主任委员。

多年来一直从事检验医学研究，曾赴美国摩斯大学留学一年。主持科技部重点攻关子课题和省自然基金面上项目等课题 8 项，第一或通讯作者发表 SCI 论文 9 篇。

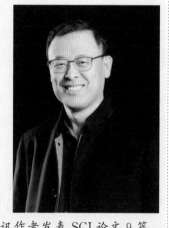

很多人去医院抽血化验时，医生都要叮嘱一定要空腹，那么为什么要空腹呢？空腹的标准是什么？所有项目都要空腹吗？空腹抽血有哪些注意事项呢？

空腹抽血的原因

通常空腹采血都安排在上午早餐前，因为此时身体基本处于基础代谢状态，不宜受饮食、运动、情绪的影响，而且因为每次采血时间是固定的，因此便于结果比较。

目前，检验科的参考区间均以健康人群的空腹化验结果为依据，是经过大数据筛查及科学的统计处理而制定的。

进食后，食物成分被胃肠道吸收后进入血液，此时血液成分会发生改变，导致检测结果受到影响；而且进食后血液处于混浊甚至乳糜状态，医学上称此种情况为"脂血"，由于很多检验项目都是通过比色法测定，"脂血"会干扰比色，进而影响检验结果的准确性。

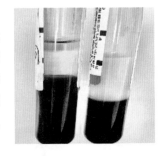

图 1　进食前后血液对比

需要空腹检验的项目

并不是所有的静脉抽血都需要空腹，通常需要空腹的项目包括肝功、肾功、空腹血糖、血脂、血流变、骨代谢标志物及血小板聚集率等，而血常规、血沉、肿瘤标志物、抗体类等检查项目均可正常饮食。

空腹抽血的注意事项

空腹抽血前一天正常饮食，24 小时内不饮酒，空腹禁食时间至少 8 小时，通常 12～14 小时，不宜超过 16 小时；空腹期间禁食但不禁水，可以饮用少量白开水。采血时间以上午 7～9 点最为合适，尽量不要超过 10 点。

运动和情绪会对检验结果产生影响。采血前一天，不宜剧烈运动，因为剧烈运动后身体释放的某些物质会明显增加，影响医生对检验结果的判读。采血当天须避免情绪激动，采血前最好静坐休息五分钟。

采血前是否停药需要根据具体情况而定，当不知道是否停药时，建议咨询大夫。

另外，抽血时最好穿宽松的衣服，尤其是袖口不要过小过紧；抽血后及时按压针眼 3～5 分钟，因为采血针拔出后，体内的凝血系统还不能立刻止血，血管针眼处还在继续出血，按压不及时或轻揉针眼处均可能造成皮下血肿或淤青。如果发生了血肿或淤青，则在 24 小时内冷敷止血，24 小时后可以热敷以促进淤血的吸收。

──────【专家提醒】──────

　　抽血化验是常见的体检内容之一，需要注意的事项也很多，只要患者遵从医嘱，抽血前一天正常饮食，选择清晨安静空腹状态抽血，就能保证检验结果准确可靠。

（作者：庄学伟）

为什么不要轻易在病房里拍 X 线片

【专家简介】

李军,主任技师,山东第一医科大学硕士研究生导师,现任山东第一医科大学第一附属医院(山东省千佛山医院)放射科副主任兼影像技术科主任,社会兼职任中国医师协会医学技术专业委员会委员、中华医学会影像技术分会医学工程专委会副主任委员、山东省研究型医院协会影像技术分会主任委员、山东省医学会放射技术分会副主任委员、山东省医师协会临床影像技术分会副主任委员。

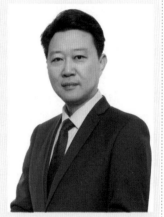

一直从事放射医学影像技术的临床、教学和科研工作,精通各种影像设备与检查技术的应用与管理。近五年来,发表论文 5 篇,SCI 1 篇,担任副主编出版国家规划教材 3 部,主持并完成山东省医药卫生科技发展计划项目 1 项。曾荣获中华医学会影像技术分会"全国优秀技师长"和山东省卫健委直属机关优秀共产党员称号。

X 线在医学中的发展

1895 年伦琴发现 X 线不久,便出现了 X 线拍片,随后 X 线检查技术得以广

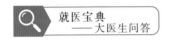

泛应用,成为现代医学不可或缺的诊断和治疗手段。

但是 X 线作为一种电离辐射,其相应的危害性受检者却知之甚少。X 线对于人体的影响受多重因素制约,临床表现也多种多样。

X 线拍片是临床应用最常见的一种 X 线检查,随着计算机科学及材料科学的不断发展,X 线拍片技术得以不断提升,X 线的使用剂量进一步减少,对人体的损伤也逐步减少。但其对于一些高敏感的器官还是会产生一定影响,如性腺、甲状腺、骨髓等。

床旁 X 线拍片的缺陷

目前 X 线拍片大多固定在放射科机房内进行,但还有一部分应急 X 线拍片是在病房的床旁进行。在医院里,我们经常会看到放射科技师推着移动 X 线机匆忙出没于各科室,尤其是 ICU。随着技师的一声呼喊:"同志们,要曝光啦!"室内的医生和护士迅速跑出,相互之间配合井然有序。那为什么不要轻易在病房里床旁拍片呢?

有人会问:"危重患者可以直接在病房里拍片,那其他患者为什么还要去放射科拍片呢? 都用移动式 X 线机解决问题不就可以了吗?"

其实,移动式 X 线机和机房固定式 X 线机有着一定区别,移动式 X 线机注重便携性、移动性,不会配置过多的附属设施,技术参数一般较低,容量小、受电源波动影响大,图像质量会受到影响,导致诊断准确率下降,从而影响了患者的治疗。即使用移动式 X 线机做一些常规检查项目也存在困难,如站立位胸片和站立位腹部平片等。我们可以把移动式 X 线机比作有拍照功能的手机,那么相对而言,放射科机房内的固定式拍片系统就是高端的单反相机。虽然同样是拍照片,单反相机拍出来的照片要比手机好很多,后期还能做许多图像处理工作。

此外,X 线波长短,穿透力强,是一种电离辐射,对人体会产生损伤,放射科机房的墙壁、门窗都是按要求进行辐射防护处理的,机房内按要求配备了各种组织器官的防护用品,如铅围脖、铅方巾、铅帽、铅衣等,而普通病房并无这些防护措施。床旁拍片时,虽然配备一定的防护用品,如铅屏风、铅衣等,但由于散射线的存在,患者和拍片技师都将接受更多的辐射剂量,患者家属、同室病友甚至病房医护人员也可能接受不必要的辐射。

床旁拍片不能替代常规拍片,但它在紧急情况下可以作为辅助检查手段,是 X 线检查大家庭中的一员。所以,仅在患者实在无法移动或是绝对卧床的状态下,临床医生才能向放射科申请床边拍片。

【专家提醒】

在此,对临床医师和患者也提出一些建议:①根据患者病情,在患者身体条件允许的情况下一定不要使用床旁 X 线检查。②对于移动困难的患者,应安排在患者出病房做其他检查时一并去放射科进行 X 线拍片检查。③万不得已确需行床边拍片时,牢记辐射危害,做好对家属、患者、医护人员的合理保护。

（作者:李军）

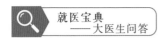
放射科≠辐射科

【专家简介】

于德新,博士学位,基础医学博士、化学博士,主任医师,教授,博士生导师,齐鲁卫生与健康领军人才,美国堪萨斯大学医学中心高级访问学者,山东大学齐鲁医学院影像医学与核医学系主任,山东大学齐鲁医院放射科副主任,山东大学纳米分子与功能成像转化医学中心副主任。兼任中华医学会放射学分会分子影像学组委员、山东省研究型医院协会影像创新与研究分会主任委员、山东省放射学分会副主任委员。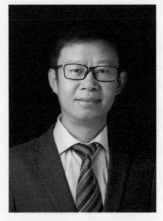

研究方向为胸腹部疾病影像诊断、纳米诊疗一体化及人工智能;主持国家自然科学基金面上项目、国家博士后基金、山东省自然科学基金、山东省重点研发计划及其他厅校级课题17项;目前发表学术论文130余篇,主编参编专著14部。

【出诊信息】

周二全天。

放射科,一个每家医院都必不可少的科室。当患者到医院看病时,很多时候大夫会让去放射科检查。放射科的检查方法通常包括X线、CT和MRI。放射科医生通过X线、CT和MRI影像来观察和分析判断疾病的位置、类型及严重程度,为患者下一步的治疗提供重要的诊断和治疗信息。

由于"放射"这个名词让人望而生畏，作为一名放射科医师，其实工作中被问到最多的便是检查中涉及的辐射问题，诸如"检查后会不会因为辐射得癌症""磁共振是不是比CT辐射更厉害"之类。那么，辐射真的那么可怕吗？

X线和CT从本质上讲都是利用X射线穿透人体，从而检测人体内部疾病的技术。X线不可避免地会产生电离辐射，但多大的剂量才能导致机体损害呢？首先需要强调的是，目前的诊断性检查的辐射剂量都是安全可控的。其实在我们身边，辐射无处不在，食物、房屋、天空大地、山水草木乃至人们体内都存在着各种辐射，这些天然射线的照射就是天然本底辐射。我们每个人接受的天然本底辐射平均每年为 3 mSv(mSv 为辐射计量单位)，而一张常规X线平片检查的剂量辐射为 0.01～0.02 mSv，仅相当于在自然环境下的户外呆 5～10 天，也远低于乘飞机一次横跨美国接受的辐射量(约 0.04 mSv)。CT 检查接受的辐射剂量大于普通X线平片，一次检查为 2～15 mSv，但目前的影像成像设备和检查技术更加先进，低剂量扫描模式基本成为常规，使辐射剂量大大减低，如低剂量胸部CT检查可降到 0.2 mSv 左右。另外，放射科的技师也会针对具体情况进行射线敏感部位的防护措施，如对儿童、年轻患者的非检查部位披盖铅衣，极大限度地减少辐射量。同时，检查室四周墙壁及透明玻璃均实施了防辐射措施，可以有效地保护检查室外的人员，不会使辐射扩散到检查室外。

另外，需要提醒的是，与上述的"电离辐射"不同，日常接触的微波炉、电脑、手机等信号属于"电磁辐射"，能量很低，是比较安全的。

而对于磁共振而言，是一种利用外加磁场实现人体自身的氢原子共振并进行成像的技术。因此，磁共振并不会产生电离辐射，也就不存在磁共振辐射量要比CT高的说法了。但磁共振收集的是磁信号，因此磁性物质会影响图像质量甚至危及患者的生命安全，故磁共振检查室是不允许携带任何磁性金属类物品进入的，尤其是轮椅、检查床以及患者体内的金属植入物(如心脏起搏器)等。磁共振设备强大的磁场会将轮椅、检查床等迅速吸附过去，造成人员伤亡，磁场也会干扰起搏器的正常运行，导致患者心脏停搏。因此患者应提前同检查技师说明沟通，在充分评估安全性后方可进行检查。

―――――――――――― 【专家提醒】 ――――――――――――

X线和CT会产生一定的辐射，但其总辐射剂量都在安全可控范围之内，患者没有必要过度惶恐。但如果存在其他具有同样效果的无辐射检查方法时，我们推荐用后者替代。磁共振检查没有辐射，但检查时不能带任何磁性金属物进入。

(作者：于德新)

合理用药篇

输液真的有那么神奇吗？

【专家简介】

顾一珠，山东大学齐鲁医院药剂科（临床药学部）副主任、副主任药师，兼任中国价格协会医药价格专业委员会第二届理事会理事、中国医药教育协会中药制剂专业委员会常务委员、山东省研究型医院协会药学专业委员会主任委员、山东省药学会静脉用药安全调配委员会副主任委员、山东省药学会药剂专业委员会副主任委员。

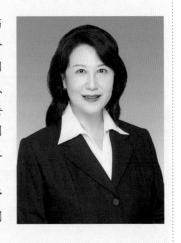

长期从事医院药学工作，尤其擅长药事管理与药学服务、临床合理用药及医疗机构制剂研发工作。

主持省市级科研项目4项，参与主持国家自然科学基金1项，以第一完成人荣获山东省科学技术进步奖三等奖，山东高等学校优秀科研成果奖三等奖。先后在SCI和核心期刊发表学术论文20余篇，参与主编《现代英汉药物词汇》（第二版）、《临床新药手册》《临床新药》等多部学术专著。

19世纪欧洲的一次霍乱流行期间，托马斯·拉塔（Thomas Latta）试着把生理盐水输入患者的血管，使药液直接进入人体静脉，参与循环来治疗疾病，从此输液疗法诞生。直至今日,很多人一生病,就要求医生直接输液,关于"全民输液"的报道屡见不鲜。

比如说像感冒、发烧、拉肚子等常见疾病,患者常常要求输液,因为他们总觉得吃药见效太慢。

有些老年患者习惯每年换季的时候输点"活血药"以期待"不犯病"。那么,输液真的有那么神奇吗?

静脉输液的利与弊

(一)静脉输液的优势

静脉输液是利用大气压和液体静压原理将大量无菌液体、电解质、药物等直接输入体内的一种给药方法。与口服、舌下含服、肛门灌肠、皮下或肌肉注射、雾化吸入等用药方式相比,静脉输液有着许多优势:不需要经局部吸收而直接进入血液循环,起效迅速;无首过效应,生物利用度高;给药速度易于控制,可控制血药浓度的相对稳定;可方便使用较大剂量、较多品种的药物等。

适合静脉输液的情况有:①补充血容量,改善微循环,维持血压,用于治疗烧伤、失血、休克等。②补充水和电解质,以调节或维持酸碱平衡,用于各种原因引起的脱水、严重呕吐、腹泻、呼吸性酸中毒等。③补充营养,维持热量,促进组织修复,获得正氮平衡,用于慢性消耗性疾病、不能经口摄取食物的患者等。④用于解毒、脱水利尿、维持血液渗透压、抗肿瘤等治疗。⑤中重度感染需要静脉给予抗菌药物。⑥用于经口服或肌注给药治疗无效的疾病。⑦用于各种原因所致不适合胃肠道给药的患者。

(二)正确认识静脉输液风险

静脉输液是重要的临床治疗手段,但从总体来说,输液并非最佳给药方式,在使用静脉输液时也会伴随很多风险。静脉输液是跳过了人的自身屏障系统直接把药物注入,具有感染风险高、花费成本高、不良反应比例高的特点。

在我国,每年有60%左右的药品不良反应是在静脉输液过程中发生的,这通常是因为药品直接进入血液,缺少消化道及防御系统屏障,再加上内毒素、pH值、渗透压等诱因导致。尤其是在卫生条件比较差时,重复使用的注射器会导致乙肝、丙肝、HIV感染,长期输液还会增加静脉炎等风险。

1.药物本身的不良反应

静脉给药,药物达峰时间短,起效迅速,相比于口服与肌注的给药方式,不良反应发生的概率、速度及严重程度都会更高。

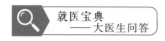
2.静脉输液的并发症

(1)发热反应:药物中或输液器具中的致热物质可引起发热反应。

(2)急性肺水肿:输入速度过快、短时间内输入过多液体等,可引起急性肺水肿。

(3)静脉炎:药物有刺激性、局部静脉滴注时间过长等因素,可发生静脉炎。此外,不溶性的微粒污染也是静脉炎发生的因素之一。

(4)空气栓塞:因为输液管内空气没有排尽,或者导管连接不紧而使空气进入静脉,常表现为胸部异常不适,同时出现呼吸困难,严重时会造成患者死亡。

3.静脉输液的微粒污染

一般静脉输液中会存在肉眼看不见的微粒,如果其数量大小超标,当进入血液后有可能阻塞局部毛细血管形成栓塞,或被肝、肺等器官截留形成肉芽肿,从而影响人体器官功能。

4.抗菌药物滥用

滥用输液与滥用药物密切相关,静脉输液最常输入的药物就是抗菌药物。除具有普通药物共有的不良反应外,抗生素滥用还会造成人体体内菌群失调和二重感染。

5.中药注射剂静脉输液的风险

近年来,有关中药注射剂引起不良反应的报告逐渐增多,且较严重。中药注射剂成分复杂,质量标准难以掌控,所以,中药注射剂静脉输液的风险不可忽视。

6.交叉感染

静脉输液室的环境拥挤,人群聚集,尤其是身体抗力弱的老年人和婴幼儿容易交叉感染。

静脉输液,我们应该怎么做?

(1)输液之前尽量不要空腹,尤其是发热患者应注意补充水分和盐分。

(2)静脉输液时不要随意调节滴注速度。一般情况下,成年人的输液速度为每分钟 40～60 滴,儿童的输液速度为每分钟 20～40 滴,老年人的输液速度不应超过每分钟 40 滴。输液速度如果过快,容易加重心脏负担,引起心衰或肺水肿等不良反应。心脑疾病患者及老年人输液均宜以缓慢的速度滴入。此外,不同的药物,对于滴注速度也有不同的要求。所以,不要擅自调速,如果需要,可以咨询医护人员。

(3)输液一定要去抢救措施齐全、医务人员多的医疗机构,一旦发生过敏反应等情况,可以及时抢救。

（4）在静脉输液时不要随意离开输液区域，以免发生意外。

（5）输注头孢菌素类药物期间切勿饮酒，以免发生双硫仑样反应危及生命，两次输液间隔不要超过 24 小时，否则需要重新做皮试。

（6）部分药物输液时需避光处理。某些注射用药物对光不稳定，静脉滴注时需要使用避光输液器等避光处理，如乳酸环丙沙星氯化钠、伊曲康唑等。同时注意使用氟喹诺酮类药物可能导致日光或紫外光暴露后的光敏感性或光毒性反应，出现晒伤、红斑、水疱等。因此，用药期间应当遵循医护人员的嘱咐避免过度暴露于强光下。

现阶段，过度静脉用药已成为我国医疗管理中较为突出的问题之一。我们应遵循世界卫生组织提倡的"能口服不肌注，能肌注不输液"的用药原则，严格掌握静脉输液使用指征，关注静脉用药风险，提高民众对于安全合理使用静脉输液的意识。通过建设静脉用药调配中心，审核静脉用药医嘱，秉持无菌操作原理，减少医源性微粒的危险，制定输液技术共识、标准，提供优质、高效的药学服务，促进静脉输液合理用药，共同守护静脉用药的安全。

【专家提醒】

药物治疗的原则是"能口服不肌注，能肌注不输液"。"输液好得快"是一种误导，在临床用药时，应遵循医务人员制定的药物治疗方案，避免自行加用、换用或停用药物。在有必要使用静脉输液治疗时，积极配合医务人员，严格遵循静脉给药的用药规则，当出现异常情况时，应及时终止静脉输液。静脉输液一定要去救护设施齐全、药品配备完备的医疗机构，以备严重不良反应发生时可及时抢救。

（作者：顾一珠）

怎样做到百姓家庭合理与安全用药?

【专家简介】

　　钟丽红,药学专业,山东大学齐鲁医院药剂科主任助理,药剂科第一党支部书记。

　　主要研究方向包括医院药事管理、患者药物治疗管理以及临床合理用药等,先后参与课题十余项,发表国内外论文30余篇,获山东中医药科学技术奖。

　　主要社会兼职包括山东省研究型医院协会药物治疗管理专业委员会主任委员。

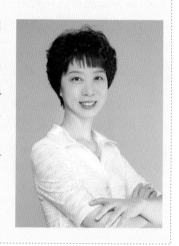

网购药品很方便,如何选择是关键

　　安全用药是治疗一切疾病的前提,对于普通患者来说,选对药品,选择国家认可的"真药"尤为重要,具体的方法有以下几点:

　　(1)看说明书所述内容是否齐全。正规药品的说明书上应该有成分、用法用量、不良反应、禁忌、注意事项、药物相互作用、药理作用、有效期、执行标准等,力求详尽地告诉患者该药应如何使用。

　　(2)看批准文号与有效期的格式。正规药品在包装上会标识格式为"国药准(试)字+1个字母+8个数字"的批准文号,它的意思是国家药监局批准生产、上市的药品。

看批准文号要注意以下三点：①必须是"国药准字"，以"卫药健字"开头的批准文号早就被废除了，而以"国食健字"开头的都是保健品，不是药品。②后面的字母包括 H、Z、S、B、T、F、J。其中，H 代表的是化学药、Z 代表中成药、S 代表生物制品、B 代表保健品、T 代表体外化学诊断试剂、F 代表药用辅料、J 代表进口包装药品。③最后面的 8 位数字，多一位少一位都说明该药有问题。

（3）查询权威网站。登录国家食品药品监督管理总局的官网，点击数据查询，输入药品名称或批准文号，与买到的药做对比，看药名、剂型、规格、生产厂家、适应证是否一致，如果不一致，那就可能是假药。

（4）选择正规店。网上买药的患者，不要相信药店自己标注的"官方""旗舰店""唯一指定"等标语。正规的网店上必须有"互联网药品交易服务资格证书编号"，一般会在药店的首页显示，看到这个编号后再去国家药品监督管理局的官网查证。

服用药物讲"时辰"，这个绝不是迷信

运用时辰药理学知识来制定合理的给药方案，根据时辰规律给药，能准确及时地将药物送达病灶，使给药时间与人体生物节律同步，使用药更加安全、有效、科学、经济。

根据时辰药理学，选对"十二时辰"，可顺应人体生物节律的变化，充分调动人体内积极的抗病因素，也可以增强药物疗效、提高药物的生物利用度，或减少和规避药品不良反应。利用人体的生物钟规律的生理机制，可以调控人体内的某些生化、生理和行为现象有节奏地出现，比如：

（1）肝脏合成胆固醇的时间多在夜间，患者在晚间临睡前服用他汀类调脂药物比白天更加有效。

（2）晚上患者服用长效 β 受体阻断剂可以在不影响整体血压控制的同时，更有效降低清晨血压。

（3）糖皮质激素，峰值一般在清晨 7～8 时，谷值则在午夜 0 时。对于氢化可的松、泼尼松、泼尼松龙等药物，可每日一次，于早晨 7～8 时给药。

（4）氨基糖苷类抗生素类药物的毒性在夜间高于白天。

（5）多数平喘药宜于临睡前服用，因为凌晨 0～2 时是哮喘者对组胺和乙酰胆碱反应最为敏感的时间，而氨茶碱则以早晨 7 时应用效果最好。肾上腺素能 β 受体激动剂可采取晨低、夜高的给药方法。

（6）维生素 B_2 餐后服用可延缓胃排空，使其在小肠较充分地被吸收。

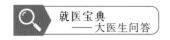

老人孩子家中宝,特殊用药要知晓

1.老年人用药

老年人对药物的反应性发生改变。与中青年相比,老年人中枢神经系统的改变,使其在药物反应性中对质量和数量的变化尤为敏感,如对阿片类药物的镇痛反应更强,而对少数药物的反应性降低,如β受体激动剂或阻断剂。许多老年综合征与部分常见药物不良反应一致,用药则会加重不良反应。

(1)谵妄:在老年住院患者中常见。当发生谵妄时,首先要核查是否有新加或调整剂量的药物,包括非处方药和酒精。重点高危药物包括抗胆碱药、苯二氮䓬类药、抗组胺药、阿片类镇痛药、喹诺酮类和碳青霉烯类抗生素等。

(2)跌倒:跌倒是65岁以上老年人外伤性死亡的主要原因。临床医生应至少每年一次进行药物重整,尽量停用有可能造成老人跌倒的药物,如苯二氮䓬类药物、其他镇静药、抗抑郁药以及抗精神病药。

(3)睡眠障碍:一些药物与老人的睡眠障碍有关,如抗抑郁药(特别是选择性5-羟色胺再摄取抑制剂)、利尿药、支气管扩张剂、降压药、糖皮质激素、左旋多巴,会扰乱睡眠结构,利尿药可以导致反复觉醒。有镇静不良反应的药物会导致日间过度嗜睡,进而使夜间睡眠时间减少。

(4)尿失禁:相关的药物有α受体阻断剂、血管紧张素转换酶抑制剂,部分抗胆碱药、抗抑郁药、抗精神病药、钙通道阻滞剂、髓袢利尿药、麻醉类镇痛药、非甾体抗炎药、镇静催眠药、噻唑烷二酮类胰岛素增敏剂等。

(5)便秘:降压药、利尿药、抗帕金森病药及阿片类镇痛药等均可引起便秘,老年人用药时应注意。

2.妊娠及哺乳期用药

(1)抗菌药物:大多数抗菌药物都能进入乳汁,但进入乳儿体内的药量很小,不会对乳儿产生严重危害。青霉素类对乳儿安全;头孢菌素类在乳汁中含量甚微,但第四代头孢菌素类如头孢匹罗、头孢吡肟例外;碳青霉烯类如亚胺培南-西司他丁钠等未见对乳儿是否有毒性的报道,大环内酯类100%分泌至乳汁;氨基糖苷类不详,可能具有潜在危害,不宜应用;喹诺酮类对乳儿骨关节有潜在危险,不宜应用;磺胺类在乳汁中的浓度与血浆中一致,在体内与胆红素竞争血浆蛋白,可致游离胆红素增高,尤其在新生儿黄疸时,可促使发生新生儿胆红素脑病(核黄疸);氯霉素在乳汁中的浓度为血清中的一半,有明显骨髓抑制作用,可引起灰婴综合征,故哺乳期禁用。

(2)激素类药物:口服避孕药因含雌激素和(或)孕激素,可分泌至乳汁中,降低乳汁中吡哆醇含量,使乳儿出现易激惹、尖叫、惊厥等神经精神系统症状,若为男婴则出现乳房增大。

（3）抗甲状腺药：哺乳期妇女禁用放射性同位素^{131}I和^{125}I治疗。

（4）抗高血压药：血管紧张素转换酶抑制剂卡托普利可分泌至乳汁中,因含巯基而对乳儿骨髓有抑制作用,应避免使用;依那普利对乳儿肾脏有影响,应避免使用。

（5）降糖类药：格列喹酮等能分泌至乳汁中,引起新生儿黄疸,不宜应用;胰岛素对乳儿安全无害,可以正常使用。

（6）抗肿瘤药：具有抗DNA活性,并可抑制新生儿的造血功能,在治疗中妇女禁止哺乳。

3.儿童用药

（1）中枢神经系统：抗组胺药、氨茶碱、阿托品等可致昏迷及惊厥;氨基糖苷类抗生素引起第Ⅷ对脑神经损伤;四环素、维生素A等可致婴幼儿良性颅压增高,囟门隆起等症状。

（2）内分泌系统：糖皮质激素可影响儿童糖、蛋白质、脂肪的代谢,长期服药会导致儿童发育迟缓、身材矮小、免疫力低下;促性腺激素类药物可影响儿童性腺发育,导致儿童性早熟;对氨基水杨酸、磺胺类可抑制儿童甲状腺激素合成,造成儿童生长发育障碍。

（3）血液系统：氯霉素可引起儿童再生障碍性贫血。

（4）水盐代谢：儿童期体内水、电解质调节及平衡功能较差,易致脱水与电解质紊乱,因此对泻下药、利尿药比较敏感;小儿钙盐代谢旺盛,易受药物影响,如苯妥英钠可影响儿童钙盐的吸收;糖皮质激素在影响钙盐吸收的同时还影响儿童骨骼钙盐代谢,导致儿童骨质疏松、脱钙,严重者发生骨折,影响儿童生长发育;四环素与钙盐形成络合物,伴随钙盐沉积于牙齿及骨骼中,致使儿童牙齿黄染,影响骨质发育。

（5）运动系统：某些药物如喹诺酮类抗菌药物可引起儿童关节痛、关节肿胀及软骨损害,应避免使用。

【专家提醒】

家中储存的药物,应当放在儿童不易接触的地方。服用处方类药物时需严格遵照医嘱,不可擅自延长药物使用时间,或扩大药物使用量。患者一旦出现药物依赖情况,请及时到医院就诊。

"是药三分毒",药物既能治病,同时也能致病,所以,我们一定要对自己的健康负责,做到合理、安全、健康用药!

（作者：钟丽红）

医保篇

温暖医保，守护一生

【专家简介】

姜子霞，硕士生导师，现任山东大学齐鲁医院医保办主任，兼任山东省研究型医院协会医保分会主任委员。

研究方向为财务管理，卫生经济。从事相关专业30余年，工作期间创新建立多项工作制度和业务流程。

主持或参与省部级课题8项，发表期刊论文8篇；先后荣获"全省基本医疗保险协议管理医疗机构医保工作先进个人"等荣誉称号30余项，获得国家卫健委预决算奖项近10项。

担任山东省医学伦理学学会医保伦理分会会长，山东省医药教育协会医保专业委员会主任委员，山东省医院协会医院医疗保险管理专业委员会副主任委员。

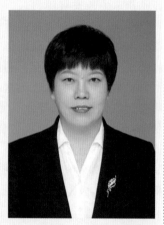

居民医保报销小贴士

1.成年居民和少年儿童起付标准和目录内报销比例

起付标准：三级医疗机构1000元，二级及一级医疗机构400元，社区医疗机构及乡镇卫生院 200 元。

一个医疗年度内,第二次住院的起付标准降低 50%,从第三次住院起不再计算起付标准。参保人在中医定点医疗机构发生的基金支付范围内住院医疗费用,起付标准在此基础上降低 20%。

目录内报销比例:省(部)三级医疗机构医疗,由居民基本医疗保险基金支付 50%,个人负担 50%;其他三级医疗机构医疗,由居民基本医疗保险基金支付 60%,个人负担 40%;二级医疗机构医疗,由居民基本医疗保险基金支付 70%,个人负担 30%;一级医疗机构医疗和社区卫生服务机构医疗,由居民基本医疗保险基金支付 80%,个人负担 20%;乡镇卫生院医疗,由居民基本医疗保险基金支付 90%,个人负担 10%;参保人急诊抢救无效死亡的,其符合居民基本医疗保险基金支付范围规定的急诊费用由居民基本医疗保险基金按照住院有关规定支付,不再执行起付标准。

2.大学生起付标准和目录内报销比例

起付标准:三级医疗机构 700 元、二级医疗机构 400 元、一级医疗机构(含社区卫生服务机构)200 元,符合条件的中医疗机构住院起付标准降低 20%。一个医疗年度内,第二次住院的起付标准降低 20%,从第三次住院起不再执行起付标准。

目录内报销比例:三级医疗机构,居民基本医疗保险基金支付 70%,个人负担 30%;二级医疗机构,由居民基本医疗保险基金支付 80%,个人负担 20%;一级医疗机构(含社区卫生服务机构),居民基本医疗保险基金支付 90%,个人负担 10%。一个医疗年度内居民医保最高支付限额为 25 万元(含个人自付部分)。

门诊待遇标准

起付标准:200 元,在一个医疗年度内参保人只负担一次。

目录内报销比例:

(1)门诊慢性病:省(部)三级医疗机构医疗,由居民基本医疗保险基金支付 45%,个人负担 55%;其他三级医疗机构医疗,由居民基本医疗保险基金支付 60%,个人负担 40%;二级医疗机构医疗,由居民基本医疗保险基金支付 70%,个人负担 30%;一级医疗机构医疗和社区卫生服务机构医疗,由居民基本医疗保险基金支付 80%,个人负担 20%;乡镇卫生院医疗,由居民基本医疗保险基金支付 90%,个人负担 10%。一个医疗年度内居民医保最高支付限额为 25 万元(含个人自付部分)。

(2)门诊统筹:由门诊统筹基金和个人各按 50% 比例负担,个人最高支付限

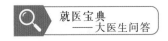
额为 400 元(不含个人负担部分)。

大病待遇标准

(1)概念:参保人一个医疗年度内发生的住院、门诊慢性病医疗费用,经基本医保报销后,个人累计负担的合规医疗费用纳入居民大病保险。

(2)起付标准:1.4 万元。

(3)报销比例:1.4 万~10 万元报销 60%,10 万(含)~20 万元报销 65%;20 万(含)~30 万元报销 70%,30 万元及以上报销 75%。

(4)封顶线:一个医疗年度内,居民大病保险每人最高给予 40 万元的补偿。

医保基金不予支付情形

(1)因违反有关法律规定所致伤病发生的医疗费用。

(2)经司法机关或者有关部门认定,参保人因自杀、自残或者犯罪所致伤、病发生的医疗费用。

(3)按照基本医疗保险药品目录、诊疗项目目录和医疗服务设施项目录范围规定,不予报销的医疗费用,如美容整形费用、不孕不育费用、保胎费用。

(4)参保人在境外发生的医疗费用。

(5)有第三者责任赔偿的。

(6)已经认定为工伤的医疗费用;其他不符合居民医保规定支付范围的。

【专家提醒】

参保人员涉及医保行为"四不准":

(1)不准伪造医疗服务票据。

(2)不准将本人的医疗保障身份凭证转借他人就医或持他人医疗保障身份凭证冒名就医。

(3)不准非法使用医疗保障身份凭证(卡)套取药品、耗材等。

(4)不准将应由个人或第三方承担的医药费用以及在境外就医的费用,违规在医疗保障基金中报销。

(作者:姜子霞)

参考文献

1.陈孝平,汪建平,赵继宗等.外科学[M].9版.北京:人民卫生出版社,2018.

2.张启瑜.钱礼腹部外科学[M].北京:人民卫生出版社.

3.郭翔,孙晓冬,丁华,等.特殊健康状态儿童预防接种专家共识之六——湿疹与预防接种[J].中国实用儿科杂志,2019,34(1):4-5.

4.国家呼吸医学中心.儿童常见呼吸道病原免疫预防专家共识[J].中华实用儿科临床杂志,2021,36(22):1681-1709.

5.国家免疫规划技术工作组流感疫苗工作组.中国流感疫苗预防接种技术指南(2021—2022)[J].中华流行病学杂志,2021,42(10):1722-1749.

6.胡惠丽.疫苗接种不良反应的定义和分类[J].中华儿科杂志,2020,58(10):864-866.

7.李华斌,史丽,荣光生,等.儿童变应性鼻炎患者新型冠状病毒疫苗接种专家共识[J].中国耳鼻咽喉颅底外科杂志,2022,28(1):1-6.

8.李晓桐,翟所迪,王强,等.《严重过敏反应急救指南》推荐意见[J].药物不良反应杂志,2019(2):85-91.

9.孙金峤.特殊健康状态儿童预防接种专家共识二十——静脉注射免疫球蛋白使用者的预防接种[J].中国实用儿科杂志,2019,34(4):336-337.

10.孙金峤.特殊健康状态儿童预防接种专家共识之二——支气管哮喘与预防接种[J].中国实用儿科杂志,2018,33(10):738-739.

11.孙金峤.特殊健康状态儿童预防接种专家共识之三——原发性免疫缺陷病的预防接种[J].中国实用儿科杂志,2018,33(10):740-742.

12.孙金峤.特殊健康状态儿童预防接种专家共识之十九——免疫抑制剂与预防接种[J].中国实用儿科杂志,2019,34(5):335-336.

13.王晓川,孙金峤,孙晓冬,等.特殊健康状态儿童预防接种专家共识之

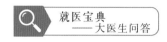
四——食物过敏与预防接种[J].中国实用儿科杂志,2019,34(1):1-2.

14.魏猛,陈成,王立梅,等.吲哚菁绿标记 近红外荧光腹腔镜胃癌根治术的应用价值评估[J].腹腔镜外科杂志,2019,24(3):185-192.

15.肖雷,王凤双,黄蓉.常见过敏性疾病——支气管哮喘、变应性鼻炎和湿疹儿童的预防接种[J].中国疫苗和免疫,2019,25(4):440-443.

16.徐保平,魏庄,卢根,等.儿童新型冠状病毒疫苗预防接种 20 问[J].中华实用儿科临床杂志,2021,36(18):1368-1372.

17.中华医学会外科学分会胰腺外科学组.胰腺囊性疾病诊治指南(2015)[J].中国实用外科杂志,2015,35(9):955-959.

18.于文滨,魏猛,陈成,等.功能性腹腔镜在胃癌根治术中的应用[J].中华腔镜外科杂志(电子版),2020,13(3):146-150.

19.预防接种相关知识问答[J].国际生物制品学杂志,2019,42(4):c1-c-2.

20.张奕,曹玲.支气管哮喘患儿流感疫苗的合理应用[J].中华实用儿科临床杂志,2019(2):125-128.

21.郑跃杰,王晓川,冯录召,等.儿童新型冠状病毒疫苗接种专家共识[J].中华实用儿科临床杂志,2021,36(18):1361-1367.

22.郑跃杰,张丹霞,李永柏,等.儿童预防接种禁忌证基层筛查及转诊建议(深圳)[J].中华实用儿科临床杂志,2021,36(16):1201-1204.

23.中华医学会儿科学分会呼吸学组,《中华儿科杂志》编辑委员会.儿童支气管哮喘诊断与防治指南（2016 年版）[J].中华儿科杂志,2016,54(3):167-181.

24.中华预防医学会,中华预防医学会疫苗与免疫分会.肺炎球菌性疾病免疫预防专家共识(2020 版)[J].中华流行病学杂志,2020,41(12):E002.

25.自然流产诊治中国专家共识(2020 年版)[J].中国实用妇科与产科杂志,2020,36(11):1082-1090.

26.申昆玲,赵京.重视中国儿童严重过敏反应[J].中华实用儿科临床杂志,2022,37(10):721-725.

27.BAUER A,DICHEL H,JAKOB T,et al.Expert Consensus on Practical Aspects in The Treatment of Chronic Urticaria[J].Allergo J Int,2021,30(2):64-75.

28.BEGHI E,BEGHI M.Epilepsy,antiepileptic drugs and dementia.Curr Opin Neurol,2020,33(2):191-197.

29.DUN C,ZHANG Y,YIN J,et al.Bi-directional associations of epilepsy with Dementia and Alzheimer's disease: A meta-analysis of longitudinal studies.Age Ageing,2022,51(3)：10.

30. Japanese Gastric Cancer Association. Japanese Gastric Cancer Treatment guide lines 2018(5th edition)[J].Gastric Cancer,2021,24(1):1-21.

31.JASLOW C R,CAROLYN R.Uterinefactors[J].Obstet Gynecol Clin North Am,2014,41(1):57-86.

32.JOHNSTON F M,BECKMAN M.Updateson management of gastric cancer[J].Curr Oncol Rep,2019,21(8):67.

33. SMYTHEC, NILSSON M, GRABSCH H I, et al. Gastric cancer. Lancet,2020,396(10251):635-648.

34.WEI M,LIANG Y,WANG L,et al.Clinical application of indocyanine green fluorescence technology in laparoscopic radical gastrectomy[J].Front Oncol,2022,12:847341.

后　记

　　经过作者和编者们的努力,医学科普图书《就医宝典——大医生问答》终于出版了。

　　"博学而后成医,厚德而后为医,谨慎而后行医",撰写医学科普更不是一件容易的事儿。专家们需要把精深的医疗科学知识,转化成通俗易懂、大众们一看就清晰明了的科普文字,这个过程充满艰辛。

　　总体来说,本书作者都是有着20年以上行医经历的医学专家,经多年临床和医术沉淀,"吸先师之精华,医理之秘髓",汇百家之长,形成了自身独特的行医风格和诊治特点,医药皆能,学术颇丰,每个人都是各自领域的佼佼者。

　　全书行文浅显易懂,虽不是"医学之渊海,格物之通典"之作,但每一篇普通的科普都融医生毕生研究成果和最新医疗科技理念于一炉。他们潜心研究,以拯救苍生的慈怀娓娓道来,洋溢着对于生命的敬畏和健康的尊重。有的文章千余字,却要耗费专家一个月甚至几个月的时间,字斟句酌,方成科普佳作。

　　医道是"至精至微之事",一书难以概括所有病症,只能选最常见的问题进行解答式科普,也期待大众医疗科学知识水平提升后,力促医学科学研究更有深度、更富成果,实现"健康所系,性命相托,竭尽全力除人类之病痛,助健康之完美"的理念。

　　感谢山东省研究型医院协会会长、山东第一医科大学第一附属医院院长胡三元,本书从"萌芽"、策划、写作、编辑再到成书的每一个阶段,他都给出了宝贵意见和悉心指导。

　　感谢山东省研究型医院协会的各位主任委员和部分副主任委员,他们牺牲了宝贵的休息时间,殚精竭虑,成此佳作。

　　感谢山东省科协领导，为了科普工作在广大群众中生根发芽，他们兢兢业业，事无巨细，对本书的编写和出版给予了无私的指导和帮助。

　　感谢山东大学出版社医学分社社长徐翔和她的编辑团队付出的辛勤劳动，竭诚希望广大读者朋友提出宝贵意见。

王兴步　徐从芬

2022 年 11 月 25 日于济南